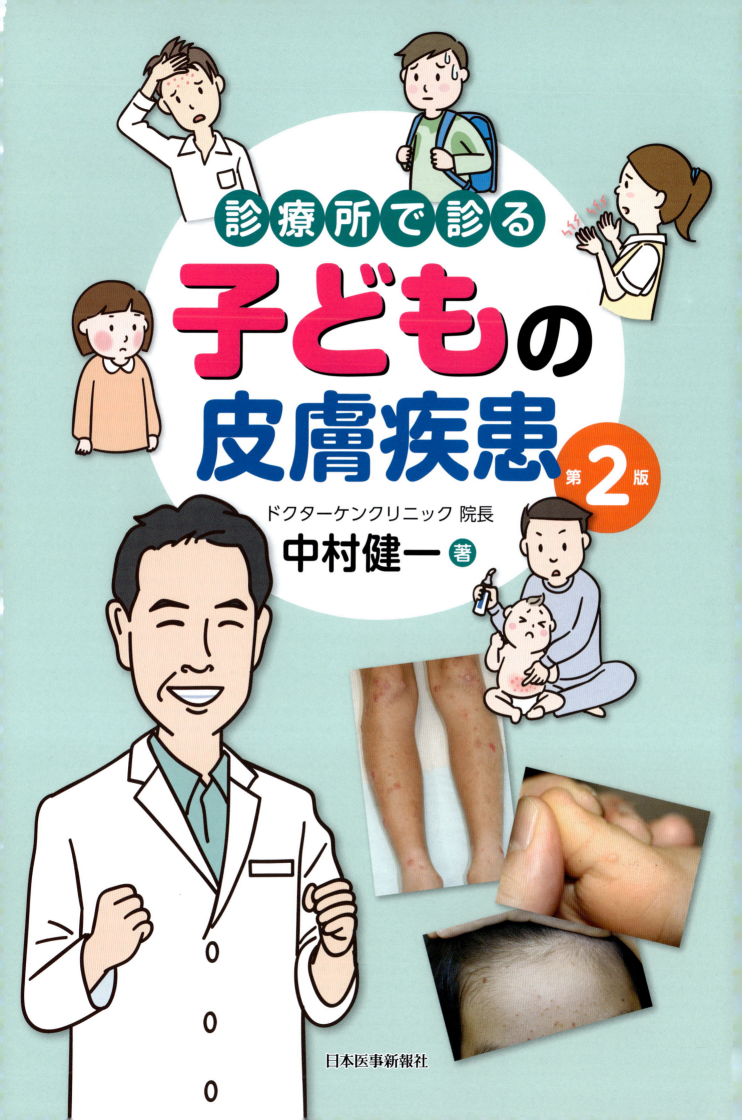

謹 告

本書に記載されている事項に関しては，発行時点における最新の情報に基づき，正確を期するよう，著者・出版社は最善の努力を払っております。しかし，医学・医療は日進月歩であり，記載された内容が正確かつ完全であると保証するものではありません。したがって，実際，診断・治療等を行うにあたっては，読者ご自身で細心の注意を払われるようお願いいたします。

本書に記載されている事項が，その後の医学・医療の進歩により本書発行後に変更された場合，その診断法・治療法・医薬品・検査法・疾患への適応等による不測の事故に対して，著者ならびに出版社は，その責を負いかねますのでご了承下さい。

第2版 序文

初版から10年の歳月が経過しようとしています。その間，驚くべき変化が起きています。AIとネット情報で医学の知識は瞬時に手に入ります。

お薬を例にとると添付文書はすべてネットで確認できます。最近では「電子化された添付文書を参照してください」という表現……多くなってきました。ご存じですよね。そして，わからない単語，たとえば「JAK-STAT回路」で検索するとAIがある程度まとまった解説を用意してくれます。

本屋さんで調べる，あるいは「参考文献」を図書館で調べる……より「AIの情報」「参考URL（＝webサイトなどからの情報)」が重要なのです。特に新規感染症などは書籍より厚労省，国立感染症研究所，○○大学医学部感染症内科などのサイトが絶対的ですよね。

さらに「ガイドライン」全盛です。『アトピー性皮膚炎診療ガイドライン2024』など，なんと103ページもあり，参考文献だけで610に上ります。以前はわずかな疾患だけだったガイドラインが今や独り歩きして大変です。いったいいくつガイドラインがあるのか筆者もよくわかりません。主要な疾患はガイドラインが重要なのです。しかも膨大な情報量です。データベースとしてはこんなに都合の良いシステムはありません。猛烈に重宝します。

知識はどんどん増加し，さらにどんどんどんどん情報が入ってきます。ついでにフェイクも入ってきます。AIも「平気な顔で嘘をつく」ことがあります。どの情報が果して正しいのか……。情報をすべて網羅すると何が生じるか……？　情報の消化不良を生じてしまいます。かえって臆病になり，実際の外来では何もできなくなってしまいます。いったい臨床現場ではどうしたら良いのか……さっぱりわかりません。「あれもこれもいろいろあるよ。あとはあなたが勝手に決めてね」ということになりかねません。

この本では日常診療で遭遇する頻度の高い疾患に絞り，さらに「思い切って，こうしてみよう！」という提案がぎっしりです。特に新規薬剤が雨あられのアトピー性皮膚炎の項目は全面的に新しくなっています。

お読みいただけるとわかりますが，確かに言い過ぎな面も多々あります。しかし，実際の臨床現場で危ない目に遭わないための「大胆な提言」「ひとつの意見」と考えて読んでいただけるとうれしいです。

2025年1月

中村 健一

初版 序文

なぜ成功したかって？　たくさん失敗したからさ……

——『若い医師たちに紡ぐことば』（宮地良樹 編）より

　小児皮膚科の外来……失敗し続けて20年，誤診はお得意，保護者を怒らせ，子どもを痛めつけ，近所の医師からは文句を言われる，などなど，ありとあらゆる「失敗」をやらかしてきました。そうだ！　長年苦労し，失敗し続けた「小児の皮膚科外来」という実践的な知識なら，面白いモノが書けるかな？　それがこの本です。

そこにいなくても誰も気にしないし，誰も困らない

——そういう普通の男が書いた本です。

　「オレ，ここに居なくてもいいよな，せいぜい美味しいもん食べて，早く帰ろう……」。皮膚科学会に参加すると，「懇親会」なる親睦会があります。有名な先生の周囲は黒山の人だかり。あるいは医局の若い先生はみな集まってワイワイガヤガヤ，いかにも楽しそう……。しかし，私はその他大勢に所属する，一開業医です。ごくごく普通に研修をやり，普通に開業し，20年間，普通に皮膚科をやってきました。「私は今日まで生きてーきましたー。時には誰かの……」なんてフォークソングがありましたっけ（知ってる？）。皮膚科医としては何の面白みもない，つまらん男……。本書は，そんな皮膚科医が書いた「等身大」の本です。難しいことを（私のような）平凡な人間でも読めるようにした本です。偉い先生の格調高き論文に疲れた医師には，ちょうどよい「休憩室」です。

長い人生，ごく稀に，幸運の扉が一瞬開く瞬間がある。
そこに飛び込むか，飛び込まないか？

——『若い医師たちに紡ぐことば』（宮地良樹 編）より

　「失敗？　普通の男？　じゃあ，どうして本を出版できるのかい？」。……良い質問ですね。私は研修医時代，ある医師に出会いました。ユニークな，型破りな，変な，面白すぎる，ある皮膚科医です。「こんなカッコイイ医師になれたらオモロイな……」。そんなことを考えているうちに，気がついたら皮膚科をめざしていました。その医師は「ヤルからには思いっきりやろう。本を書きなさい。本を書いて発表しなさい」と，私にアドバイスしてくれました。そのときの約束が今に至るまで続いています。その先生のおかげで，この本の刊行にたどり着けたといっても過言ではありません。

　その「師」の名は，誰でもご存知の「宮地良樹」。出会いはなんと研修医時代，宮地先生がたまたま外来にアルバイトにおみえになっていた，そのときからでした。人間誰しも，運命がドカンと変わるときがあります。宮地先生との出会いは，まさにその一瞬でした。そこに飛び込んだ私は，やがて皮膚科の面白さにはまっていきました。「一瞬の出会い」はいつ訪れるかわかりません。

世はまさに情報過多時代

——医学情報はインターネット上に溢れています。

検索ワードを入力すれば膨大なウェブサイトにたどり着きます。その情報が信頼できれば問題ありません。ところが，1人の患者にだけ著効した治療法を大げさに喧伝したり，まったく根拠のない憶測で疾患についての情報を垂れ流していたり，ついでにウイルスも入ってきたりして，危険もいっぱいです。紙媒体の書籍もこれまた溢れています。教科書的な書籍もいろいろ出版されています。何を選んだらよいかわかりません。そうです……現代は「情報過多」なのです。

それは小児皮膚科という分野でもまったく同様です。実際の外来では診断をどこから考えたらいいのか，ポイントとなる知識はどうなのか？　情報に触れれば触れるほどわからなくなってしまいます。そんな中で本書は開業医として小児の皮膚とお付き合いしてきた経験を土台に，宮地先生をはじめとする著名な先生の書籍も参考にして書いたものです。情報過多の時代に，何を抽出して頭に入れておいたらよいのかという問題を解決する目的で書き上げた，「現場の小児皮膚科学」についての本なのです。

上記の目的のため，本書は，膠原病，尋常性乾癬などの炎症性角化症，成人以降によく経験する各種悪性腫瘍，きわめて稀な先天性疾患など，一般的な医院では経験することのない小児の疾患については記載しておりません。ご理解下さい。

2015年6月

中村 健一

目 次

第1章 小児皮膚診療の基本

はじめに ——————————————————————————————— 2

Ⅰ 小児皮膚診療を始めるために必要なアイテム ——————————————— 3

Ⅱ 所見の取り方—紅斑？ 紫斑？ 毛細血管拡張？ どう異なる？ ——————— 13

Ⅲ 薬剤について ————————————————————————————— 19

Ⅳ レセプト請求と法律について ————————————————————— 29

第2章 小児皮膚診療 FAQ

小児皮膚診療FAQ ——————————————————————————— 34

第3章 小児皮膚疾患の鑑別診断

小児皮膚疾患の鑑別診断 ———————————————————————— 42

第4章 患児の疾患別 診断・対処法紹介

Ⅰ 細菌感染症 ——————————————————————————————— 56

    1 伝染性膿痂疹 ……………………………………………………………… 58

    2 多発性汗腺膿瘍 …………………………………………………………… 64

    3 毛包炎，せつ，よう ……………………………………………………… 66

    4 ブドウ球菌性熱傷様皮膚症候群 (SSSS：staphylococcal scalded skin syndrome) …… 69

Ⅱ ウイルス感染症 ————————————————————————————— 72

    1 麻 疹 …………………………………………………………………… 73

    2 風 疹 …………………………………………………………………… 77

    3 突発性発疹 ………………………………………………………………… 80

    4 Gianotti-Crosti (ジアノッティ・クロスティ) 症候群 ……………………… 82

    5 伝染性単核球症 …………………………………………………………… 85

    6 伝染性紅斑 ………………………………………………………………… 87

    7 手足口病 …………………………………………………………………… 90

    8 水 痘 …………………………………………………………………… 95

    9 帯状疱疹 …………………………………………………………………… 98

    10 単純ヘルペス，カポジ水痘様発疹症 …………………………………… 101

    11 ウイルス性乳頭腫 (疣贅＝いぼ) ………………………………………… 106

    12 伝染性軟属腫 ……………………………………………………………… 110

    13 砂かぶれ様皮膚炎 ………………………………………………………… 113

Ⅲ 真菌感染症 ———————————————— 115

　① 足白癬などの白癬感染（皮膚糸状菌感染症）……………………… 116

　② カンジダ症（特にオムツ部）…………………………………… 121

　③ スポロトリコーシス ……………………………………………… 124

Ⅳ 虫による疾患 ———————————————— 126

　① 疥　癬 ……………………………………………………………… 126

　② アタマジラミ ……………………………………………………… 129

　③ 蚊などによる虫刺され …………………………………………… 131

Ⅴ 湿疹皮膚炎 ———————————————— 135

　A. 病名のある湿疹皮膚炎

　　① 接触皮膚炎 ……………………………………………………… 136

　　② アトピー性皮膚炎 ……………………………………………… 140

　　③ おむつ皮膚炎 …………………………………………………… 156

　　④ 脂漏性皮膚炎 …………………………………………………… 159

　　⑤ 手湿疹 …………………………………………………………… 162

　　⑥ 貨幣状湿疹 ……………………………………………………… 164

　　⑦ その他 有名な湿疹皮膚炎 …………………………………… 166

　B. 病名のない湿疹皮膚炎 …………………………………………… 169

　C. 「汗」の関与する湿疹皮膚炎 …………………………………… 172

Ⅵ 食物アレルギー・アナフィラキシー・蕁麻疹・薬疹 ———————— 179

　① 食物アレルギー・アナフィラキシー …………………………… 179

　② 蕁麻疹 ……………………………………………………………… 186

　③ 薬　疹 ……………………………………………………………… 192

Ⅶ 母斑，色素斑，先天性疾患，腫瘍など ———————————— 196

　① 普通のホクロ（母斑細胞母斑はメラノーマになるのか？）…… 198

　② 太田母斑 …………………………………………………………… 203

　③ カフェオレ斑，扁平母斑 ………………………………………… 205

　④ 幼児血管腫（イチゴ状血管腫）………………………………… 207

　⑤ 単純性血管腫（ポートワイン母斑，サーモンパッチ，ウンナ母斑）… 209

　⑥ 脂腺母斑 …………………………………………………………… 211

　⑦ 毛母腫（石灰化上皮腫）………………………………………… 213

　⑧ 肥満細胞腫，肥満細胞症 ……………………………………… 215

　⑨ その他 ……………………………………………………………… 217

Ⅷ その他 ————————————————————————————————— 219

　　① 尋常性白斑 ——————————————————————————————— 219

　　② 尋常性痤瘡 ——————————————————————————————— 225

　　③ 円形脱毛症 ——————————————————————————————— 230

　　④ 抜毛癖 (抜毛症) ————————————————————————————— 233

　　⑤ 熱傷，外傷の処置 ——————————————————————————— 236

　　⑥ 陥入爪，巻き爪—間違いだらけの治療法をしていませんか？ ————————— 240

第5章　よく出会う 外来実践問題演習

よく出会う 外来実践問題演習 ——————————————————————————— 246

Ⅰ 診断クイズ ———————————————————————————————————— 247

Ⅱ 症例から学ぶ難しいケースの対処法 —————————————————————————— 255

Column

皮膚の色とは何か？ 紅斑・紫斑・色素斑・白斑の病理組織学 ——————————————— 17

原発疹のいろいろ ——————————————————————————————————— 18

記載皮膚科学で役に立つ表現法 ————————————————————————————— 18

小児疾患診断の特殊性 ————————————————————————————————— 52

新しい疾患は，まず開業医のところへ来る ————————————————————————— 53

孫子の兵法は，小児皮膚科の鑑別診断でも役に立つ ———————————————————— 54

抗菌薬の使用法—第1世代？ 第3世代？ ———————————————————————— 63

多発性汗腺膿瘍と化膿性汗腺炎 ————————————————————————————— 65

重症型細菌感染症，およびその類似型 —————————————————————————— 68

ショックと名のつく病名……TSS，STSS，NTED ————————————————————— 71

癜風，マラセチア毛包炎 ———————————————————————————————— 123

黒ゴジラと白ゴジラ —————————————————————————————————— 155

いわゆる「乳児湿疹」 ————————————————————————————————— 171

川崎病 ——————————————————————————————————————— 195

母斑と母斑細胞は異なります —————————————————————————————— 202

衝撃本『まるわかり創傷治療のキホン』の読み方 —————————————————————— 239

索　引 ——————————————————————————————————————— 259

第 1 章

小児皮膚診療の基本

はじめに

　小児皮膚診療を始める前に，まず道具をそろえなければなりません。もちろん，スタッフの採用やレセプト請求，開業建物の選択など，やることはほかにも山ほどあります。

　一般的な医院の開設に関することは省略し，ここでは皮膚科特有のアイテムについて説明します。それと同時に，どの教科書も絶対に触れない「医療経営学」についても記載します。昔々皮膚科は，「顕微鏡1台で開業できる」と言われていました。しかし，紫外線照射装置，レーザーなど，今やお金のかかる代表的な診療科となっています。処置器材，外科手術の用具などは既にご存知の方も多いと思いますので，ここでは省略します。

小児皮膚診療を始めるために必要なアイテム

ここでは小児皮膚診療を始めるために必要な代表的なアイテムとして①顕微鏡，②ダーモスコピー，③液体窒素，④紫外線照射装置，⑤レーザーを紹介します。

❶ 顕微鏡─顕微鏡を持たざれば皮膚科医に非ず

小児の皮膚疾患でも，糸状菌などの真菌感染はとても多いのです。その診断のため，顕微鏡検査は絶対に必要です。肉眼のみでは，ステロイドが有効な湿疹や皮膚炎とステロイドで増悪する白癬を鑑別することはできません。「なんだ，そんなの簡単ですよ。皮膚の鱗屑を取って，検査室に出せばいいでしょ？」。そんな声が一般医から聞こえてきそうです。

最近，インターネット上で「迅速真菌検査キット」のような商品が発売されました。「オォ，皮膚科医でなくとも真菌の陰性/陽性が瞬く間に判定できる。PCRみたいだね」というような声が起こりましたが，私は即座に「このキットを皮膚科医が使うことはありえない」と考えました。なぜだかわかりますか？

皮膚科医は検査数値のみで診断することを嫌がります。アトピー性皮膚炎，貨幣状湿疹，尋常性乾癬，掌蹠膿疱症などなど。すべて肉眼による視診で確定診断を行います。「アトピー性皮膚炎かな？　では検査して調べましょうね」とはならないのです。そうなのです。皮膚科医は「アナログ」「ビジュアル」「形態学的」とでも言いましょうか，「かたち」で診断できなければ，前に進めない本能を持っています。

どんなに数値検査の技術が進んでも，白癬など真菌の確定診断は顕微鏡による「ビジュアル」なものなのです。「そこに白癬菌がいるか否か」について，自ら顕微鏡の接眼レンズを通さないと，皮膚科医は納得しません。このため，顕微鏡が皮膚科の診察から消えることは未来永劫ありません。

さて，この顕微鏡については実に多くのテキストが出版されています。その中では以下の書籍が初学者向けとして優秀です。

●『毎日診ている皮膚真菌症　ちゃんと診断・治療できていますか？』常深祐一郎 著，南山堂

検体の採取法，顕微鏡の絞り，コンデンサーの位置，対物レンズの倍率など，詳細に記載されています。難しい解説書ではなく，それこそ「ビジュアル」にまとめられた図・写真により構成されています。皮膚科のビギナーには無条件にこの本の購入をお勧めします。

さぁ，顕微鏡の購入です

インターネットの時代です。ネットオークションでの購入をお勧めします。当たり・はずれはあるものの，古いけれどもまだまだ使えるフルセットが売られていて，2〜10万円程度で購入できる場合が多いようです。近年は通常の通販サイトでも気軽に購入できるようになりました。たとえば，モノタロウというサイトで購入する場合，「光学顕微鏡」「デジタル顕微鏡」とキーワードを入れるとシンプルなもので3万円台，液晶パネルのみのタイプでも7万円程度で購入できます。

その他，スライドグラス，カバーグラス，水酸化カリウム試薬（ムトウ化学ズーム®100mL。2025年1月現在，2,400円），検体採取のためのピンセット，ハサミなどをそろえます（図1）。

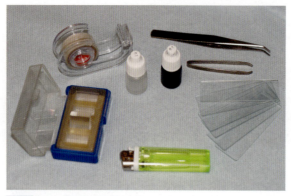

図1 KOH検査の道具一式

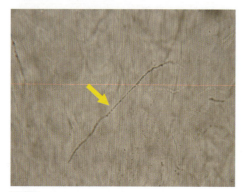

図2 真菌：矢印が糸状菌

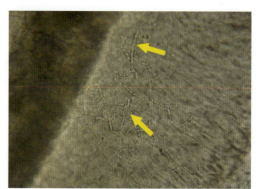

図3 人工産物（矢印）：白癬菌ではない

さて，使ってみましょう

検体採取のコツ： 白癬菌は病変部辺縁の角層にいますので，びらん面・潰瘍面には認められません。病変辺縁の鱗屑をできるだけ多く採取します。

検査の手順： 検体をスライドグラスに載せ，水酸化カリウム試薬を滴下します。カバーグラスをかけて，ライターなどで温めます（沸騰しないように）。

顕微鏡の設定： コンデンサーを下げ，光源は絞ります。そして観察します。

図2が真菌の顕微鏡像です。これがあれば「白癬の感染症」と確定できます。なお，真菌に似ているものの，まったく異なる人工産物（図3）などがあるので注意しましょう。

実際はそのほかにカンジダ，癜風菌（染色が必要）などがあり，顕微鏡は奥が深く興味が尽きません。ぜひ挑戦してみて下さい。

最後に念を押しますが，顕微鏡なしで皮膚科の看板を掲げないように……。顕微鏡は皮膚科診療の生命線です。

❷ ダーモスコピー──ホクロか？ 癌か？

近年，ダーモスコピーなるハイテク機器が皮膚科医に浸透し，疾患の良性/悪性がある程度判断できるようになりました。外来で最も多い，「ホクロか？ 癌か？」の問題です。日本人のメラノーマは多くが掌蹠に生じますので，ダーモスコピーに慣れておくことは無駄な切除をなくす意味でも，とても大切です。とにかく，ダーモスコピーを使ってみましょう。ところが，残念ながらこれが大変高価です。しかも販売業者の都合で簡単に販売中止になるなど，今のところ不安定な市場です。機種選定は慎重に。ひとたび購入したなら，小児の足底母斑などを積極的に「こちらから」診に行きましょう。待っているだけでは実力は上がりません（表1）。

表1 ダーモスコピーの購入方法（2025年1月現在）

- カシオ計算機[1)]サイトで購入
- オンラインストアで購入（楽天, Amazon）：販売サイトにより大きな価格差があり, 商品の質が心配です。
- 最寄りの卸業者さんで購入（扱いの有無は地域により異なる？）

専門書籍を買おう

　わずか1～2ページでダーモスコピーのことが理解できるはずはありません。近年は皮膚科の教科書でもかなりのページを割いて詳細に解説しています。しかし, この革命的機器を理解するには専門書籍が必要です。

　筆者がお勧めする書籍は下記の通りです。

- 『ダーモスコピーのすべて 改訂第2版』斎田俊明 編著, 南江堂
- 『日常の皮膚診療が変わる やってみよう！ ダーモスコピー』外川八英 著, 文光堂
- 『ダーモスコピー・ハンドブック』大原國章 田中　勝 著, Gakken
- 『大原アトラス 1 ダーモスコピー』大原國章 著, Gakken
- 『ダーモスコピー超簡単ガイド 改訂第2版』田中　勝 著, Gakken

　このうちのいずれか1冊を購入し繰り返し読めば, わかるようになります。だいたい3年くらいかかるでしょう。では, がんばって！ 幸運を祈る！

　……おっとっと,「3年は長すぎる」？ そうですね, 小児の場合, 保護者は3年も待ってくれません。「ダーモスコピーはわからん」という読者のための簡単なマスター法を紹介しましょう。

まずは原理から

　何はともあれ, ダーモスコピーの原理を理解しなければなりません。しかも, できるだけ簡単に。ところが, これがチンプンカンプンです。光学物理をやった医師には直感的に理解できますが, 命がけで生物を勉強してきたグループにはホントに苦しいところです。

　これ, 簡単に言いますと……。

- 実は, 皮膚は基本的に透明に近い状態です。表皮・真皮まで, スカスカに近いのです。もちろん深いところほどいろんな雑色が入り込んできて, ワケがわからなくなります。

- その透明の皮膚がなぜ見えないか？ それは表面の皮膚のところで乱反射して, 人間の網膜に入る光がめちゃくちゃになってしまっているからです。プールでバチャバチャしていると底は見えませんね。それに似ています（図4）。

- 「だったらその乱反射をなくして, 皮膚の中の本当の状態が自然と網膜に入るようにするといいんじゃない？」と偉い人が考えました。そのために「偏光レンズ」という不思議なレンズを使います。カメラを趣味にしている人にはお馴染みですね。これを使うと, 乱反射していた光のうち, 皮膚の中から出てきた, 秩序正しい光のみが網膜に映るようになります。つまり, 表面での乱反射はすべてカットされます。プールでたとえると, バチャバチャが消えた状態ではとてもきれいに底が見えますよね。

- ダーモスコピーを使うと乱反射を抑えて皮膚の中を見ることができるというのは不思議ですね。でも, まだまだ奥は深いのです。この装置で, 皮膚を覗きましょう。同じ茶色のメラニン色素でもまっ黒に見えたり, 青色に見えたり, 灰色に見えたりします。皮膚表面の母斑はまっ黒, 太田母斑は灰色, 青色母斑はその名の通り青色に見えます。これ, なぜだかわかりますか？ 同じメラニン色素でも, それがどの程度の深さにあるかによって, ちょっとずつ色が変化するからなのです。これをチンダル現象（図5）と言います。浅い砂浜はグリーンに近く, 深い海は青色に見える, あのイメージです。ヒトの腹部を覗いて, 青いと本当のワル, グリーンならばチョイワル……なんてことはないですョ。

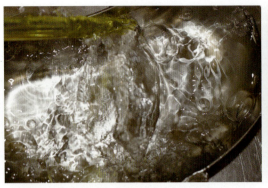
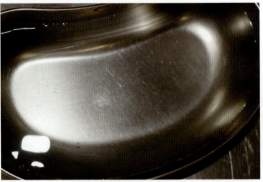

A：乱反射で水底が見えない。皮膚の表面は通常このように見え，内部は観察できない。

B：乱反射がないので水底が観察できる。これはちょうどダーモスコピーで観察している状態と等しい。

図4 ダーモスコピーの見え方

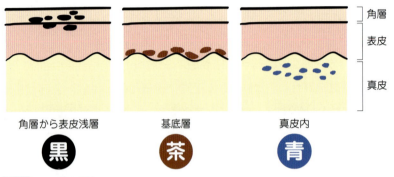

角層から表皮浅層 **黒**　基底層 **茶**　真皮内 **青**

図5 チンダル現象

　　ダーモスコピーは色素の深さまでが想像できてしまう，魔法のような悪人発見器……ではありません，検査機器なのです。

　　これがダーモスコピーです。本当はいつも見えているはずの皮膚の中を，そのまま見せてくれる機械（レンズ）と理解しましょう。

次に機器の購入です

　　ダーモスコピーは高価な商品です。近年は撮影カメラと一体となった型が主流です。なぜならば肉眼で見た画像を保存しなければ学習ができないからです。病理検査では症例を撮影しますよね。あれと同じで，上達したいのなら思い切ってカメラ一体型がお勧めです。

　　カシオのダーモカメラDZ-D100（図6）はオンラインストアで20万円ちょいで販売しています。さらにカシオではD'z IMAGEというwebサイトでダーモスコピーの学習ができます[2]。

　　「見るだけ」のダーモスコピーもカシオのものが良いようです。6万〜7万円程度で販売しています。インターネット購入ならばジェイ・ヒューイットのDL100（図7）も使いやすく，売れています。6万円程度のようです。

ダーモスコピー本の覚え方

　　専門書籍を買いました。原理が理解できました。ダーモスコピーを購入しました。その先はスキルアップですね。

　　まず，ダーモスコピーの書籍をいかに読むかです。用語が何もかも新しい…… blue-white veil，arborizing vesselsなどなど，頭が完全に「液状変性」します。こんなときはお経的な読み方が一番です。「声を出して読む」ことです。意味なんてわからんでよいのです。とにかく耳に100回入れて「習うより慣れよ」方式です。筆者は自分で本を読み上げて録音し，それを車の運転中にずっと聞いています。初めは気持ち悪いのですが，慣れればケッコウイケます。解剖学実習の後，ランチでスクランブルエッグ

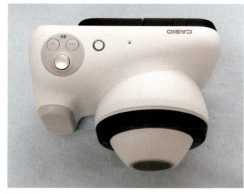
図6 カシオ DZ-D100

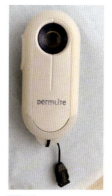
図7 ジェイ・ヒューイット DL100

を食べるのと同じです（最初は気持ち悪くとも，だんだん慣れて来ますよね……）。

　次に字を読まずに画像だけを見て，「これ，comma-like vesselsだ」とかなんとか，1人で「当てっこゲーム」をします。学生時代に病理学のテストでやりませんでしたかね。本をいい加減に開いて適当なところから自分にクイズを出します。ダーモスコピーの本はどれも豊富な画像で満ち溢れています。暇があったらゴルフなんてしていないで，画像当てゲームをやりましょう（もちろん，ゴルフをやりながら勉強している医師もたくさんおられます）。

よくある混迷とその対策

　どうしてダーモスコピーは難しいのでしょう。原因は何もかも正確に診断しようとすることにあります。そもそも，それは無理なのです。特に所見が典型的でない場合，プロ中のプロでも誤診はよくあるのです。なんとも判断できない，つまり「きわどい症例」など，現場ではいくらでもあります。意地の悪いことに，そのような症例について書籍では詳細に触れられています。本を読んでわからなくなるのは，それら「良性か悪性かどちらとも言えない所見についての，果てしない解釈」に読者の頭が疲弊してしまうためです。無理をしていきなりボーダーラインの症例に挑戦するから挫折してしまうのです。初心者は，初歩的な原理と典型的な症例だけマスターすればよいのです。

掌蹠の母斑からマスターしよう

　マスコミはお決まりフレーズ「日本人のメラノーマ（癌）は手足にできる」を喧伝し，保護者を不安に陥れます。ですから，まずは外来で頻繁に聞かれることになる掌蹠の母斑の診断をマスターしましょう。典型的な症例を徹底的に経験するのです。

　ダーモスコピーではparallel furrow pattern（図8）という良性の証しのような所見があります。まずは，これだけ覚えましょう。あとは覚えなくていいです。これが見えれば良性です。

　次の段階ではregular fibrillar pattern（足底，加重部にできる変化）（図9）やlattice-like pattern（土踏まずにできる中間的変化）（図10）などを覚えます。悪性所見として有名なparallel ridge patternも，先天性母斑では良性所見としてお目にかかるので覚えましょう。その後は，掌蹠以外の部位にできるpigment network（図11）なども覚えます。

　慣れてきたら，外来で小児に母斑があれば，保護者がなーんにも言わなくてもダーモスコピーで覗いてみましょう。あまりしつこくやると，「この子，問題があるのかしら」と不安にさせるので，ほどほどにしますが……。parallel furrow patternなどがよく理解できます。これを毎日繰り返していると，何となく基本用語がわかってきます。

　小児の足底母斑をはじめとした色素性病変，あるいは爪の色素性病変などが悪性に変化することはきわめて稀です。「変だな」と思っても，「子どものホクロの癌化は非常に稀ですので，まずはご安心下さい」などと説明し，いったんは保護者を安心させます。その上で3～6カ月に1回など定期的にダーモス

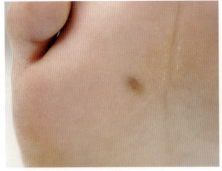 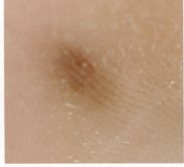 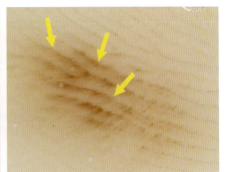

A：通常のカメラによる撮影　　B：拡大像（カメラ）　　C：ダーモスコピーによる拡大像

図8 parallel furrow pattern

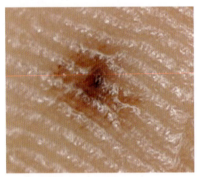 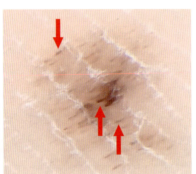

A：通常のカメラによる撮影　　B：ダーモスコピーによる拡大像

図9 regular fibrillar pattern

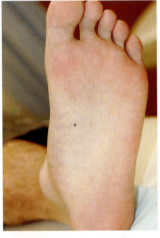 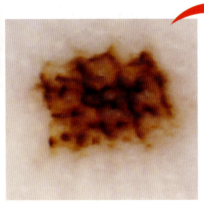 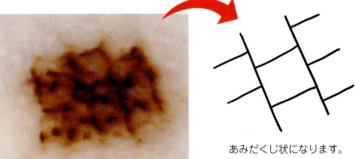

あみだくじ状になります。

A：土踏まずに認められる母斑　　B：拡大像

図10 lattice-like pattern

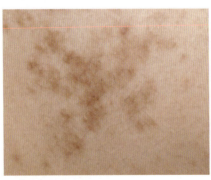

A：生毛部の淡い母斑　　B：pigment patternを示す（矢印）

図11 pigment network

コピー再診を行うとよいでしょう。

やれやれ，開業していろいろな患者を診る一方で，医学の進歩についていかなければなりません。本も買わなきゃならんし，50～60歳を超えると新しい知識の習得は大変ですね。

学会に出よう

その次のステップは学会・研究会への参加です。いまや世界にはダーモスコピーだけを扱う学会があります。日本でも「皮膚かたち研究学会」[3)]という名称で活発に活動が行われています。本で読むのと学会に行くのとでは，臨場感がまったく異なります。ズバズバ本音を発言する医師も多く，「その所見のどこがatypical networkなの？　私にはtypicalにしか見えないけど」など激しい論戦が行われています。この世界をきわめたい多くの若者，および，私のようないつまでも若いと自分を誤解しているかもしれない一部の老人は参加しましょう。

ダーモスコピーの世界は日進月歩。Facebookページもあり，世界中で活発な討論がされています（「dermoscopy」や「International Dermoscopy Society」で検索してみて下さい）。ぜひ挑戦してみましょう！

❸ 液体窒素—あなたは綿棒派？　スプレー派？

主にウイルス性疣贅などに対して行う液体窒素療法には，綿棒とスプレーの2種類のやり方があります。

綿　棒

紡錘形につくった綿棒を液体窒素に浸し，取り出した直後に病変部に押し付けます（図12）。この方法はお金がかからないという利点があるものの，一度綿棒を病変部に押し付けたら，その綿棒は破棄するため，毎日毎日，せっせと綿棒をつくり続けなければならないという欠点があります。1人の患児に5回綿棒を使うと5本必要で，患児が1日に10人来院するとすれば50本の綿棒をつくらねばなりません（患児ごとに紙コップを使って液体窒素をわければ，綿棒は1本ですみます）。1週間に1人程度の来院なら，この綿棒式が合理的かもしれません。

スプレー式噴霧器（図13）

この方法なら綿棒をつくる手間が省けます。病変部と機器が接触することがないので，ウイルスの感染・伝播という問題をクリアできます。欠点は高価であるということです。値引き交渉にもよりますが，1本20万円ほどするようです。毎日10人程度に液体窒素療法をするならば，このスプレー式がいいかもしれません。

❹ 紫外線照射装置—エキシマライト全盛時代に突入

紫外線療法には大きく分けて下記の3種類があります。
①broad band（PUVA療法，UVB療法）
②narrow band（UVA1やUVBを照射する）
③エキシマライト（308nm付近の波長を照射する）

UVAは315～400nm，UVBは280～315nmの波長です。ここらへんの波長をアバウトに，全体的に出力するのがbroad bandです。それに対して，ある波長をピンポイントで出力するのがnarrow band。エキシマライトはさらに的を絞り，308nmの波長を出力できる機械です（図14）。

アトピー性皮膚炎にはいずれの方法も使用されていますが，最近の流れとしては徐々に③のエキシマライトがシェアを伸ばしています。理由としては尋常性乾癬，尋常性白斑などの疾患でその優位性が

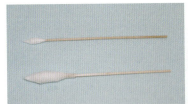
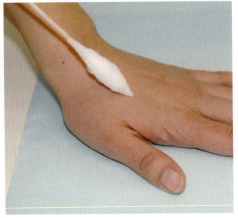

図12 液体窒素療法(綿棒式)

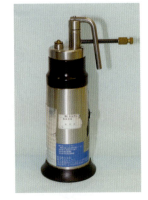

図13 液体窒素療法(スプレー式)

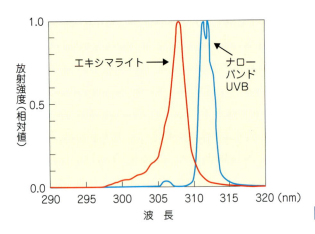

図14 紫外線波長

証明されつつあり,また装置が小型なのでピンポイントで照射できることが挙げられます。つまり健常部位への過剰な照射をかなり制限できるのです。

なぜ紫外線療法が有効なのでしょうか? それは表皮のランゲルハンス細胞の機能に影響を与え,免疫系のバランスを整える役割を果たすからです。また最近では,表皮内に侵入した知覚神経を元通りに修復し,アトピー性皮膚炎の難治性瘙痒を改善する効果があることも明らかになっています。表2に挙げた疾患が「中波紫外線療法」(340点)として認められています(2025年1月現在)。

現在,少なくとも小範囲の局所療法では,narrow band UVBよりもエキシマライトのほうが優れていることがほぼ明らかになっています。そして,効果があるものほどメーカーが高価格を提示するのは,まぁどの世界も同じで,最新式のエキシマライト(図15)は数百万円ほどします。価格は低下傾向にあるもののまだまだ高価で,レーザーとともに皮膚科の「二大高額治療機器」となっています。

具体的には下記の機器があります。照射方法や単位秒当たりの到達エネルギーなどは機種により異なるので,単純に参考例を挙げるわけにはいきません。それぞれのスペックについては各メーカーに問い合わせて下さい〔記載は商品名(メーカー名)〕。

- VTRAC (JMEC)[4]
- セラビーム®UV308 (ウシオ電機)[5]

◎

この分野には今後,様々な企業が続々と参入してきます。ただし! メーカーに問い合わせて,すぐに営業マンが飛んで来るような場合は,危険な商品かもしれません。「利益率が大きく,一度購入させてしまえば,莫大な利益が転がり込む」という商品で,それと同時に「あまりに高価で売れない,だから営業がヒマでヒマでしょうがない」状態を表しているかもしれないからです。……少々厳しい表現ですが,「購入するにあたっては警戒して下さい」ということです。

表2 中波紫外線療法

- 乾癬
- 類乾癬
- 掌蹠膿疱症
- 菌状息肉腫（症）
- 悪性リンパ腫
- 慢性苔癬状粃糠疹
- 尋常性白斑
- アトピー性皮膚炎
- 円形脱毛症

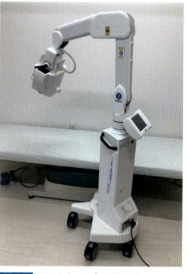
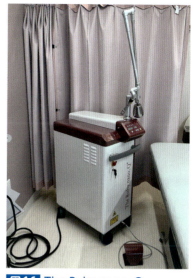

図15 セラビーム®UV308　　図16 The Ruby nano_Q

　営業マンの舌先を全部信用すべきではないものの，きちんとしたメーカーならば，紫外線照射装置の効果は明らかです。しかし，問題は「購入しても採算が取れるのか」ということです。**表2**の疾患で中波紫外線療法の場合，340点（3,400円）が診療報酬として受け取れます。機器を500万円で購入すると，単純計算で500万円÷3,400円≒1,470人となります。同じ患者に連日照射はできません。週に2回が限度です。この条件を守りながら，のべ1,470人の照射で購入価格に届きます。1日5人で294日かかる計算です。診療日数でそれだけかかります。いったい何年で元が取れるのでしょうか？　その他，定期的な維持費，償却資産税などがボディブローのように襲いかかります。実際は患者が少なかったり，故障が多かったり，いろいろ問題は広がります。営業マンがもし「故障しませんよ」「簡単にモトが取れますよ」などとしゃべり出したら，それは大ウソです。購入前によーく考えましょう。

⑤ レーザー

　小児皮膚科領域でポピュラーなレーザーには2種類あります。

色素レーザー（パルス色素レーザー）など

　いわゆる「赤あざ」専用のレーザーです。現在，波長595nmのものが主流です。単純性血管腫（ポートワイン母斑），イチゴ状血管腫（☞p207），毛細血管拡張症（☞p13, 218）の3疾患で保険適用があります。小児皮膚疾患で対象となるものは問題なくこの色素レーザーでしょう。単純性血管腫やイチゴ状血管腫の治療で絶対的な強みを発揮します。疾患ごとの照射設定，治療間隔などはメーカーに情報が集約されています。この分野ではシネロン・キャンデラ社が強く，今のところ独占状態です。

- Vbeam® Ⅱ（シネロン・キャンデラ社）

　色素レーザー以外でも赤あざの治療はできます。皮膚科の月刊誌などにも詳細な情報が記載されています[6]。このレーザーはお勧めです。

Qスイッチレーザー

　これは主として茶色系の病変を治療するものです。波長の違いによって，Qスイッチルビーレーザー（**図16**），Qスイッチアレキサンドライトレーザー，QスイッチNd-YAGレーザーの3種類があります。小児で問題となる太田母斑（☞p203），異所性蒙古斑（☞p218），外傷性色素沈着，扁平母斑（☞p205）は上記レーザー施術で保険が使えます。

どのようなレーザー機器を購入するか，とても問題です。異所性蒙古斑，外傷性色素沈着などならば3種のどのQスイッチレーザーであっても大丈夫です。扁平母斑だけは今のところQスイッチルビーレーザーのみが適応です。

なお，Qスイッチルビーレーザーのみ施術に回数制限（扁平母斑は2回，それ以外は5回）が設けられており購入時のチェックポイントとなります。

維持費はいくらかかるの？

維持費は色素レーザー，Qスイッチレーザーともに年間30万〜80万円程度は必要です。また，償却資産税という，ややこしい税金もあります。これは購入価格にもよりますが毎年10万円前後で，償却年数（おそらく5年程度でしょう）の期間のみ払い続けます。

◎

レーザー治療を行うには，これだけの経費を支払わなければなりません。維持費は必須です。故障が多いからです。当医院のVbeam®（色素レーザー）は1〜2カ月に一度故障し，使用に絶えず破棄してしまいました。サポートはしっかりした会社でしたが故障が多いと精神的に参ります。現在の新型はどうなのでしょうか？　期待したいものです。

購入すべきか？　諦めるべきか？

レーザー治療には価格，維持費，保険請求の制限など，実は多くの問題点があります。このような問題をすべてクリアできるのはどのような医療機関でしょうか？　それは「大都市，およびその近郊の医療機関」です。患者が多く，故障時のメーカー対応が素早いということを考えると，こういう結論になります。

では，「患者が少なく，大都市とは離れたところ」ではレーザーは購入できないか？　もちろん購入はできます。しかし，相当の赤字を覚悟しなければなりません。仮に一時的にレーザー希望の患者が増加しても，すぐ近所の別の医院が同じレーザーを導入したりすると，先行きは暗くなってしまいます。患者総数が絶対的に少ないからです。「疾患の増加を期待する」という医師として本末転倒な発想は避けたいですね。診療はお金のことを気にせずに，のんびりやりたいものです。

参考文献

1) カシオ医療機器：D'z IMAGE STORE. [https://dz-image-store.casio.jp]
2) カシオ計算機：D'z IMAGE ダーモスコピー学習用サービス. [https://dz-image.casio.jp/derm/learn/]
3) 皮膚かたち研究学会. [http://www.derm-hokudai.jp/sssr/index-j.htm]
4) JMEC：VTRAC. [https://www.jmec.co.jp/showroom/product/vtrac/]
5) ウシオ電機：セラビーム®UV308. [https://www.ushiomedical.com/jp/products/]
6) 米井　希，他：血管腫・毛細血管拡張症　ダイレーザーだけが治療法ではない. Monthly book derma. 2011；174：23-7.

・しろぼんねっと. （毎年，最新版が掲載されています）[https://shirobon.net/]

II 所見の取り方
―紅斑？ 紫斑？ 毛細血管拡張？ どう異なる？

　皮膚科の診療では，所見に関する独特の用語があります。厳密な定義として有名な書籍は『皮膚病アトラス（西山茂夫 著）』で，この総論部分にきれいにまとめられています。皮膚科医はこれを基準にカルテに所見を記載していると言ってもよいでしょう。

　さらに，それら発疹学は実はWEBでも学べます。清水　宏（故人）（北海道大学皮膚科名誉教授）執筆の有名な教科書「あたらしい皮膚科学　第3版」は「北海道大学 大学院医学研究院 皮膚科学教室」のサイトから閲覧できます。臨床写真を除き，かなりの範囲まで無料で公開されています。Webで皮膚科学用語などの基本を学ぶにはちょうど良いサイトです[1]。

　さて，よく間違える，紛らわしい所見についてまとめました。

1 紅斑，紫斑，毛細血管拡張，潮紅，紅暈の相違点

　紅斑（図1）：ガラスで圧迫すると消褪する，真皮の浅層での血管拡張です。「炎症性の変化」で，可逆的なニュアンスがあります。

　紫斑（図2）：真皮で血液が血管外へ漏出した状態です。漏出直後は鮮紅色となり，その後，紫色となります。ガラスで圧迫しても消褪しません。時間の経過とともにヘモグロビンはヘモジデリンとなり，やがて吸収されてなくなります。

　毛細血管拡張（図3）：真皮浅層での持続的な毛細血管の拡張状態です。先述の紅斑が炎症性で多少なりとも可逆的な要素を感じさせるのに対して，毛細血管拡張の場合，多くは非可逆的です。

　潮紅（図4）：一過性の充血で，循環血流量の増加によるも

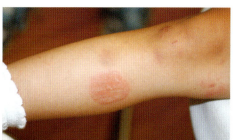
図1 紅斑：虫刺されパッチによる接触皮膚炎

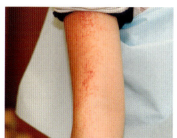
図2 紫斑：掻破によるもの

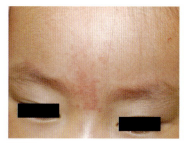
図3 毛細血管拡張：サーモンパッチによるもの

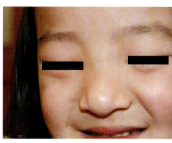
図4 潮紅：ウイルス感染によるもの

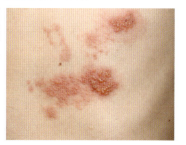
図5 紅暈：帯状疱疹によるもの

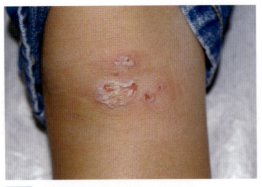

図6 びらん：伝染性膿痂疹によるもの

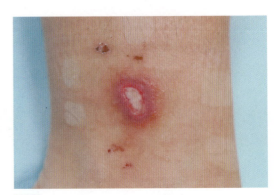

図7 潰瘍：熱傷によるもの（足首）

のです。「顔面の一過性潮紅」などと用います。

　紅暈（図5）：水疱，膿疱など他の皮膚症状が主で，その周囲に認められる場合に使用します。「紅暈を伴う水疱」などと用います。

② びらん，皮膚潰瘍の相違点

　皮膚の欠損が表皮内にとどまるものをびらん（図6），真皮や皮下組織に至るものを潰瘍（図7）と言います。おっとっと，肉眼でどうやって区別しますか？ 実際は表皮・真皮は肉眼ではわかりません。びらんは通常の処置で簡単に治癒します。しかし，潰瘍は壊死組織が付着したり，感染を生じたりして，いわゆる難治性となります。熱傷の経過ではその違いが歴然とします。

③ 丘疹，結節，腫瘤，局面の相違点

　これらは「盛り上がる皮膚」のいろいろな名称です。

丘疹（図8）：直径10mm以下

結節（図9）：直径10〜20mm

腫瘤（図10）：直径30mm以上で増殖傾向があるもの

局面（図11）：幅広く扁平に隆起する状態，おおむね30mm以上の大きさ

そして，形状により工夫をこらした個性的なネーミングがついています（図12）。

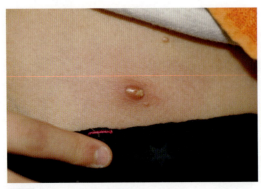

図8 丘疹：伝染性軟属腫によるもの

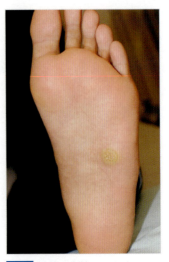

図9 結節：疣贅によるもの

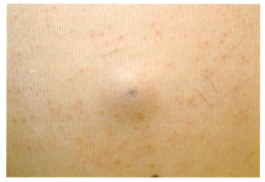

図10 腫瘤：アテロームによるもの（背部）

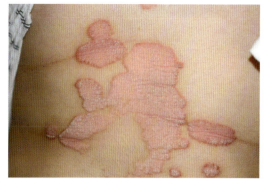

図11 局面：尋常性乾癬によるもの（※成人例）

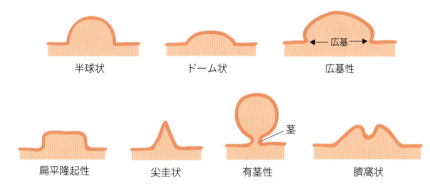

図12 皮疹の隆起と様々な名称

さて，20〜30mmのものは何て呼べばよいでしょう？「大きな結節」にしましょうか？ それとも「小腫瘤」？ 難しいところです。では10mmちょうどは？「大丘疹」？「小結節」？ うーん，悩むところです。30mm以上でちょっと凹凸のある隆起は「局面」？「腫瘤」？ 解決不可能な永遠の課題ですね。ボーダーラインにある所見はどちらの用語でもよいのでしょう。

④ いろいろな色素斑

紫斑（図13）はヘモグロビンやヘモジデリンの色ですね。主に出血による変化と考えましょう。

色素斑（図14）はメラニン，カロチン（黄色）などの色素による沈着です。実際，ほとんどがメラニンです。そのメラニンの沈着部位により黒色，褐色，灰色，青色などにわかれます。深い部位にメラニンが存在すると，青い光は波長が短いので吸収されにくく反射しやすいため，観察者の網膜まで届きます。ところが赤い光などの波長の長い光は吸収されやすいので，途中でなくなってしまいます。だから深いところにあるメラニンは青く見えます。これをチンダル現象と呼びます。逆に浅い層にメラニンがある

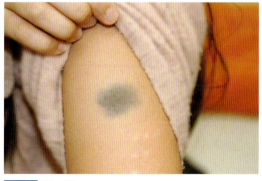

図13 紫 斑

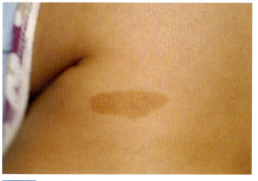

図14 色素斑

と，すべての波長の光が届きます。メラニン本来の光を吸収する性質が直接現れますので，まっ黒に見えることになります。メラニンの深さにより，吸収される波長の光が存在するので，種々の色調が現れることになります。浅い海が緑色で，深い海が青色に見える現象を思い浮かべればわかりますね。

紫斑が色素斑のように見えることもあります。足底の血腫，紫斑はメラノーマの色素斑のように見えます。あまり厳密に考えなくてもよいでしょう。

5 苔癬，苔癬化の相違点

苔癬（図15）とは直径5mm大までの丘疹の集簇で，他の状態に変化しないものです。

苔癬化（図16）とは皮膚が肥厚して慢性化したもの。皮丘，皮溝がくっきりとしている状態です。通常は「局面」として扱われます。

扁平苔癬，線状苔癬，アミロイド苔癬は「苔癬」，ビダール苔癬は「苔癬化」です。「アトピー性皮膚炎に生じた苔癬化局面」などと使われます。実に紛らわしいですね。

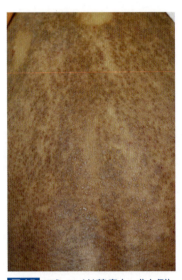
図15 アミロイド苔癬（※成人例）

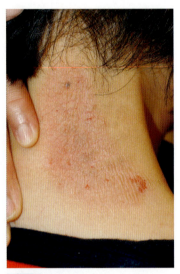
図16 苔癬化：ビダール苔癬（※成人例）

6 膨疹，膨隆の相違点

よく間違われます。膨疹とは，ほとんどが蕁麻疹のときに現れる所見です（図17）。皮膚科学では「膨隆疹」という用語はありません。すべて膨疹です。膨隆は単に「盛り上がり」という意味で，所見としてはほとんど使用しません。似た所見として膿疱，囊腫があります。膿疱はその名の通り「膿」による盛り上がりです。囊腫は袋あるいはそれに近い物質による盛り上がりです。

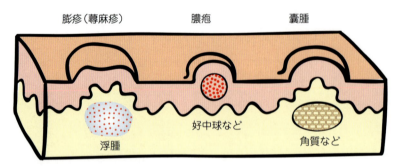
図17 蕁麻疹の膨疹，膿疱，囊腫の違い

7 囊腫，腫瘤

囊腫（図18）はある程度，膜様物で裏打ちされた「閉鎖的な」腫瘤のことです。肉眼である程度診断が

確定できるような腫瘤に対して用います。それに対して腫瘍には，「そんなことはまだわからない，充実性の腫瘍かもしれないし……」といったニュアンスがあります。嚢腫の代表は類表皮嚢腫（アテローム）です。

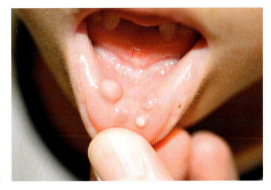

図18 嚢腫：粘液嚢胞

参考文献

1) 北海道大学　大学院医学研究院皮膚科学教室：あたらしい皮膚科学第3版　4章　発疹学．[https://www.derm-hokudai.jp/textbook-md/txtmd-04]

Column

皮膚の色とは何か？
紅斑・紫斑・色素斑・白斑の病理組織学

筋 肉は赤，脂肪は黄色，骨は白……で，皮膚の色は何色でしょう？「肌色」？　淡いピンクあるいは黄色みのあるナントカ色？　考えてみるとわからなくなります。

　表皮・真皮には角質，表皮細胞，真皮膠原線維，毛細血管，毛髪，立毛筋などいろいろな組織があるのはご存知ですね。でもそれ，何色ですか？　……わかりません。膠原線維の色？　と言っても，つかみどころがありません。

　実は皮膚の「色」には主役があります。それはメラニンと血管（ヘモグロビン）の2つです。その次に準主役である脂質（黄色）や角質（白色）などが影響を与えます（図）。その主役が皮膚の色をほぼ決めていると言っていいでしょう。立毛筋の色？　膠原線維の色は？　白かな？　筆者も詳しく考えたことはありません。これらは基本的に「脇役」なのです。それらに，仮に淡い色があったとしても主役の色にかき消されてしまっているのでしょう。

　ということで，メラニンと血管が皮膚の中のどこに位置するか，そしてどのような状態になっているかで所見が決まり，病理学的な診断も決まっていくことになります。

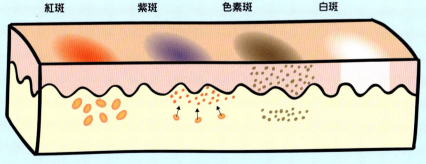

真皮の毛細血管が開いていると紅斑となる。ガラスで圧迫すると毛細血管の拡張が一時的におさまるので色は消える

真皮の毛細血管から赤血球が漏れ出ると紫斑となる。ガラスで圧迫しても色は消えない

「しみ」などはメラニンの沈着。どこで沈着するかで微妙な色の変化が生じる

メラニンが少ない，あるいは存在しないため「スケスケ」

図　紅斑，紫斑，色素斑，白斑の病理組織

Column 原発疹のいろいろ

皮膚の症状には，原発と続発の2つがあります。最初に現れるものを原発疹と言います。原発疹が継時的に変化し，結果として出現したものを続発疹と言います。続発疹には鱗屑，びらん，胼胝，萎縮などがあります。続発疹は「見ればわかる」ので，ご安心を。ここでは「原発疹」をできるだけ単純に，マンガ的に理解することが重要です。

原発疹は下記のように分類されます（図）。

- 平らである：斑
- 盛り上がる：丘疹，結節
- 水分で盛り上がる：水疱
- 閉鎖された何かによるもの：膿疱・嚢腫
- 真皮の浮腫によるもの：膨疹

など

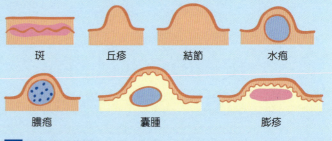

図 原発疹の分類

Column 記載皮膚科学で役に立つ表現法

皮膚科医は皮膚の所見をできるだけ印象深くするために様々な表現テクニックを用います。たとえば，下記のようなものがあります。

- 赤鬼様顔貌：アトピー性皮膚炎の患者にみられる顔面のびまん性の発赤
- 牡蠣殻状鱗屑：牡蠣（食べるカキですよ）のような，ボコボコの硬い鱗屑
- ドーム状隆起：東京ドームのようなドーム状の隆起ですね
- 堤防状隆起：周囲が盛り上がっている隆起です
- ターゲット状紅斑：多形滲出性紅斑のときにみられる紅斑です。まさに「ターゲット」状です
- 魚鱗癬：魚のウロコのような状態です。尋常性魚鱗癬などでみられます
- 蝶形紅斑：SLE患者の顔面にできる，蝶の羽を広げたような紅斑
- 貨幣状：コインのような形の湿疹。下腿などを掻破し続けていると生じる湿疹反応です。コインの金属アレルギーではないですよ
- 紙幣状：萎縮したシワクチャなドル紙幣から命名されたようです。肝硬変などの患者にみられる萎縮した皮膚のことを指します

その他，ユニークな記載皮膚科学が溢れています。単に「赤い」というより「赤鬼様」なのか，隆起もドーム状なのか，ターゲット状なのか，セリフを考えることで実力も向上します。挑戦しましょう。

でも自分で勝手に名前をつけてはいけません。ステロイドによる満月様顔貌を「ツカジ様顔貌」なんて言っても，テレビのお笑い番組を見ない医師にはわかりませんからね。

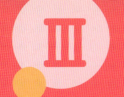

III 薬剤について

ステロイド外用薬，抗真菌薬，抗ウイルス薬，保湿薬，保護剤，抗菌薬など，皮膚科の薬剤は膨大な種類があります。ここでは外用薬と新規薬剤について説明します。

1 ステロイド外用薬のランクについて

日本皮膚科学会の『アトピー性皮膚炎診療ガイドライン2024』[1]でステロイド外用薬についてきれいにまとめられています。そのうち，筆者の医院で使用している外用薬は表1の通りです。

表1 筆者の医院で使用している主なステロイド外用薬

strongestレベル	デルモベート®〔かなり重い症状のときに短期間（数日）使用します〕
very strongレベル	アンテベート®，マイザー®，パンデル®
strongレベル	リンデロン®-V，エクラー®，メサデルム®
mediumレベル	アルメタ®軟膏，キンダベート®軟膏，ロコイド®クリーム・軟膏，リドメックス®軟膏＊　など

＊：リドメックス®軟膏はmediumとしては少々強めの印象あり。

ここで問題となるのは，strongest，very strong，strong，medium，mildなどとしてひとまとめに記載されている薬剤です。これは皆，同等の効果・性質なのでしょうか？　どうも少し異なるようです。同じvery strongでも，患者によっては効果が異なることは外来でよく経験します。同じvery strongである外用薬について，たとえばマイザー®軟膏が無効でもアンテベート®軟膏で炎症が治まった，あるいはその逆もあります。また，ステロイド外用薬による接触皮膚炎もあります。「接触皮膚炎の治療薬で，また接触皮膚炎」です。かつて，ブデソン®という外用薬は頻繁に接触皮膚炎を生じることで有名になり，ついには販売終了となってしまいました。既存のステロイド外用薬でも接触皮膚炎は生じるので，同じクラスのステロイドは2～3種類使いこなせるとよいでしょうね。ステロイド外用薬は同レベルでもいろいろあります。ご注意を！

2 軟膏，クリーム，ローションなどなど。違う剤形の薬をどう使い分けるの？

日本皮膚科学会ウェブサイト内の「皮膚科Q＆A―皮膚科領域の薬の使い方」[2]に詳細が記載されています。

mediumレベルのステロイドには，アルメタ®軟膏やキンダベート®軟膏のように軟膏のみの商品があります。なぜでしょうか？　もともと，このmediumレベルの薬剤は小児に対する使用を想定しています。刺激の少ない軟膏タイプに限定すれば，副作用のトラブルに巻き込まれないと製薬メーカーは判

断したらしいのです。軟膏はベタベタしていて不愉快な塗り心地です。一方，クリームや液体は外用後の爽快感は確かに軟膏より優れていますが，刺激があります。アルコールを基剤としているローションなどは激しい接触皮膚炎を生じることすらあります。

そうです，軟膏は「安全」なのです。クリーム，ローション，スプレー（トプシム®など），ユニバーサルクリーム（軟膏とクリームの中間的存在。ネリゾナ®が有名）などは刺激による接触皮膚炎を生じることがあると考えて下さい。クリームは水とアブラを乳化して混合したもの，ローションはアルコールなど液体の基剤と主剤を混合したもので，基剤によっては刺激を生じる場合があります。しかし軟膏はワセリンが基剤ですので，刺激の生じる頻度は低くなります。一般に，頭部にはローション，手にはクリームやユニバーサルクリーム，日焼け後の炎症など手で局所に直接外用すると疼痛が激しい場合にはスプレーなどを用います。

さあ，何を使うか……。実際は患児の保護者との慎重な話し合いになりますね。どうしても心配ならば，軟膏を処方しましょう。「外用薬　小児への刺激が心配だ　どうしよう？　迷ったときの軟膏ダノミ」。

③ 小児におけるステロイド外用薬の使用マナー──小児へのステロイド外用は1～2レベル落とす

小児の皮膚は成人の半分～3分の2程度と薄く，薬剤の浸透が容易であることなどを考慮します。成人で使用する薬剤の1～2レベル下の薬剤を使用します。たとえば，激しい接触皮膚炎の場合，成人だとstrongestレベルの外用薬（たとえばデルモベート®軟膏）を使用しますが，小児の場合はvery strongレベルのアンテベート®軟膏などを使用します。

④ very strong レベルの外用薬を薄めても medium レベルにはならない

皆さん，何となくやっていませんか？　亜鉛華（単）軟膏，尿素軟膏，ワセリンなどの基剤で薄めて，「強いお薬を薄めましたから，お子さんに使用しても大丈夫ですよ」と診察室で説明？　そのようなことをしているとしたら，それは大間違いです。

なぜならば，ステロイド軟膏を薄めても効果は落ちないことが多いからです。大まかに言うと，ステロイド軟膏は主剤（ステロイド薬）とそれを溶かす基剤の2つで成り立っています。主剤は結晶の状態で存在していて，基剤に溶けないと皮膚には浸透できません。栗がトゲのついた殻に覆われているところを考えましょう。無数のトゲトゲがあり，そのままでは皮膚に浸透しません。ところがワセリンなどの基剤がうまく混ざると栗の殻を溶かして，包み込んでくれます。栗はトゲトゲがなくなり，どこにでも転がって行けるというわけです（図1）。ステロイド薬も同様です。主剤は基剤の中に溶け込むことで皮膚に浸透します。

さて，実は製薬メーカーは基剤に溶け込んでいるよりも大幅に多くの主剤を製品に仕込んでいます。たとえば，アンテベート®軟膏で16倍と言われています。そうです。溶けていない，つまり基剤に包み込まれていない，結晶状態で遊んでいる主剤が16倍あるのです。ですからいくら基剤で薄めても，遊んでいるトゲトゲの主剤が次から次

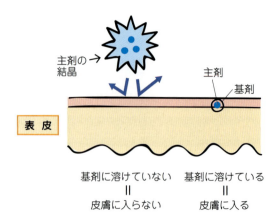

図1 基剤はどのようにして皮膚に入る？
主剤は基剤に溶け込んでいるもののみが皮膚内に入ることができる。

へと基剤に溶け込んで丸くなります。つまり，効果は落ちないのです。16倍以上薄めるとやっと効果が弱くなるとされています。処方量を節約するために混合するのはよいのですが，「効果を弱めるために混合する」のは誤りであることがわかります。さらに事態を複雑にしているのは，基剤と溶けている主剤の割合が製品によってバラバラであるということです。たとえばパンデル®軟膏などは主剤のほぼすべてが基剤に溶けています。このような複雑な問題が絡んでいるため，安易にステロイド薬を混合して「稀釈」したつもりになっていると，とんでもないことになるかもしれません[3]。注意しましょう。

❺ そもそも混合軟膏は大丈夫なのか？

さらに，混合軟膏は実は下記のような種々の問題もはらんでいます[4]。

①混合する方法によっては，雑菌が大量に混入したり，均一な混合ではなかったりします。混合時期不明の外用薬を久しぶりに使用したら，多発性の毛包炎が生じた。あるいは長期放置で変性し化学反応を起こした物質のため，接触皮膚炎を生じたなどの症例はよく経験します。

②そもそも，製薬メーカーは混合することを前提に外用薬を開発していません。つまり混合すると，何が起こるかわからないのです。たとえばステロイド外用薬と尿素軟膏を混合すると，皮膚の透過性が倍以上に上昇し，効果も上がる代わりに副作用も増強されます。皮膚萎縮の副作用が生じた後に後悔しないようにしましょう。保護者の恨みは恐ろしいですよ……。

③混合すると，その薬剤の名称は消失します。患児の保護者は軟膏壺にマジックで手書きされた文字などで薬剤の内容を知ることになります。部位ごとに異なる外用薬を使用する場合，保護者が混乱することは必定。たとえばチューブのまま処方すれば，「キンダベート®軟膏だな。これは首に塗れと書いてある」とすぐわかります。でも軟膏壺のマジックが消えたら，ハイもうそれまでよ……。多数の軟膏壺を診察時に持参し，「どれを塗ったらよかったんだべ」と孫の前でおばあちゃんが嘆く光景は避けたいですね。

また，薬局から混合処方を要求されることもあります。「混合加算」という点数があり，薬局の利益となるためです。たとえば1階に調剤薬局があり，その関連会社がビルを所有していて薬局と間接的に経済関係があると，「混合処方してくれませんか。そうすればこちらが儲かるのですが……」と言われることがあるかもしれません。もし，それにつられて混合をしているとすれば，混乱するのは患者なのです。気をつけましょう。「混ぜても混ぜても変わらない。混ぜたら副作用もパワーアップ。混ぜたら腐った。混ぜたら頭も混ぜこぜになった。混合軟膏はとかく使いづらい」のです。

❻ 保湿薬の不思議な世界―Ｗ／ＯとかＯ／Ｗとは何？[5]

「保湿薬で乾燥肌を予防しましょう」。皮膚科外来での定番説明ですね。では保湿薬は何を処方していますか？　消費税が引き上げられてから，保護者からの保湿薬処方の要求は日に日に激しさを増しています。ほとんどの自治体では乳幼児医療制度が整っていて，子どもに保湿薬を処方しても薬剤費の負担は限りなくゼロに近い状況です。保護者は「子どもに処方してもらった薬剤を私も使っちゃおう」と考えます。そりゃあそうですね。一般用医薬品（OTC）で数百円，ものによっては1,000円以上する保湿薬を購入するより，ずっと安上がりです。子どもが外用するのか保護者が外用するのか，そこらへんは医師としてはあまり突っ込めない話題ですけど，とにかく保護者が保湿薬にうるさくなっているのは確かです。

……ちょっと脱線しました。保湿薬でヒルドイド®ソフト軟膏，ヒルドイド®クリームという薬剤が

あります。この「ソフト軟膏」というのは「軟膏」でしょうか？ 使ってみると、どう評価してもクリームです。クリームなのに軟膏？？ もちろんヒルドイド®クリームはクリームそのものです。また、尿素外用薬という保湿薬があります。これもパスタロン®ソフト軟膏、パスタロン®クリームの2種類があります。困りましたね。

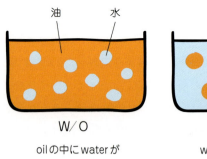

図2 W/O型とO/W型

そもそも軟膏とはアブラ（= oil：O）がベースの外用薬で、水（= water：W）は入っていません。どうしてこのような混乱が生じたのでしょうか？

実はクリームには、アブラの中に水が分散して存在している「W/O型」と、水の中にアブラが分散している「O/W型」の2種類があるのです（図2）。製薬メーカーは「W/O型はアブラの中に水が押し込まれているのだから、"軟膏"でいいじゃない。O/W型はそもそもクリームだから、そのままでいいじゃない」と考えました。だからW/O型の商品を「軟膏」、そもそもクリームであるO/W型の商品を「クリーム」としたのです。

7 実際の使用感はどうでしょう？

クリーム（O/W型）はよくのびますが、少々しみる場合があります。「軟膏」（W/O型）はのびがやや劣りますが、刺激感は少ないのでしみることはないようです。だから保護者に「軟膏」とクリームの違いを説明する際は「ひっかき傷が多くて刺激が心配でしたら、"アブラっぽいクリーム"である尿素「軟膏」やヒルドイド®ソフト「軟膏」などにしましょう。お肌はさほど荒れておらず外用薬ののびと塗り心地の良さをご希望ならば、ヒルドイド®クリームや尿素クリームがよいでしょう」と言うと納得されます。お家に帰ったら、お母さんはせっせと自分に外用しているかもしれませんけどね。それは秘密です。

なお、ステロイド外用薬ではきちんと分類された名称が使用されているようです。

ネリゾナ®を例にとると、以下のようになります。

- ネリゾナ®軟膏：まさに軟膏。ワセリンが基剤。
- ネリゾナ®クリーム：O/W型のクリーム。
- ネリゾナ®ユニバーサルクリーム：W/O型のクリーム。「ネリゾナソフト軟膏」とは言わない。

保湿薬も、W/O型クリームであるヒルドイド®ソフト軟膏は「ヒルドイド®ユニバーサルクリーム」あるいは「ヒルドイド®実は軟膏に近いかもしれないクリーム」などにすればよかったかも……。

8 ジェネリック外用薬はどうなの？[6]

ジェネリック医薬品が全盛ですね。リドメックス®コーワ軟膏という小児によく使用するステロイド外用薬もスピラゾン®という後発品があり、筆者もよく処方しています。ジェネリック外用薬の問題は、同じものは主剤だけ、しかし基剤は異なるということです。外用薬は主剤もさることながら、基剤がとても重要です。その基剤を「何でもいいよ。認可するよ。後発品として販売して下さいな」というのが国の方針です。これ、実は大変な問題です。皮膚科医の間では、後発品を処方したとたんに保護者からブーイングを受けた例はゴマンとあります。一般に後発品のほうが評判は良くありません。ところが

「後発品のほうがよかった」という保護者もいます。先発品の基剤よりも後発品の基剤のほうが子どもに合っていたのです。保湿薬でも，ヘパリン類似物質の保湿薬であるヒルドイド®ソフト軟膏（先発品）とビーソフテン®クリーム（後発品）の組成が異なることは有名です。詳細はWEBで添付文書を確認できます。外用薬では，後発品は先発品と似ているものの，ちょっと異なる別の薬剤ではないかと考えたほうがよさそうです。全然別ではありませんが……。

そういえば，筆者は内服薬でも抗ヒスタミン薬であるアレジオン®の後発品が，先発品と較べて瘙痒感を抑えられないケースを経験しています。消化管での吸収率や添加物の副作用問題などもあるようです。外用薬ほどではないものの，内服薬も後発品の処方時は注意が必要です。

❾ ステロイド以外の抗炎症外用薬について

今のところ下記の4種類が代表的です（**表2**）
①タクロリムス水和物軟膏（プロトピック®軟膏0.03%小児用）
②デルゴシチニブ軟膏（コレクチム®軟膏0.25%・0.5%）
③ジファミラスト軟膏（モイゼルト®軟膏0.3%・1%）
④タピナロフクリーム（ブイタマー®クリーム1%）

①タクロリムス水和物軟膏はカルシニューリン阻害薬で免疫抑制作用があります。分子量が822と大きく，正常皮膚からは浸透しません。理想的な非ステロイド系の薬剤と思いきや，その刺激感のためになかなか浸透しないのが実情です。

表2 ステロイド以外の主な抗炎症外用薬の比較

薬剤名	濃度	1日の塗布回数制限	使用量制限	使用年齢	分子量	薬価	備考
①タクロリムス水和物軟膏小児用（プロトピック®軟膏小児用）	0.03%	2回	5g／回	2歳〜	822	78.6円／g	刺激感強し（成人用0.1%は小児に保険適用なし）
②デルゴシチニブ軟膏（コレクチム®軟膏）	0.5%	2回	5g／回	6カ月〜	310	143円／g	「小児に0.5%製剤を使用し，症状が改善した場合は，0.25%製剤への変更を検討すること」との添付文書記載
	0.25%					137円／g	
③ジファミラスト軟膏（モイゼルト®軟膏）	1%	2回	皮疹の面積0.1m²当たり1gを目安とする	3カ月〜	446	150円／g	「小児に1%製剤を使用し，症状が改善した場合は，0.3%製剤への変更を検討すること」との添付文書記載
	0.3%					140円／g	
④タピナロフクリーム（ブイタマー®クリーム）	1%	1回	なし	12歳〜	254	300.8円／g	「頭痛」という変な副作用あり。原因不明

▌アトピー性皮膚炎の新規薬剤について[7, 8]

JAK阻害薬

デルゴシチニブ軟膏（コレクチム®軟膏0.25%・0.5%）はJAK-STAT（Janus kinase-signal transducers and activators of transcription）経路の阻害薬です（**図3**）[9]。0.5%と0.25%剤の2種類があります。今や皮膚科学会に行けばJAK-STAT経路の話は必ずセッションがあり，スタンダードになっておりま

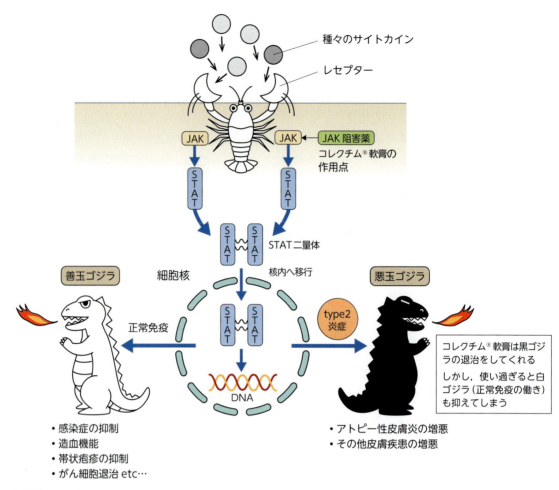

図3 JAK阻害薬

（文献9を参考に作成）

す。この薬剤はそのJAK-STAT経路を阻害する画期的な外用薬です。京都大学皮膚科の椛島健治教授をはじめ皮膚科学研究者の頭脳を結集してつくられたものです。徐々にアトピー性皮膚炎の標準的な外用薬となりつつあります。ただし，即効性があるかと聞かれると小児の場合，患者によりばらつきがあり，ステロイド外用薬と組み合わせて使用するほうが無難でしょう。

初診からコレクチム®軟膏を使用する場合もあります。特にステロイド外用薬に拒否感のある保護者の場合です。筆者は多くの場合，「ステロイド外用薬でいったん炎症を抑えた後の"再発予防薬"として使いましょう」と説明しています。

PDE4阻害薬

ジファミラスト軟膏（モイゼルト®軟膏0.3%・1%）はPDE4阻害薬という概念のお薬です。PDE4は細胞内のcAMP（cyclic AMP）を分解する酵素です。その酵素を選択的に阻害することでcAMPを増加させます。このcAMPは種々のサイトカインおよびケモカインの産生を制御することでアトピー性皮膚炎の炎症を抑制できると考えられています。

この薬剤はアトピー性皮膚炎で生じている異常な反応，つまりtype2炎症反応を制御するcAMPを増加させるようなのです。たとえて言うなら，善玉ゴジラ（＝白ゴジラ）を活躍させ，黒ゴジラ（＝悪玉ゴジラ）をつくらせないという画期的な薬剤です（図4）[10]。

芳香族炭化水素受容体（AhR）調節薬

タピナロフ（ブイタマー®クリーム1%）というこの不思議な薬剤がなぜアトピー性皮膚炎に有効なのか，謎に包まれているのです。もともと「ダイオキシン」によるカネミ油症が，このAhRでは有名です

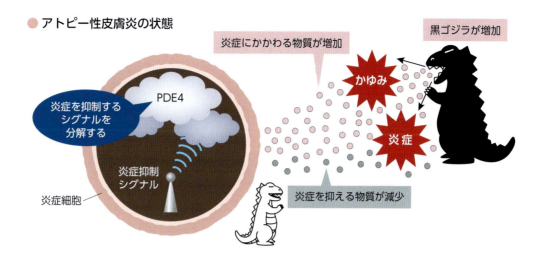

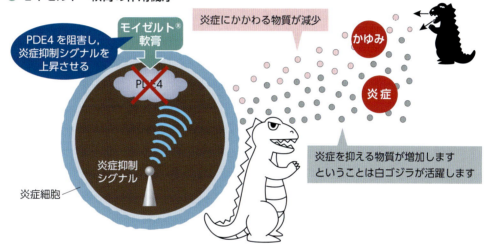

図4 ジファミラストの作用機序

(文献10をもとに作成)

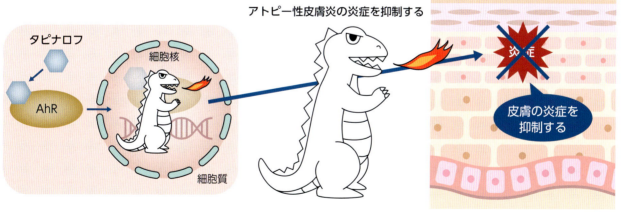

図5 タピナロフの作用機序

(文献11をもとに作成)

ね。ダイオキシンがAhRに働くとたちまち悪魔（＝黒ゴジラ）に変わり人間の障害となります。しかしタールがAhRにくっつくと乾癬の治療薬（正義の味方＝白ゴジラ）になるのです（図5）[11]。昔々，乾癬の治療としてこの方法が存在した歴史があります。ゲッケルマン療法と言っていました。じゃあいろんな物質（いわゆるリガンド）で試してみましょうということで「リガンド」探しが行われたわけです。そ

こでついに発見されたのがタピナロフという物質。これがAhRに作用するとアトピー性皮膚炎が良くなるらしい，つまり正義の味方（＝白ゴジラ）の誕生ですね。

　単にtype2炎症を抑えるだけではなく，フィラグリンの増加など表皮バリア機能強化もある薬剤なのです。いったいなぜ，このリガンド（＝タピナロフ）が白ゴジラにつながるか？　あるいはほかのリガンドは見つかるのか？　これからのお楽しみかもしれません。

⑩ 今後注目の新規薬剤―モノクローナル抗体とJAK阻害薬

モノクローナル抗体

　デュピルマブ（デュピクセント®）（筆者の命名：デュッピー君）はIL-4受容体/IL-13受容体を形成するIL-4Rαサブユニットに結合し，IL-4/IL-13のシグナル伝達を阻害する抗体です。IL-4/IL-13を介したシグナル伝達経路はtype2炎症反応を通じてアトピー性皮膚炎の発症につながってしまうので，これを抑えることで重症患者の劇的な改善を得られます。副作用として有名な症状に結膜炎があります。

　ネモリズマブ（ミチーガ®）（筆者の命名：ネモ船長）はヒト化抗ヒトIL-31受容体Aモノクローナル抗体です。IL-31は主に活性化したT細胞から産生されるサイトカインで，アトピー性皮膚炎の瘙痒に関与するらしいのです。この薬剤はIL-31受容体Aに結合し，シグナル伝達を阻害します。主としてアトピー性皮膚炎，中でも「痒疹」という型の皮膚所見に著効するようです。副作用は浮腫，浮腫性紅斑です。どうも著効例と悪化例が共存するらしいので，今後，副作用を抑える方法が課題の薬剤です。

　トラロキヌマブ（商品名アドトラーザ®）（筆者の命名：とらちゃん），レブリキズマブ（筆者の命名：リキくん）（商品名イブグリース®）はIL-13と結合することでその受容体との相互作用をブロックし，アトピー性皮膚炎の進行要因を阻害する抗体製剤です。アトピー性皮膚炎のtype2炎症反応において重要な役割を果たすIL-13を標的とすることで皮膚のバリア機能を回復させ，炎症，痒み，さらには分厚くなった皮膚を改善するのではないかと言われています。デュッピー君（デュピルマブ）と違い，結膜炎の副作用をあまり生じないことが推測されています。症例がまだ少ないので，今後が楽しみな薬剤です。

　以上のうち，一般医が安心して使用できるのは，最も低年齢から処方でき（6カ月から使える！），副作用も少なく使用経験も豊富なデュッピー君（デュピルマブ）だけです。ネモ船長（ネモリズマブ）とトラちゃん（トラロキヌマブ）リキくん（レブリキズマブ）など他のモノクローナル抗体はまだ発売からの期間が短く，要するに「経験が少ない」ので，思わぬ副作用が出現して慌ててしまう可能性があります。しかし，今後は適応年齢も低年齢化し，デュッピー君に負けないくらいメジャーになる可能性もあります。一般医でもどんどん使用できる状況になるかもしれません。

　おっとっと，新規薬剤は要注意。「新薬は3年待て！」ですね。

　適応年齢，剤形，容量，注射法などはめまぐるしく改定されるので，製薬会社のwebサイトでの確認をお勧めします。

JAK阻害内服薬

　JAK阻害内服薬（筆者の命名：ジャッキー君）（表3）は現在，皮膚科専門医の資格と大学病院など基幹病院との連携がないと使用できません。つまり一般医にはご縁がないのです。免疫・炎症反応の「キモ」であるJAK-STAT経路をブロックしてしまうので免疫の根本をいじります。感染症の増悪・再燃や悪性腫瘍の発症の危険があります。つまり，アトピー性皮膚炎などの疾患のtype2炎症など（＝黒ゴジラ）を抑えるけど，ついでに正常免疫の炎症（＝白ゴジラ）も抑えてしまうのです。そのため厳重な使用

表3 JAK阻害内服薬（筆者は「ジャッキー君」と呼んでいます）

	バリシチニブ	ウパダシチニブ	アブロシチニブ	リトレシチニブ
商品名	オルミエント®（日本イーライリリー）	リンヴォック®（アッヴィ）	サイバインコ®（ファイザー）	リットフーロ®（ファイザー）
皮膚科での適応疾患	アトピー性皮膚炎 円形脱毛症	アトピー性皮膚炎	アトピー性皮膚炎	円形脱毛症
作用点	JAK1／JAK2	JAK1	JAK1	JAK3／TEC ファミリーキナーゼ
適応年齢	2歳以上の小児 ＞30kg 4mg ＜30kg 2mg	12歳以上かつ体重30kg以上の小児 15mg	12歳以上の小児	12歳以上の小児
投与量	2mg・4mg	15mg・30mg	100mg・200mg	50mg
投与方法	1日1回経口			
副作用	帯状疱疹，結核などの感染症。好中球減少，血小板減少ほか，薬剤により各種あります。とにかく，いっぱいいっぱいです。投与前の厳重な検査が必要なのです			

基準があるので，一般医には荷が重すぎるのです。

ただし分子量が小さく，内服薬にできることから，安全性に問題がなく医師が気軽に使用できるようになれば一般医でも処方できる日が近づくでしょう。やはり患者は注射は嫌なのです。内服できれば一番良いのです。将来的には重症アトピー性皮膚炎の中心的な役割を果たすことになると「予言」できます。

上記の情報は，大幅かつ頻繁に改定・変更されます。加えてどんどん新しい薬剤も登場します。最新情報にご注意（2025年1月現在）。

重症者の治療と医療経済

JAK阻害薬は皮膚科専門医と基幹病院の連携で処方可能ですので，一般医にとっては今のところ縁がありません。一方，モノクローナル抗体は一般医でも使用できます。

よくよく考えると，生物学的製剤，JAK阻害薬はスーパーエキストラ高価な薬剤であり（2025年1月現在，デュピルマブで300mg／本，5万3,000円少々），使えば使うほど医療経済が切迫するのです。

重症アトピー性皮膚炎小児患者の治療はデュピルマブ，ネモリズマブ，トラロキヌマブなどのモノクローナル抗体，あるいは内服のJAK阻害薬などによる全身療法の時代へとつながっていきます。あまりにも劇的に改善するので外用療法は必要なのでしょうか？　日本皮膚科学会ガイドラインではこのような全身療法においても外用薬は重要であると説明されています。

高価な薬剤を使用しても外用薬は必要です。すると，またまた医療費がかさみます。デュッピー君（デュピルマブ），ネモ船長（ネモリズマブ）の助けを呼ぶ前に，つまり高薬価なモノクローナル抗体などに助けを乞う前に，できるだけ従来の経済的に安価な手法で，アトピー性皮膚炎の小児を重症化させないこと，これが重要なのかもしれません。今は高薬価なとらちゃん，デュッピー君，ネモ船長，ジャッキー君がいつの日か安い薬になって，どんな医師でも気軽に使える日が来たら，皮膚科医の仕事は劇的に変わるかもしれません。

参考文献

1) 日本皮膚科学会，他 アトピー性皮膚炎診療ガイドライン策定委員会：アトピー性皮膚炎診療ガイドライン2024. 日皮会誌. 2024；134(11), 2741-843. [https://www.dermatol.or.jp/uploads/uploads/files/guideline/ADGL2024.pdf]

2) 日本皮膚科学会：皮膚科Q&A—皮膚科領域の薬の使い方. [https://www.dermatol.or.jp/qa/qa39/q01.html]

3) 大谷道輝：外用薬—何倍まで薄めていい？ 匠に学ぶ皮膚科外用療法—古きを生かす，最新を使う. 全日本病院出版会，2012，p174-7.

4) 塩原哲夫：ステロイド外用療法再考. 匠に学ぶ皮膚科外用療法—古きを生かす，最新を使う. 全日本病院出版会，2012，p178-84.

5) 中村健一：【臨床講座】ドキュメント皮膚科外来—不思議な不思議な保湿剤の世界（2013年12月26日）. 日経メディカルオンライン.

6) 中村健一：【臨床講座】ドキュメント皮膚科外来—皮膚科外用薬の後発品は「ちょっと異なる」（2013年2月15日）. 日経メディカルオンライン.

7) 佐伯秀久，編：JAK阻害薬を上手に使おう. Visual Dermatology. 2023；22(3).

8) 本田哲也，編：アトピー性皮膚炎診療の最前線—新規治療をどう取り入れ，既存治療を使いこなすか. Monthly Book Derma. 2022；327.

9) 佐伯秀久 編：JAK阻害薬を上手に使おう. Visual Dermatology. 2023；22(3).

10) 大塚製薬：モイゼルト軟膏を使用される方へ.

11) 鳥居製薬：アトピー性皮膚炎でブイタマークリームをお使いになる方へ.

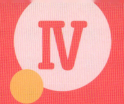

レセプト請求と法律について

ここでは小児皮膚診療を行うに当たって必要な，レセプト請求と法律について少し解説します。

① 伝染性軟属腫に液体窒素療法をやって，「いぼ冷凍凝固法」で請求できるか？

保険診療とは何か？　大きくわけると，診療には2種類あります。1つは保険診療，もう1つは自由診療です。保険診療は国家が決めたルールに則って行う医療で，診療行為ごとに細かく診療報酬が決められています。医師は診療報酬（＝ゼニ）が欲しければ，そのルールにしたがって診断・治療することを要求されます。もちろん，「オレは報酬なんてイラネーよ。副業で儲けてるから。保険診療はボランティアだ」という豪快な医師も中にはいるかもしれません。そんな特殊な例を除いては，各医師の皆さんは診療報酬制度という「カゴ」の中で，毎日，決められた検査・投薬・処置などを行っています。

成人の場合，自己負担額は保険点数に比例します。つまり，同じ治療内容でA医院とB医院での請求額が異なれば，すぐわかります。ところが小児では，自治体ごとに補助制度があるのが一般的で，定額ないしは無料となります。つまり，どんな高額な保険請求をしても，「保護者には実感としてわからない」のです。だから，ついつい適当な保険請求をする誘惑にかられてしまいます。

たとえば伝染性軟属腫。これに対する治療は保険診療上，「軟属腫摘除」とあります。これはピンセットでつまみ取ることで，1個なら120点です。でも，いぼ（＝疣贅）に認められている液体窒素療法（＝いぼ冷凍凝固法）を行いその診療報酬である210点を請求すると，これは「不正請求」となります。インチキです。伝染性軟属腫に対し液体窒素療法を行いたければ，保険請求はせず再診料のみとします。医療行為それ自体は，保護者と合意の上，医師が勝手に行ったことです。つまり不正な行為ではありません。保険のルールに書いていない治療につき，保護者と医師のインフォームドコンセントに基づいて行うことは認められるわけです。しかし，それを保険者に請求すると「不正請求」となります。

② 適応外の薬剤投与は？

処方薬も同様です。添付文書に記載されていない疾患なのに処方した場合，その薬剤費を保険者に請求することは認められません。医師・医院が払わなくてはなりません。厳しいですね。ですから処方する場合は，患者の疾患がその添付文書に記載があるかどうか，念入りに調べなくてはならないのです。たとえば尋常性白斑にステロイドは有効，だからリンデロン®-VG軟膏を処方します。しかし，リンデロン®-VG軟膏の添付文書に「尋常性白斑」の文字はありません。適応外処方ということになり，その薬剤費は医師・医院の負担となります。ちなみに尋常性白斑に適応がある代表的なステロイド外用薬はトプシム®（軟膏・クリームなど）です。

保険診療を行う限り，行政が決めたルールにしたがって行うことが求められます。良かれと思った薬剤でも，添付文書に病名がなければ使用できません。ウェブで添付文書情報[1]をよく調べて処方しましょう。

❸ 保険診療には行政側の監視がある―まずは混合診療にご注意

　決まりから外れたことをくり返しやっていると「指導・監査」が待ち受けています。保険診療はすべてにわたって行政が規定しており，それに反する者は警告を受けます。先述の適応外処方のほか処置，手術，往診料など膨大な規則があります。しかも2年に1回，診療報酬改定があり，猫の目のように変わる点数計算に医院・病院は翻弄されます。

　その中で意外に意識されていないピットフォールが「混合診療」です。保険診療では窓口で患者に自費請求できるものは，特定療養費と言って診断書料などに限定されています。混合診療とは，保険診療と同時に，治療上必要であるものの保険請求できない薬剤や処置などについて患者に自費で支払わせることです。たとえば，いぼの治療費として保険診療の自己負担分1,000円を受け取り，その窓口でいぼの自家製クリーム（保険請求できない自費薬剤）を2,500円で売りつけるなどの行為です。実際には少額なもの，たとえば処置用ガーゼを自費で購入させる程度であれば許されるようです。

　あまり派手に自費診療を行っている場合は，できれば別会社にして販売する，窓口をわけて自費カウンターをつくるなどの工夫が必要です。保険診療中の患者が，いつの間にか自費薬剤を購入させられるハメになったなどという事例があると，行政側の怖いアクションが待っています。それが指導・監査なのです。行政に呼び出されることになります。

　適応外の疾患にもかかわらず高点数のレーザー処置を頻繁に行う，小範囲しか処置していないのに四肢すべてを処置したことにする，いぼでないのに液体窒素療法を行い保険請求する，などなど。くり返しますが，小児診療では行政の補助で窓口負担が無料ないし低額なところが多く，とかく乱雑な保険請求になりやすいのです。調子に乗ってやっていると指導・監査です。

　医師側が不正をやっているなら，これは処罰されて当然です。では，「違反していないから，オレは大丈夫」とお思いの皆さん。現実はとんでもないことが起こっているのをご存知でしょうか。

保険医自殺事件

　指導・監査という恐怖の行政圧力。時に普通の保険診療を真面目にやっている医師が，単に平均点数が高いというだけで，行政から呼び出されるという事態が相次いでいます。ちょっと信じられないのですが，診療科別に患者1人当たりの請求が高額な「高得点医療機関」を並べ，その上位8%を毎年抽出して集団的個別指導を行うという制度があります。この「集団的個別指導」という言葉，意味不明ですが，要するに「威圧するぞ，出頭しなさい」ということです。そして，その指導で高点数が是正されないというだけで個別の指導監査を行うことがあります。保険請求の内容ではなく，単に点数が高いという理由で行政から呼び出されるという「高点数医療機関生贄制度」なのです。保険請求点数をとにかく抑えて，保険医が萎縮医療を行うように誘導するのが，この制度の目的です。要するに「高い点数は請求するな」ということです。

　この制度は今でこそ公にされていますが，以前は完全に高点数請求医療機関（繰り返しますが，単に請求点数が高いというそれだけの理由）を標的にした密室での個別指導がまかり通っていました。このなりふりかまわぬ，あまりにも理不尽で不可解な，ある意味「権力の暴走」的な措置の結果，保険医の自殺が相次ぎました。一例を挙げると，ちょっと信じられませんが，行政の担当者がヤクザと変わらない暴言を医師に浴びせかけ，ついには保険医を自殺に追い込んだ富山個別指導事件（1993年）があります[2]。

　自殺という犠牲者を出した結果，行き過ぎた指導監査に対して日本弁護士連合会がついに動き出し，2014年8月に「健康保険法等に基づく指導・監査制度の改善に関する意見書」[3]を発表しました。指導監査において保険医の人権がまったく無視されていることに対する，日弁連の意見書ですので，かなり迫

力があります。

　また，小児医療は特に平均点数が高く，先述したように行政側が萎縮医療を促すように高圧的な指導をかけてくる可能性が大いにあります。個人で開業している者にとって，支払側（＝行政）という巨大組織の圧力は計り知れません。おクニが「ダメだ」と言ったらすべてダメ，「正しい・正しくないじゃない。高額のレセプトを請求するお前が悪い」ということでよいのでしょうか？　そんなパワーの前に開業医は無力であってはならないと感じた医師たちにより，1969年，全国保険医団体連合会（保団連）[4]が結成されました。これは各都道府県にある保険医協会（保険医会）という組織の全国団体です。この団体は医師会と異なり，「行政にモノ申す」自主的な団体です。医師会は医師会で社会の中でとても重要な組織であることは当然です。しかし，行政側の「暴走」をチェックできているかと問われると，その組織の性格上はなはだ疑問です。その点，開業医の保険診療上の「きわどい悩み」に対応できるのは保険医協会であると言われています。先述の通り，一時期，行政側の指導監査のやり方が「言葉の暴力」に等しく，大問題となりました。そのとき，その横暴に激しく抵抗したのが保団連や日弁連でした。それらの組織が盛んに動いたことで，現在，指導方法について問題となるような事象は生じていないようです。

参考文献

1) 医薬品医療機器総合機構（PMDA）：医療用医薬品の添付文書情報. [https://www.info.pmda.go.jp/psearch/html/menu_tenpu_base.html]

　※非常に便利なこのサイト。無料ですので，気軽に検索できます。筆者は診療時間中に何回も閲覧しています。

2) 富山県保険医協会：富山個別指導事件. [http://toyama-hok.com/kobetusidoujiken]

3) 日本弁護士連合会：健康保険法等に基づく指導・監査制度の改善に関する意見書. 2014. [https://www.nichibenren.or.jp/document/opinion/year/2014/140822.html]

4) 全国保険医団体連合会ウェブサイト. [https://hodanren.doc-net.or.jp/]

第 2 章

小児皮膚診療FAQ

小児皮膚診療FAQ

本章では，小児皮膚診療に関して筆者がよく受ける質問をまとめました。

「ステロイドは使用したくありません」と保護者に言われました。ステロイドについて説明してもどうしても納得してくれません。

ステロイドに限らず，治療方針について自分でつくり上げた「信念」を持ち，医師と対峙する保護者がいます。説得には時間がかかります。皮膚科医としては何としても時間をかけてステロイド外用薬の有効性を説明し，納得してもらうのがスジです。

ところが近年状況が変わりつつあります。昔はアトピー性皮膚炎について非ステロイド系の抗炎症薬でまともに戦える外用薬はタクロリムス軟膏小児用（プロトピック®軟膏小児用）しかありませんでした。しかしこの薬剤，抗炎症効果はあまり強力ではなく，ついでに刺激満載で説明に苦労したものでした。しかし今日，状況が劇的に変わろうとしています。ステロイド外用薬に頼らなくても何とか炎症を抑制できる外用薬が登場しました。

アトピー性皮膚炎・新規外用薬三兄弟（以下「三兄弟」）です。「兄弟」が気に障る読者は「三姉妹」でもかまいません。どちらも嫌なら「兄弟姉妹」でもかまいません（ドッチデモイイか…）。

すなわち，デルゴシチニブ軟膏（コレクチム®軟膏），ジファミラスト軟膏（モイゼルト®軟膏），タピナロフ（ブイタマー®クリーム）の三兄弟です。

ステロイド外用薬の立ち位置も変化しつつあります。従来とは異なり，上記三兄弟を主として使用し，どうしても炎症が抑えられなくなったときの「お助け部隊」としてステロイド外用薬を使う傾向が顕著です。

アトピー性皮膚炎とはっきりわかる場合は上記で説得します。しかし刺激性接触皮膚炎，脂漏性皮膚炎，皮脂欠乏性湿疹など，アトピー性皮膚炎以外ではどうでしょう？　これらの疾患，ステロイド外用薬が瘙痒を抑える切り札です。「ステロイド嫌だ」と言われたらどうしましょう？　そんなときは三兄弟を試してみるのも良いかもしれません。難点はレセプトに「アトピー性皮膚炎」と記載しなければならないことでしょう。実はこの三兄弟，アトピー性皮膚炎ではない瘙痒主体の小児疾患にも効果的です。アトピー性皮膚炎と思われない症状なのに上記三兄弟が効果的ということは，「潜在的アトピー性皮膚炎」と考えてもよいのではないかと筆者は思います。中学生くらいの難治性手湿疹にコレクチム®軟膏を外用し続けると驚くほど効果的な患者がいます。これも潜在的アトピー性皮膚炎かもしれません。高い薬価のためにあまり処方し過ぎると医療経済上大問題になりますが…。

どうしてもステロイド外用薬が嫌だと言われ，かつその小児が「もしかしたらアトピー性皮膚炎かも」という場合，三兄弟を処方してみるのも1つの方法かもしれません。

医院の経営が大変です。小児は保険点数も高いので、小児皮膚科に参入し、収支を改善したいのですが……。

あなたは間違っています。小児皮膚科は手間がかかります。小児は泣きわめきます。子どもをあやすための工夫が必要です。それに軟膏処置も苦労します。小児はなかなか塗らせてくれません。職員も上記のようなスキルのある優秀なメンバーをそろえる必要があります。それができますか？　処置料に「小児加算」はありませんよ。切開・手術にはあるものの，職員の給与に見合うだけの診療報酬はありません。保護者も子どものこととなると目つきが厳しくなります。誤診したら，どうなりますか？　大変ですよ。保育園の保護者会で医院の悪口を散々言われます。お金目当てなら，小児皮膚科はやめたほうがよいでしょう。

　小児皮膚科は手間がかかるし，保護者の目は厳しい。覚悟しないとできません。

保護者からのよくある質問には，どう答えればいいですか？
―「プールに入れますか？」「お風呂に入れますか？」「友達と遊べますか？」「保育園・幼稚園・学校に行けますか？」，ついでに「ディズニーランドに行けますか！？」

小児皮膚科では保護者からの質問が山ほどあり，質問のために診察がなかなか終わらないことがあります。感染症に伴う問題は本書の第4章に記載があるので参照して下さい。その他の疾患では「日常生活の制限はありません」とまぁ，これでよいのです……が，問題は周囲にある医院での指導です。医師によって「お風呂だめ」「プールだめ」「友達だめ」など，意見がわかれることがたくさんあります。実はこれが保護者を惑わせます。そんなときは「医師によって見解がいろいろわかれる問題は，つまり……まだ医師の間で決定的な問題と認識されていない，すなわちあまり重要なことではないのです。一部の感染症を除いてほとんどの皮膚疾患では，プール，お風呂，友人関係は気になさらなくても大丈夫です。たとえば，"伝染性軟属腫の子は他の子とビート板を共有しない""アトピー性皮膚炎はプールの後，お薬を塗る"など，医師からある程度の注意事項があります。それを守れば大丈夫です。だから心配する必要はありません」と説明します。この場合，他の医師を批判してはいけません。お風呂に入らないことも，その医師の診療上の基本方針であるかもしれないからです。疾患と入浴の関係などあまり研究されていませんから，厳密なことはわからないので深く突っ込まないことです。

　それでも根掘り葉掘り質問してくる保護者はいます。ついには「ディズニーランドに行けますか!?」などなど。ではどうするか？　「そうですね。不安ですよね。でも常識の範囲内で行動して頂ければ問題ないですよ」。「常識の範囲内」というテクニカルタームでかわしましょう。

　開業医の間で意見が食い違う「お風呂問題」は柔らかく応対し，尽きることのない質問には「常識の範囲内でご判断下さい」とかわしましょう。

他の医院での治療が間違っていると感じたときは，どのようにすればいいでしょうか。

近隣医師との付き合いは大切です。勤務医である場合も含め，隣近所とは良い付き合いをしておくに限ります。

　たとえば，乳児の臀部の湿疹にステロイドを外用していましたが，治りません。それどこ

ろか増悪しました。あなたの医院に来院したときは立派な手足口病でした，という場合です。前医の治療を何と説明しますか？「前医の診断は誤りです。正しい診断は手足口病です」と宣告しますか？それではかなりの問題が生じます。なぜならば，前医が診察してからあなたが診察するまでにある程度の時間が経過している，という初歩的な事実を無視しているからです。また，仮に前医の診断が完全に誤りであると判断できるときでも，安易な批判は控えましょう。医学的な正誤のほかにも，地域医療には「医療機関の連携」という社会学的な要素もあることを忘れてはなりません。そうです。診療時間・曜日の問題で，先方の医師の世話にならないとも限りません。たとえば，こちらでいつも診ているアトピー性皮膚炎の児童が，急激にカポジ水痘様発疹症になりました。当医院が休診でした。くだんの「誤診」医院を受診しました。そこできちんと診断され治療を受けました。そんなこともありうるのです。

となると，「誤診したな？」と思ったときの対応はどうしたらよいでしょうか？誤診という先入観を捨てることが大切です。前医の診断は，疾患の初期段階であったがゆえの「第一次診断」なのです。その点，その次に診たあなたは圧倒的に優位に立っているわけです。「後医は前医よりも強し」です。何もあなたの実力が前医を上回っているわけではありません。

保護者は簡単に医師を変えます。乳幼児医療費の自治体補助で，成人と比較して医療機関への敷居がとても低くなっているためです。それに加え保護者，特に母親は必死です。子どもの湿疹が治らなければすぐ医師を変えます。「ドクターショッピング」という言葉は節操のない患者・保護者の代名詞のようになっていますが，前医の治療では治らないわが子をなんとかしたいという気持ちは節操の問題ではなく，親の本能からの当然至極な結論です。「セカンドオピニオン」という言葉もあるように，様々な意見を求めるのは当然です。医療の側も独占状態で競争のない環境よりも，競合医院があってこそ自らの診療能力を高めることができます。

したがって，保護者に対してはいろいろな言葉を持つことが大切です。たとえばこんな感じです。

「前回の医師の診察時は，まだはっきりと症状が出ていなかったのでしょう。今はもうはっきりと診断できますね。皮膚症状は時間の経過によってどんどん変わりますので，何かおかしいなと思ったらすぐ受診して下さい」

「私も前の先生だったらそのような診断をしていたかもしれません。皮膚の症状は時間とともに変わります。今の症状は○○という診断です。これからも変化することがありますので慎重に診させて下さい」

言葉を選び，慎重に説明しましょう。皮膚症状は時間が経てば経つほどはっきりしますよ。それを「自分の実力」と勘違いしないこと。競合医院とはつかず離れず，協調して楽しいお付き合いをしましょう。

「誤診しただろ」「賠償しろ，金を出せ」と言われた場合の対処法は？　誤診したら診療費は返還するのでしょうか。

「診断が違っていた」「診察がいい加減で，親身になってくれなかった」「わが子はひどい目に遭った，院長よ責任を取れ！」「診察料を返せ！」「謝罪しろ！」などなど，保護者が怒鳴り込んで来たとき，どうしますか？

この状況を分析すると，「おもてなし欠乏症候群」ということになるでしょうか。保護者は子どものことについては，我々の想像を絶する思いがあります。保護者があなたの医院で受けた診療

内容に不満を持っていて，その子の疾病が少しでも治らないとイライラします。そのイライラに「おもてなし不足」が加わると怒りが炎上します。このような問題は，保護者が周囲の医院とあなたの医院とを比較した後に生じます。言葉の端ばし，受付の態度，すべてにわたって比較しています。保護者の頭にこんな言葉がよぎります。「この医院，ちょっとイイカゲンじゃないの？」。するといろいろな記憶が増幅されてきます。「そういえば……長く待たされた」「そういえば……受付の態度が悪かった」「そういえば……説明の口調が冷淡だった」「そういえば……病気の説明がわからなかった」などなど。普段，あまり気にしていなかった医院の問題点が，保護者の一喝で明らかになることがあります。「おもてなし」に問題があったことがとても多いのです。

これらのことについて自省した上で対応します。

●誤診について─返金には応じるべき？

誤診とは「診断が誤っていた」ということです。この言葉はよほど親しい患児・保護者でない限り使用しないほうがよいでしょう。「前回の診察時はその診断であった。現在は症状が変化して，○○の診断となった」ということをわかりやすく説明します。たとえば「前回の診察時は虫刺されの症状を呈していました。しかし，今は膿痂疹（＝トビヒ）の状態です。これは皮膚症状が時間の移り変わりとともに変化するがゆえの問題です。ご理解下さい」という具合に。

もっとも，「同じ日にほかの医師を受診したら，違う診断を受けた」などと言う場合はこの限りでなく，さらにきちんと説明する必要があります。「私は○○の診断をしました。数日経過し，それが違う状態になっていたことは事実です。振り返ってみれば最初の診断は誤っていたかもしれません。しかし，その時点では意図的に間違ったわけではありませんのでご理解下さい。私はどのような場合でも誠実に診察しております」。

「最初の診断が間違っていた」という理由で医師を責めるのは理不尽です。医療に完璧を求めること自体が無理なのです。そのことを保護者に説明します。それを理解してもらえたら，医療費の返金などに応じる必要はありません。

●意図的なクレーマーの場合

しかし，中には意図的に医院を攻撃し，医療費の返還以上の慰謝料を請求する輩がいます。この場合は法律の問題に移行します。ここでは先述の「おもてなし欠乏」に対する不満はどうなのか，結果的に「誤診」が生じた経緯を患者に正確に伝えているかが問題となります。おもてなし欠乏であれば，「医院の態度が至らなかったために，保護者の気持ちを害したこと」に対し謝罪します。あくまでも「気持ちを害した」ことに対する謝罪です。「誤診」については，先述のように「皮膚症状は変化するし，医師によって診断が異なるのはよくあることで，100％正確な診断という厳密性は当医院は提供できない」と説明します。

それでも「ああ言えばこう言う」保護者がいます。時間の無駄です。「いろいろご不満があるようですが，こちらとしては必要なことはすべて申し上げましたので，ここで終了させて頂きます」と告げて通常の仕事に戻ります。

●クレーマーが受付で騒いだり，居座って動かないときは？

「お気持ちはわかります。しかし，私どもの日常業務に支障が出ておりますので，今日のところはお引き取り下さい」「こちらの言い方に問題があったかもしれません。しかし，私どもの見解は既にお話しした通りです。これ以上お話しすることはありませんので，お引き取り下さい」などと告げて帰るよう説得します。しかし，居座って怒鳴り続けた場合，これはもう完全に警察のお仕事です。受付で騒ぐだけでも犯罪であることを告げる必要があります（表1）。このような輩は患者ではありません。犯罪人として処罰されるべきです。仮に医院の側に過失があっ

たとしても，それを理由に通常業務を妨害する権利は誰にもありません。すぐ，「医院で異常なヒトが騒いでいます。助けて下さい」と110番しましょう。

表1　参考法令

刑法130条	住居侵入等：要求を受けたにもかかわらず……退去しなかった者は，3年以下の懲役又は10万円以下の罰金に処する。
刑法223条	強要：脅迫（言葉の暴力も含む）し，又は暴行を用いて，人に義務のないことを行わせ，又は権利の行使を妨害した者は，3年以下の懲役に処する。
刑法234条	威力業務妨害：威力を用いて人の業務を妨害（受付で怒鳴り散らし，医院の営業を妨害するなど）した者も，前条の例による（3年以下の懲役又は50万円以下の罰金）。

「何も警察を呼ばなくても……」と言う医師もいます。しかし，それは完全に誤っています。「犯人」は「どうせ医者は患者に弱い，オレは患者だ。何を言っても医者は文句を言わない」と甘く見ています。実際に警察を呼ぶことで，そのような傲慢を打ち砕く必要があります。筆者の医院ではどのような理由であろうと，外来で騒いだら，すぐ警察を呼んでいます。

「重症薬疹かな？」と思い，基幹病院に紹介したいけど，やたらに紹介すると「軽症を送るな」と言われそうで，恥ずかしいな……。

小児薬疹は全薬疹の5％程度と言われています。頻度は成人と比べて少ないのですが，やはり中毒性表皮壊死症（TEN：toxic epidermal necrolysis）などの重症型の薬疹は心配です。また，Stevens-Johnson症候群や抗てんかん薬などによる薬剤性過敏症症候群（DIHS：drug-induced hypersensitivity syndrome）など小児の発症率が高い疾患も心配です。症状が高熱，水疱形成だけでは感染症の可能性もあるので，悩むところです。しかし，それに眼脂などの粘膜症状，熱傷のような皮膚の痛みが加わると，これはもう危険ですので，迷わず基幹病院に紹介します。

開業医は疾病の最前線にいます。攻撃してくる病気が「精鋭をそろえた恐怖の大群」なのか「簡単に撃退できる烏合の衆」なのか，すぐ見分けなくてはなりません。そのうち「重症感のある症状」がわかってきますが，臨床現場はそう甘くはありません。現実には「最初は軽症に見える」重症薬疹も多いのです。実際の診療は大変困難です。どんどん紹介して恥をかいて下さい。それが第一線の臨床医の定めです。

薬剤添付文書にある「低出生体重児，新生児，乳児，幼児又は小児に対する安全性は確立していない（使用経験がない）」という記載はどういう意味ですか？

この記載，外用薬では疥癬の新治療薬であるスミスリン®ローションと，足爪白癬の新治療薬であるクレナフィン®爪外用液の添付文書にも記載があり，実に困ります。スミスリン®ローションの場合，実はよーく読むと別の項目で「小児では体表面積が小さいことから，1回塗布量を適宜減量すること」との記載もあります（2025年1月現在）。混乱しているようですね。内服薬では，疥癬の治療薬であるストロメクトール®，爪白癬の治療薬であるイトラコナゾール®などにも「小児に対する安全性は確立していない」との記載があります。

外用薬の場合，副作用としてはせいぜい接触皮膚炎などで，後遺症を残すような問題にはならないと予想されます。もちろん，かつてのブフェキサマク（アンダーム®軟膏）による全身性の発疹のように，外用でも重篤な問題が生じることがあります。それが心配なら皮膚の一部か

ら塗布して，副作用の有無を確認しながら治療を続けることができます。それに対し内服薬では，副作用は一挙に出現する可能性があります。「もし重篤な薬疹が出たら……」と考えると，責任の所在がいっそう問題となります。

　この「安全性は確立されていません」とは，「医師がこの薬剤を小児に投与し，副作用が生じた場合，製薬メーカーには責任はありません」という意味です。添付文書において製剤メーカーが「警告」しているにもかかわらず，もし医師が小児に処方したらどうなるか？　その結果，副作用が生じて小児に後遺症が残ったら，誰が責任を取るのか？　実にややこしい問題が生じます。

　このような問題はもはや医師の専門から外れ，法律の問題です。「やむをえず使用した」医師の善意と，「『小児に対する安全性は確立していない』という記載にもかかわらず使用した」医師の責任が天秤にかけられます。結論は簡単には出ない問題です。このような領域に足を踏み入れたくなければ，処方しないほうが安全です。たとえ保護者に求められても，冷たいようですが「この薬剤は『小児には使用経験がない』とのことで，安全とは言えません。したがいまして当医院では処方できません」と告げ，代替できる他の薬剤があればそれを処方するしかないでしょう。皮膚科領域では，小児に適応のある内服薬が存在しなければ外用薬に変更します。爪白癬の場合のクレナフィン®爪外用液がその例です。もちろんこの薬剤，「小児には使用経験がない」のでやむをえず処方した場合は慎重に塗布し，頻繁に再診してもらいます。内服が必要と判断したにもかかわらず，その薬剤は小児には「使用経験がない」と記載があった場合，実践的には基幹病院に紹介することをお勧めします。医師個人が責任を取るのではなく，大きな施設に解決を依頼するしかありません。

Q8 予防接種の後に発疹が出たのですが，それについての情報がまったくありません。どうしたらよいでしょうか。

A8
　小児予防接種についての情報は下記を素早く参照することです。蕁麻疹，紅斑などは確率的には1％前後と言われています。しかし，予防接種との因果関係はほとんどの場合はわかっていないようです。この問題は治療法，行政との連携も含めウェブサイトで最新情報を確認して対処する以外に方法がありません。保護者には最新情報を提供します。

　たとえば，厚生労働省の予防接種・ワクチン情報[1]。

　また，一般社団法人日本ワクチン産業協会では，リンク集[2]で様々な予防接種のサイトを参照できます。

　総合的に言えるのは……，
- 生ワクチンには副反応がある。しかし，経過観察のみでよいことが多い。
- 不活化ワクチンの副反応は偶発的なものか，何らかの混入による反応であることが多い。
- 日本脳炎は不活化ワクチンで唯一接種後調査が行われている。発疹・蕁麻疹が報告されているが，因果関係は不明である。

ということですね。予防接種の副作用対策はリアルタイムでの情報が命綱です。

参考文献
1) 厚生労働省：予防接種・ワクチン情報．[https://www.mhlw.go.jp/stf/seisakunitsuite/bunya/kenkou_iryou/kenkou-kekkaku-kansenshou/yobou-sesshu/index.html]
2) 一般社団法人日本ワクチン産業協会：リンク集．[http://www.wakutin.or.jp/link/index.html]

第3章

小児皮膚疾患の鑑別診断

小児皮膚疾患の鑑別診断

　小児皮膚疾患の種類は膨大にあります。数百～数千種類に及ぶ疾患の鑑別を症状別に羅列しても，外来では役に立ちません。確かに，小児膠原病，血管炎，成人に多い各種悪性腫瘍などは大変重要です。しかし，それらを外来で経験することは稀です。今日・明日の外来ですぐ経験する疾患とは，いったいどのようなものでしょうか？　ここでは「よくある疾患」などについてのみ記載してあります。ご理解のほどを……。

❶ よくある疾患──全年齢を通じて，最も頻繁に経験する最重要疾患

　小児皮膚疾患の鑑別を考えるには順序があります。まずは「小児にはどんな疾患が多いか」に注目して，疾患候補を考えます。とりわけ感染症を優先して考えます。もちろん小児皮膚疾患は感染症だけではありません。受付の順番で5人目までが感染症，なんてことはありません（そんな外来なら楽チンかも……）。どんな患者が目の前に来るのか，わからないのです。「よくある疾患」と言ってもまずは感染症を考え，その次に部位別，成長段階別，所見別に考えると理解しやすいでしょう。診察室に入ってくるなり，感染症は大丈夫かな？　どこが問題かな？　年齢はいくつかな？　個々の発疹はどうかな？などと診るのです。以下のA～Dの順に考えることになり，B～Dはほぼ同時に頭の中で処理することになります。

　A：原因別のよくある疾患（表1）
　B：部位別のよくある疾患（表2）
　C：成長段階別のよくある疾患（表3）
　D：所見別（水疱，紅斑など）のよくある疾患（表4，5）

表1 よくある疾患（原因別）

原　因		疾患名
感染症	ブドウ球菌による各種感染症	・伝染性膿痂疹（水疱性）（☞p58），毛包炎（☞p66），せつ（☞p66），爪囲炎。しかし，ブドウ球菌性熱傷様皮膚症候群（SSSS：staphylococcal scalded skin syndrome）（☞p69），丹毒，よう（せつの重症化例）（☞p66），蜂窩織炎，壊死性筋膜炎，乳児多発性汗腺膿瘍（☞p64）は稀です
	溶血性連鎖球菌による感染症	・伝染性膿痂疹の「痂皮性膿痂疹」（☞p58）はよくお目にかかります ・猩紅熱は皮膚科ではさほど多くはありません。先に小児科を受診するためでしょうか
	虫による疾患	・アタマジラミ（☞p129）。よく経験します ・疥癬（☞p126）は高齢者の疾患ですが，小児でも経験します
	白癬による感染症	・足白癬，体部白癬（☞p117）
	白癬以外の真菌感染症	・カンジダ症（☞p121）は特に乳児の陰部臀部にはよく生じます。癜風，マラセチア毛包炎（☞p66）などは若者の疾患です。中学生くらいになると経験しますので，チェックしておきましょう。ただし，スポロトリコーシス（☞p124）は稀です
	水疱を形成するウイルス感染症	・単純ヘルペス（☞p101） ・カポジ水痘様発疹症（☞p101） ・水痘（☞p95） ・帯状疱疹（痛みはほとんど訴えないので注意！）（☞p98） ・手足口病（☞p90）
	丘疹，疣状の変化を生じるウイルス性病変	・ヒト乳頭腫ウイルスによる感染症。これは通称「いぼ」です。顔面に生じると扁平疣贅となります。小児皮膚科における最頻出の疾患です（☞p106） ・伝染性軟属腫（ミズイボ）（☞p110）
	全身に発疹を生じるウイルス感染症	・全身とまではいきませんが，ジアノッティ・クロスティ症候群（☞p82）は頻度が多いので注意します。突発性発疹（☞p80），伝染性紅斑（☞p87）はよくお目にかかります ・麻疹（☞p73），風疹（☞p77），リケッチア，つつがむし病などは稀です
感染症以外		・皮脂欠乏性湿疹，接触皮膚炎　など ・多形滲出性紅斑 ・BCG接種後副反応など予防接種に伴う病変 ・蕁麻疹（ただし，アナフィラキシーは緊急性あり）（☞p179） ・おむつ皮膚炎（☞p156） ・食物アレルギー，アナフィラキシー（☞p179） ・熱傷（☞p236），凍瘡 ・幼児血管腫（イチゴ状血管腫）（☞p207） ・瘙痒感を伴う汗疹，汗疱（湿疹病変も混在するものは異汗性湿疹）（☞p172） ・毛母腫（石灰化上皮腫）（☞p213） ・虫刺され（☞p131） ・マダニ刺傷（☞p132）（リケッチアなどの感染症に移行することもある） ・自傷（精神科疾患であるので注意，コンサルトを早めに行う場合もある） ・尋常性白斑（☞p219） ・円形脱毛症（☞p230） ・サーモンパッチ，ウンナ母斑，扁平母斑などの出生時にみられる変化
その他 よく経験するが，緊急性はゼロの疾患。つまり，「保護者を落ち着かせるだけで十分でしょう」的疾患		・（軽い）汗疱，汗疹（☞p172） ・多汗症 ・（小学生高学年から思春期）軽症の痤瘡（☞p225） ・ジベルバラ色粃糠疹 ・機械的紫斑 ・脂腺母斑（☞p211） ・尋常性魚鱗癬 ・単純性粃糠疹（はたけ）（☞p220）

表2 よくある疾患（部位別）

部位，状態	疾患名
頭部にできるいろいろな疾患	• 円形脱毛症（☞p230） • 抜毛癖（☞p233） • 頭部脂漏性皮膚炎（☞p159） • 頭部脂腺母斑（☞p211） • ウンナ母斑（後頭部）（☞p209） • アタマジラミ（☞p129） • 頭部白癬（家族に白癬患者が存在し，児童の頭部にステロイドを外用している例に多い）（☞p117）
頭部のやや硬い腫瘤（直径1～2cm程度）	• 皮様嚢腫
顔面・こめかみに出現する直径1～2cm程度の腫瘤	• 毛母腫（石灰化上皮腫）（☞p213）
顔面	• 顔面脂漏性皮膚炎（新生児・乳児）（☞p159） • サーモンパッチ（☞p209） • 太田母斑（☞p203） • 扁平疣贅（☞p106） • 痤瘡（☞p225）
口周囲	• 舌なめ皮膚炎（乳幼児）（☞p167）
顔と上肢	• 毛母腫（石灰化上皮腫）（☞p213） • 毛孔性角化症
全身どこでも	• 虫刺され（☞p131） • 伝染性膿痂疹（鼻周囲に多いが……）（☞p58）
耳前部，側頸部に出現する直径5mm程度の突起物	• 副耳（☞p217）
露出部，四肢など	• 虫刺され（☞p131） • 日焼け • 凍瘡 • 線状苔癬（四肢に多い）は時々来院する
体幹部	• 多発性毛包炎（☞p64） • 脂漏性皮膚炎（☞p159）
陰部臀部	• おむつ皮膚炎（☞p156） • 陰部臀部カンジダ症（乳児寄生菌性紅斑）（☞p121） • 手足口病（手足口病は「手足口おしり病」と覚えましょう）（☞p90）
手のひら，手の指	• 汗疱，汗疹，異汗性湿疹（☞p172） • 凍瘡 • ウイルス性乳頭腫（疣贅）（☞p106） • 手湿疹（☞p162） • 刺激性接触皮膚炎（☞p136） • 手足口病（☞p90） • 手白癬（☞p116） • 掌蹠角化症
足	• 汗疱，汗疹，異汗性湿疹（☞p172） • 足白癬（☞p116） • ウイルス性乳頭腫（疣贅）（☞p106） • 凍瘡 • 刺激性接触皮膚炎（ズック靴皮膚炎）（☞p167） • 手足口病（☞p90） • 陥入爪（☞p240） • 掌蹠角化症

表3 よくある疾患（成長段階別）

成長段階	疾患名
新生児によくある疾患（状態）で，「気にしなくてもよいでしょう」的なもの	• 孤発性の扁平母斑（☞p205） • 6個以下のカフェオレ斑（☞p205） • 蒙古斑，異所性蒙古斑（☞p218） • 各種母斑（ホクロ）（☞p198），青色母斑（☞p218） • （軽い）脂漏性皮膚炎（☞p159） • 新生児痤瘡 • 新生児稗粒腫（☞p226） • 新生児中毒性紅斑 • リンパ管腫，リンパ管形成異常 • 体幹四肢の汗疹（☞p172） • 爪が薄い • 吸いダコ • 汗疹（☞p172） • ウンナ母斑（＝後頭部の毛細血管の拡張）（☞p209） • サーモンパッチ（☞p209）
新生児〜乳児に認められる先天的な疾患	• 母斑（☞p198） • 表皮母斑（☞p218） • 幼児血管腫（イチゴ状血管腫）（☞p207） • サーモンパッチ，ウンナ母斑（☞p209） • ポートワイン母斑（☞p209） • 扁平母斑，カフェオレ斑（☞p205），Becker母斑 • 脂腺母斑（☞p211） • 異所性蒙古斑（☞p218） • 太田母斑（☞p203），青色母斑（☞p218） • 脱色素性母斑（☞p221） • 副耳（☞p217）
乳児に特に多い疾患	• 脂漏性皮膚炎（☞p159） • 擦りすぎによる皮膚炎（一時刺激性接触皮膚炎）（☞p136） • おむつ皮膚炎（☞p156） • カンジダ症（☞p121） • 汗疹（☞p172） • 乳児アトピー性皮膚炎（☞p140）
幼児に特に多い疾患	• 幼児期アトピー性皮膚炎（☞p140） • 刺激性接触皮膚炎（☞p136） • 皮脂欠乏性湿疹（☞p166） • 汗疱，汗疹，異汗性湿疹（☞p172） • アタマジラミ（☞p129） • 伝染性膿痂疹（☞p58） • ウイルス性乳頭腫（疣贅）（☞p106） • 伝染性軟属腫（☞p110）
学童期に特に多い疾患	• 学童期のアトピー性皮膚炎（☞p140） • 尋常性痤瘡（小学校高学年）（☞p225） • 接触皮膚炎（化粧品によるもの？）（☞p136） • 円形脱毛症（☞p230） • 抜毛癖（☞p233） • （低学年）伝染性膿痂疹（☞p58） • ウイルス性乳頭腫（疣贅）（☞p106） • 伝染性軟属腫（☞p110）

所見別パターン診断を覚えましょう

　「鑑別診断」と書いてある書籍は，例外なく総論的な症状・所見を並べ，そこから推測される疾患を羅列しています。たとえば「水疱を形成する疾患」と称して20〜30種類の疾患を抽出し，好発年齢，性差，地域差，随伴症状，所見の細かな差異，自覚症状の有無などを示します。環状紅斑，全身性の紅斑，紫斑，瘙痒感を伴う疾患などなど，それらを丸暗記すれば，明日から小児皮膚科外来ができそうな気分になります。「教科書を読めば，鑑別診断は大丈夫」と錯覚します。

　しかし，現実はそんなに甘くありません。診察室に入って来る患児に水疱が出現していたら，どうしますか？　表皮水疱症，Duhring疱疹状皮膚炎，TEN（toxic epidermal necrolysis：中毒性表皮壊死症）のどれかに該当すると考えますか？

　いやいや，違います。水疱を生じる皮膚疾患は，小児では伝染性膿痂疹と虫刺されが圧倒的に多いのです。それに単純ヘルペス，帯状疱疹，手足口病などのウイルス性疾患が散見されます。手指に小さな水疱ができていれば汗疱です。

　つまり日常の小児皮膚診療の中で，ある所見に対して考えられる疾患はきわめて限定されています。何百何千という鑑別診断を丸暗記しなくとも，なんとか外来をこなせてしまうのです。「大丈夫！　君の診療所にはね，稀な疾患の患児はめったに来院しないよ。安心して，よくある疾患のことを考えなさい」と断言できます。評判の良い，人気のある医師はそのことをよく心得ていて，よくある疾患を徹底的に研究しています。重要なことは，「稀な疾患を最初に思い浮かべる」ことではなく，「パターンをいかに理解しているか」なのです。よくある疾患に慣れるということは　「パターン認識」について熟知することです。

　繰り返しますが，「大丈夫，稀な疾患は，自分のところにはめったに来ないんだ」と思えば気は楽です。表4，5に所見別に分けた，よくある疾患の鑑別早見表を示します。これらの疾患を頭に入れておけば，なんとかなります。

② 緊急性のある，危険な疾患─診断が遅れると増悪する，重要な疾患

　次に考えるのは，ひょっとしたら「診断が遅れるとどんどん増悪する，危険な疾患」ではないかということ。つまり「緊急性のある，予後に影響する可能性はないか？」と考えます。

重症型薬疹（☞p192）

　すなわちStevens-Johnson症候群やTENなどです。これらは有名ですのでご存知の方も多いと思います。粘膜のびらんは要注意です。初期症状では眼脂（異常な目やに）を見逃さないことが重要です。

川崎病（☞p195），麻疹（☞p73），アナフィラクトイド紫斑病

　知らない医師はいないと言われているこれらの疾患，皮膚科に来院することもあるので，注意します。

悪性腫瘍

　小児に発症する癌は，実はきわめて少ないのです。悪性黒色腫などは，色素性乾皮症やWerner症候群（早期に老化する疾患）などに合併することがあります。白血病などの皮膚浸潤も市中開業医的には稀です。「そんなこともあるのかもしれない」程度に考えて下さい。

伝染性膿痂疹の重症型（☞p58），あるいはSSSS（☞p69）などの重症細菌感染症

　SSSSは乳児に生じる重症感染症です。口囲の放射状亀裂は有名ですね。めったに来院しませんが，覚えましょう。

表4 所見別のよくある疾患の鑑別早見表（水疱）

所　見	疑われる疾患名
水疱とびらんが混在している場合	・伝染性膿痂疹（☞p58） ・接触皮膚炎（☞p136） ・乳児の臀部では……おむつ皮膚炎（☞p156）あるいは乳児寄生菌性紅斑（カンジダ症）（☞p121） ・各種ウイルス感染症，水痘（☞p95），手足口病（☞p90），カポジ水痘様発疹症（単純ヘルペス）（☞p101）などは日常的に経験します
水疱のみの場合	・虫刺され，線状皮膚炎（アオバアリガタハネカクシによる）（☞p131） ・（稀に）伝染性膿痂疹（水疱のみで来院することがあります）（☞p58）
小さな水疱	・汗疹，特に水晶様汗疹（☞p173）
気づきにくい疾患	・足白癬（水疱を形成することがあります）（☞p116） ・疥癬（感染症として重要です。手指における疥癬トンネルの形成は有名です。ときどき小水疱を認めることがあります）（☞p126） ・伝染性軟属腫（やや大型のものは水疱のように見えます）（☞p110） ・外傷，熱傷（もっとも，患者が訴えれば……わかります）（☞p236）。小児の場合，本人からの訴えがあいまいです。保護者もよく見ていないことがあります。「湿疹ですね」と適当なセリフでごまかしていると，深い皮膚潰瘍になることがあります

※稀ではあるけれど危険な疾患：Stevens-Johnson症候群，TENなどの重症薬疹。固定薬疹（多発すると上記の危険な薬疹との境界があやふやになるので注意が必要）。SSSS（☞p69），蜂窩織炎（☞p68）などの深部感染症。

表5 所見別のよくある疾患の鑑別早見表（その他）

所　見		疑われる疾患名
膨疹		・膨疹は皮膚の隆起で24時間以内に消失します。「膨疹≒蕁麻疹」と考えてよいでしょう。肥満細胞腫は有名ですけれども，稀ですよ
紅斑		・皮膚疾患はだいたい紅斑を生じます。接触皮膚炎，アトピー性皮膚炎など全部紅斑なので，紅斑の鑑別診断と言っても，皮膚疾患全部となってしまいます。そんなの鑑別でも何でもないです……。ただ，特殊な形の紅斑は疾患をある程度絞れますので，挑戦しましょう
いろいろな紅斑	しこりのある紅斑	・結節性紅斑
	おろし金様のザラザラした丘疹と，びまん性の発赤	・肘窩，腋下，鼠径部に顕著で発熱を伴う場合は猩紅熱
	全身の紅斑	・各種全身性ウイルス性発疹症
	癒合傾向のあるボタン雪状紅斑丘疹	・麻疹（☞p73）
	特徴のない，癒合することもある直径2〜3mm大の紅斑	・突発性発疹（風疹と麻疹の中間型にあたる）（☞p80）
	滲み出る紅斑，ターゲット型	・多形滲出性紅斑（多いですヨ……）
	どこにでも出現する浮腫性紅斑	・接触皮膚炎（最もメジャーな診断名です）（☞p136）

次頁へつづく

	所　見	疑われる疾患名
いろいろな紅斑	全身に拡大する大小不同の紅斑，下腿・足などに生じる強い浮腫性紅斑	・自家感作性皮膚炎（通常は強い瘙痒感を伴います）（☞p137）
	手掌，指間などにわずかに生じる線状紅斑と鱗屑，全身に激しい搔破痕と紅斑	・疥癬（初期は手指間や手首などのわずかな鱗屑です。疑っていないと誤診する皮膚科医泣かせの「難敵」です）（☞p126）
	SLEのような紅斑	・伝染性紅斑（☞p87）
	おむつ部位，頸部など，密閉される部位に生じる紅斑・丘疹の集簇	・カンジダ症（真菌検査がカギです。しかし，必ず陽性になるとは限りません。トホホ……）（☞p121）
	乳幼児の顔面・四肢に生じる直径3～4mm大の紅斑・丘疹，一部癒合傾向あり	・ジアノッティ・クロスティ症候群（知らないと恥をかく代表的疾患。案外多いので注意！）（☞p82）
	口周囲の放射状亀裂，紅斑のみではなくびらん水疱が混じる	・SSSS（稀）（成書にはSSSSの症状として「ニコルスキー現象」が載っています。これは「異常に皮膚を痛がる乳児」と覚えましょう。触るとすぐ皮膚がびらんになってしまうからです）（☞p69）
	新生児の環状紅斑	・新生児エリテマトーデス（医学生の時にはよく勉強しましたが，日常的にはあまり経験しません。産婦人科医はよく経験するようです）
	乳児の顔面，湿潤傾向のある落屑性紅斑	・乳児アトピー性皮膚炎（脂漏性皮膚炎とそっくりです。難治性であることがポイント）（☞p140）
	皮膚乾燥が顕著で，関節屈側部の落屑性紅斑，激しい瘙痒感	・幼児期のアトピー性皮膚炎（単なる皮脂欠乏は保湿薬で軽快します。そうならない場合にアトピー性皮膚炎を考えます）（☞p140）
	乳児の頭部顔面（眉毛部など），顕著な落屑性紅斑	・（瘙痒感は強くない場合）乳児脂漏性皮膚炎（☞p159）
	新生児の赤い顔面	・新生児痤瘡，汗疹などの混在
	乳児の臀部陰部の紅斑	・おむつ皮膚炎（丘疹が散在している場合はカンジダ症の合併）（☞p156）
	紅褐色の円形紅斑	・固定薬疹（☞p192）

注意：小児の播種状紅斑丘疹型薬疹は全身性のウイルス感染症とは鑑別困難。感染症を思わせる所見がない場合は薬疹を考える。ただし，成人に比較しきわめて稀

	所見	疑われる疾患名
紅斑以外	手掌・手指の硬性浮腫2週間以上続く高熱	・川崎病（☞p195）
	紫斑	・機械的紫斑 ・アナフィラクトイド紫斑 ・外傷 ・虐待（近年増加しています！）
	青い斑	・青色母斑（☞p218） ・蒙古斑 ・異所性蒙古斑（☞p218）
	青色のゴムまりのような腫瘤	・海綿状血管腫 ・蔓状血管腫 ・（稀かもしれませんが……）青色ゴムまり様母斑症候群

次頁へつづく

所　見	疑われる疾患名
爪が黒い	・爪甲色素線条 ・爪甲下血腫
やや硬いしこりを生じる疾患	・毛母腫（石灰化上皮腫）(☞p213) ・皮様嚢腫 ・類表皮嚢腫（アテローム）
褐色の斑	・扁平母斑(☞p205) ・カフェオレ斑(☞p205) ・Becker母斑
体幹部の疣状丘疹	これが乳首状ならば，副乳（通常5mm〜20mm大）
皮下の柔らかな腫瘤	大きさは様々。境界明瞭ならば，脂肪腫か脂肪芽細胞腫
疣状の丘疹	・ウイルス性乳頭腫（疣贅＝いぼ）(☞p106) ・表皮母斑(☞p218)
脱毛	・円形脱毛症(☞p230) ・抜毛癖(☞p233) ・脂腺母斑(☞p211)
毛細血管拡張	・幼児血管腫（イチゴ状血管腫）の初期(☞p207) ・クモ状血管拡張 ・血管拡張性肉芽腫
皮膚の線状病変	・皮膚萎縮線条（思春期の「ニクワレ」） ・線状苔癬（四肢などに線状に配列する不思議な丘疹の集簇）
口唇粘膜のびらん	・アフタ ・単純ヘルペス(☞p101)
膿疱	・圧倒的に多いのは毛包炎です。進行すると，せつになります(☞p66) ・集簇する場合は：単純ヘルペス（経過中に出現します）(☞p101) ・乳児のおむつ部位，頸部など：カンジダ症(☞p121) ・足底趾間に膿疱：足白癬(☞p116) ・青年の胸部：マラセチア毛包炎が代表的です(☞p66) ・乳児：乳児多発性汗腺膿瘍(☞p64)
褐色の色素沈着・色素斑	・炎症後色素沈着 ・各種母斑(☞p198)
体の一部に丘疹が集簇する	・チャドクガ皮膚炎
黄色い丘疹，もしくは腫瘤	・若年性黄色肉芽腫
白い斑	・単純性粃糠疹（はたけ）(☞p220) ・尋常性白斑(☞p219) ・脱色素性母斑(☞p221) ・癜風（白癜風）(☞p123) ・水痘後の色素脱失 ・炎症後色素脱失 ・Sutton母斑（母斑周囲の白い斑） ・貧血母斑 ・結節性硬化症の葉状白斑（稀）
魚鱗癬	・尋常性魚鱗癬（ほとんどこれです）
痤瘡のような丘疹	・好酸球性毛包炎（稀）(☞p226) ・新生児汗疹(☞p172) ・扁平疣贅(☞p106)

紅斑以外

次頁へつづく

第3章　小児皮膚疾患の鑑別診断

49

所　見		疑われる疾患名
紅斑以外	アトピー性皮膚炎のような紅斑，乾燥症状	・皮脂欠乏性湿疹（☞p166） ・掻破癖による湿疹自傷 ・疥癬（☞p126） ・体部白癬（☞p116） ・痒疹
	瘙痒感のみの訴え	・所見がない場合は蕁麻疹（必ずしも膨疹は認められない！）（☞p179） ・皮膚瘙痒症（これはいろいろな原因があります） ・各種内分泌疾患など

表6 危険ではないが，知らないと恥をかく疾患（下記はほんの一部）

疾患名	状　態
肛門垂	・肛門部にできる原因不明の「ひだ」
脱色素性母斑（☞p221）	・一部に生じたメラノサイトの機能低下。生涯不変
全身性白皮症，限局性白皮症	・メラニン産生過程の異常による色素異常
結節性硬化症	・顔面の多発性神経腫，精神遅滞，てんかんの三主徴，乳児期葉状白斑，粒起革様皮膚などが有名
血管腫（☞p207），毛細血管拡張症（☞p218）ならびに関連症候群（被角血管腫，血管芽細胞腫，Sturge Weber症候群など）	・これらの疾患は「知っているか，知らないか」です。それで運命が決まります

❸ 危険ではないけれども，知らないと恥をかく疾患

　一方で，危険ではないものの，知らないと恥をかくという，「そんなに頻繁ではないが，ときどき経験する疾患」もあります。この項目の疾患となると，その数は「よくある疾患」の10倍以上はあります。皮膚疾患の裾野は広大にして，凡人が簡単にたどれる道ではありません。**表6**はホンの一部ですので，教科書あるいは月刊誌で調べるようにしましょう。

❹ 危険ではないけれども，誤診するとこじれる疾患

　また，医学的には大きな問題は生じないが，誤診すると保育園・幼稚園・学校や，患児・保護者・家庭に迷惑を及ぼす疾患というのもあります。診断を取り違えた場合，治療がまったく逆になるのです。「治療薬相反」とでも表現しましょうか……。また，症状がきわめて酷似した2種類の疾患があり，一方の診断しか思い浮かべられないと保護者への説明がチトややこしくなる場合があります。これらには経験上，**表7**のような組み合わせがあります。

表7 危険ではないけれども，誤診するとこじれる疾患

疾患名	状態・対応
伝染性膿痂疹（☞p58）とカポジ水痘様発疹症（☞p101）	・カポジ水痘様発疹症は抗ウイルス薬投与です。伝染性膿痂疹とは治療が異なります。診断に自信がなければ，カポジ水痘様発疹症の可能性を優先します
アトピー性皮膚炎（☞p140）と疥癬（☞p126）	・アトピー性皮膚炎の治療でステロイドを外用して局所の免疫が抑制されると，疥癬の定着をまねくことがあります
体部白癬（☞p116）と皮脂欠乏性湿疹（☞p166）	・乾皮症は保湿薬やステロイド外用でフォローすることが多いのですが，たまたま家族に足白癬があると，それを触った手で外用を行うことがあります。小児は体部白癬になりやすいので注意しましょう。また，ペットに感染する真菌（*Microsporum Canis*）は小児にも感染しやすいので注意します
蕁麻疹（☞p179）と薬疹（☞p192）	・普通の蕁麻疹だと思って治療していると，薬剤が絡んでいることがあります。注意して薬歴を問診しましょう
母斑（☞p198）とメラノーマ（☞p198） 爪の色素線条（☞p200）とメラノーマ（☞p198）	・一般的に，「通常の小児にはメラノーマの発症はまずない」と言ってよいでしょう。小児の母斑，爪の色素線条を「悪性の可能性あり」と言って，真面目な顔で大学病院に紹介されると保護者の不安は計り知れません。まずは近所の皮膚科専門医に相談しましょう。色素性乾皮症や特殊な症候群ではありえます
ジベルバラ色粃糠疹と薬疹（☞p254）	・ジベルバラ色粃糠疹は若者に比較的多い疾患です。薬疹と混同しないようにしましょう。薬疹と誤解されている例が多いのです
外歯瘻とせつ（☞p66）	・顎にできた難治性のびらん，潰瘍は，外歯瘻を考えます。「治らない感染症」とばかり考えないで……
多形滲出性紅斑と伝染性膿痂疹（☞p58）	・伝染性膿痂疹の経過中に多形滲出性紅斑に移行することがあるので気をつけます。抗菌薬を一生懸命使っても治りません。ご注意を

❺ 参考文献について

　診療所で小児皮膚疾患をやりたいのなら，教科書の「湿疹皮膚炎」の項から読んでいても外来はできません。雑多な訴えを持つ患児が次から次へと来院します。その都度テキストを開いていたら診療は大渋滞です。

　皮膚科のテキストもその辺はよく考えていて，「症状別鑑別診断」の項目を特別に設けています。たとえば……。

● 『皮膚病アトラス 第五版』西山茂夫 著，文光堂

　所見にこだわる皮膚科医のためのテキストです。紅斑，紫斑，鱗屑などについての病理から臨床まで，最初の40ページほどにきれいにまとめられています。ぜひご購入を。

　ただしこの書籍，患者の訴え別の鑑別診断はありません。「それも含めた項目が欲しいのよ」という方には……。

● 『今日の皮膚疾患治療指針 第5版』佐藤伸一 他編，医学書院

● 『皮膚疾患診療実践ガイド　診察室ですぐに役立つ卓上リファレンス 第3版』宮地良樹 監，文光堂

　電子版が実践的には便利です。

● 『小児の皮膚トラブルFAQ』末廣　豊，宮地良樹 編，診断と治療社

　特に第1章 総論「こどもに多い皮膚病は？」（馬場直子）が役に立ちます。

●『年代別子どもの皮膚疾患　小児科臨床ピクシス17』馬場直子，五十嵐　隆 編，中山書店

　この書籍の目次を参照するだけで，よくある小児の皮膚疾患を知ることができます。

　上記は代表的な小児皮膚科の診察で役に立つテキストです。ほかにもいろいろあります。どれもきわめて優秀なテキストです。ただし注意すべき点があります。詳し過ぎるのです。

- 「あらゆる疾患を網羅すべきである」というコンセプトを握って離さない。
- 欧米の教科書や著名な雑誌を基本としている。欧米ではコモンでも日本人にはアンコモンな疾患があり，それらもそのまま記載しています。たとえば，Duhring疱疹状皮膚炎は欧米では10万人当たり10〜60人も発症する地域もあります。しかし，日本では非常に稀です。

　広さ20坪程度の，駅から徒歩5分，どこにでもある小さな診療所では，それらの疾患をどのように理解したらよいのでしょうか？　すべての疾患を丸暗記してから外来を始めるのでしょうか？　それは無理なお話です。したがって，教科書は最低限度のものをそろえて，それをいつでも参照できるという前提で，話を進めましょう。つまり，教科書は「辞書的」に，必要に応じて調べればよいのです。診療所において重要なことは，「よくある疾患とは何か」なのです。

Column 小児疾患診断の特殊性

　小児には，「登園禁止」「登校禁止」という独特の問題があります。たとえば，ジベルバラ色粃糠疹という疾患は，体幹四肢にパラパラと紅斑が出現しますが……。

例1 これを「麻疹」と誤診するとどうなるでしょうか？　実際はジベルバラ色粃糠疹なので，患者にとってはあまり問題はないでしょう。しかし，お役所への届出はどうなるでしょうか。疑い例での届出により統計が混乱することになります。また，登園・登校禁止→保護者が仕事を休む→減収！　→保育料を払えない，ということにもなりかねず，誤診が社会に混乱を及ぼしてしまうことになります。

例2 これを「小児の梅毒」と疑い，不用意に「梅毒の可能性もあります」と説明してしまったら……。保護者は「性病なのに？　感染経路は？　親から感染？」などと考え，夫婦間のもめごとから，ひいては家庭崩壊などの問題に発展しかねません。

第3章 小児皮膚疾患の鑑別診断

Column

新しい疾患は，まず開業医のところへ来る

教科書に掲載されていない疾患は，開業医のもとに最初に飛び込んできます。過去には麻疹の臨床像を呈さない「異型麻疹」がありました。これは麻疹の予防接種を受けた子どもが不完全な免疫のまま罹患し，異型的な麻疹の所見を呈さない疾患です。予防接種のない時代には少なかったと思われます。また，数年前には「爪が脱落する手足口病」なども流行しました。疾患は教科書に書いてある通りには生じません。診療所に来る子どもが，実は新しい疾患の初期症状であった……このようなことがあるのです。

Column

孫子の兵法は，小児皮膚科の鑑別診断でも役に立つ

孫子の兵法にはこんな言葉があります。

「上兵は謀を伐ち，其の次は交わりを伐ち，其の次は兵を伐ち，其の下は城を攻むるなり，城を攻める法は，已むを得ざるがためなり」

その意味は，「優れた作戦とは，まず敵（＝皮膚疾患）の策略を見抜き，これを封じることである」ということです。外来診療に置き換えると，病魔がその小児をどのような疾患で困らせているのか，あらかじめ十分学習し，予想して対処することを意味します。まさか，何も考えないでいきなり皮膚を診ても診断ができるはずはありません。熟練した皮膚科医は，「この時期の」「この年齢の」「このような訴え」ならば，診断はコレコレなどが考えられる，と敵（＝皮膚疾患）の展開予想を考えて診察します。百科事典的に数百数千の疾患を考える頭で対峙しようとしても，診断には至りません。単純な伝染性膿痂疹を「先天性表皮水疱症や水疱性類天疱瘡などの可能性もあるな……」などと考えていては診察が終わらないのです。

また，こんな言葉もあります。

「十なれば即ちこれを囲み，五なれば即ちこれを攻め，倍なれば即ちこれを分かち，敵すれば即ちよく闘い，少なければ即ちこれを逃れ，しかざれば即ちこれを避く。故に小敵の堅は大敵の擒なり」

「少なければ即ち」とは敵味方の兵力差が歴然としている，つまり敵が圧倒的に強大で，戦にならないことを意味します。診療現場では時として疾患（＝敵）が強大なことがあります。重症薬疹や全身性のウイルス性疾患などです。相手が強大である場合，下手に取っ組み合えば患者が殺されます。その場合，診療所側は「逃れ」「避く」べきです。すなわち，とても開業医の手におえない疾患であることを瞬時に見破り，「これは私の知識では手に負えない！ 専門病院に紹介しよう」と判断することです。とんでもない疾患を，いつまでも十分な診療体制のないところ（つまり自分の医院）で抱えていたら患者が死にます。早く紹介状を書き，大きな施設に任せるべきなのです。「逃れ」「避く」と言っても，医師が診察室から出て逃亡するわけでも，患者を避けて隠れるわけでもないですよ。戦略として自分の医院では扱わないという意味です。

では，どうやって「重大な疾患か否か」を見破るか？

なるほど，皮膚科の外来は過酷です。重大な疾患も瞬時に診断を下さなければなりません。患者を悩ます病魔（＝敵）をいかに倒すか，いかに攻略するか，外来で考えなければなりません。外来では「イクサ」とでも表現すべき瞬時の鑑別診断が毎日行われています。最も重要な要素は「いつでも使える兵力」です。この兵力とは，医師が持っている知識の量ではありません。それは精鋭の兵力，つまり「すぐに使える，役に立つ知識」のことです。「撤退すべきか」「戦うべきか」，小児皮膚科では常にその選択にせまられます。その知識を目の前の患者に応用しなければなりません。よくある疾患，危険な疾患，間違えると大迷惑な疾患などの知識（＝精鋭の兵力）を，しっかり保持していないと「敗北（＝保護者からの失望の声）」に襲われます。

第 **4** 章

患児の疾患別
診断・対処法紹介

Ⅰ

細菌感染症

●抗菌薬，どう使ってますか？　菌の種類，性格をよく調べた上での処方を──────

　細菌感染症の治療には抗菌薬を使用します。当たり前ですが，抗菌薬の使用法は標的とする菌の種類・性格により異なります。

　たとえばA群β溶血性連鎖球菌ならば，ペニシリン系のアモキシシリン内服。黄色ブドウ球菌はMRSAと非MRSA（つまりMSSA）にわけられます。細菌培養検査，感受性検査を行ってみたくなりますね。ただし，軽い感染症に対する細菌培養は，保険請求上認められない地域もあると思います。ほどほどに検査しましょう。ある程度検査すると，その地域で使える抗菌薬が判明してきます。ただ，抗菌薬の濫用によりMRSAもかなり多いのが実情なので，悩ましいところです。

　MSSAが検出され感受性を調べると，第1世代のセフェム系でも有効な場合があります。ところが，いま市場は第3世代セフェム系のセフジニル（セフゾン®）やセフカペンピボキシル塩酸塩水和物（フロモックス®）などが全盛となっています。教科書にも，いきなり「黄色ブドウ球菌に対して第3世代の抗菌薬を処方しなさい」と書いてあります。しかし，その地域での黄色ブドウ球菌の第3世代抗菌薬に対する感受性はどうなっているのか，よーく調べた上で処方しなければなりません。

　A群β溶血性連鎖球菌が疑われた場合はアモキシシリン水和物となり，たとえばワイドシリン®細粒200を通常1日20〜40mg（力価）/kgを3〜4回に分割経口投与します。気をつけなければいけないのは，1日量として最大90mg（力価）/kgを超えないことです。外来ではそんなに大量に使用するのはちょっと勇気が必要ですね。体重20kgの小児で平均的な処方は1日600mg（つまりワイドシリン®として3g）を1日3回投与となります。

　非MRSAでは第1世代セフェム系ではセファレキシン（ケフレックス®），セファクロル（ケフラール®）などが有名です。ケフレックス®はシロップ用細粒200や1日2回の内服でよいセファレキシン複粒（L-ケフレックス®）顆粒（体重20kg以上の小児のみ）などがあります。第3世代セフェム系ではセフゾン®，フロモックス®，セフポドキシムプロキセチル（バナン®）など，最近ではペネム系のファロム®もよく使用されています〔各薬剤の処方量の詳細は，医薬品医療機器総合機構（PMDA）のウェブサイト＊で確認しましょう〕。

　学会でよく報告されているのは基幹病院に来院する小児の症例で，開業医では治らない「難治性」の感染症です。要するにMRSAやそれに近い菌が大部分を占めています。しかし，開業医の周囲で発症する感染症と大学病院などに入院する難治性の感染症では，その菌の性格は同じなのでしょうか？　製薬会社の宣伝に押されて，第3世代セフェム系や高価で利益の上がる抗菌薬ばかり使用するようになっているのではないでしょうか？　安価であるがゆえに市場原理で排斥されようとしている，貴重なペニシリン系や第1世代のセフェム系（L-ケフレックス®など）の抗菌薬を隅に追いやるのはよくありません。ペニシリン系や第1世代セフェム系が有効な症例も存在しています。地域の実情に合った抗菌薬の使用法でいいのではないでしょうか？　よーく考えて処方箋を出しましょう。

● 開業医受診の３割以上を占めるMRSA

　でも，やはりMRSAは多いですね。開業医には２〜３割かそれ以上の，MRSAによると思われる感染症患者が来院します。MRSAには２種類あるのは皆さんご存知でしょう。院内感染型（hospital acquired）MRSAと市中感染型（community acquired）MRSAです。開業医を受診する患者はだいたい市中感染型です。市中感染型にはホスホマイシンカルシウム水和物（ホスミシン®）がベスト。それでもだめならテトラサイクリン系，つまりミノサイクリン塩酸塩（ミノマイシン®）なども有効です。しかし８歳以下の場合，テトラサイクリン系では歯牙黄染という副作用があります。これ，不可逆性で，歯が黄色いまま成人してしまいます。大問題です。ですから，ほかの治療法がない場合の究極の選択肢として使用することになります。

　なに？　それでも増悪する？　そんなときはショックを伴ういろいろな重症型の疾患に進展している可能性もあります。もう，紹介状ですよ。ST合剤（バクタ®）内服？　うーん，そこまで考えずに，基幹病院にお任せしましょう。

　忘れてはならないのは抗菌薬の外用です。これ，バカになりません。たとえば伝染性膿痂疹（☞p58）の治療では，ナジフロキサシン（アクアチム®，ナジロキサン®）やフシジン酸ナトリウム（フシジンレオ®）軟膏の外用のみで軽快する患者がなんと９割以上です。セフゾン®を内服させてもぜーんぜん治らなかった患者が，アクアチム®をちょいと塗るだけで軽快することがあります。なんと市中感染型MRSAにも有効なことがあります。あきらめないで根気よく外用薬を使いましょう。

＊：抗菌薬の処方についての詳細は，PMDAのウェブサイトで「医療用医薬品の添付文書情報」が検索できます。薬剤名（ホスミシン®など）を入力すると，その薬剤の内服方法，体重による処方量などが詳細に参照できます。ほぼリアルタイムで更新されています。

https://www.info.pmda.go.jp/psearch/html/menu_tenpu_base.html

参考文献
• 岩田健太郎：抗菌薬の考え方，使い方 Ver.5 コロナの時代の差異．中外医学社，2022.

細菌感染症
1 伝染性膿痂疹

ポイント

- 主として黄色ブドウ球菌あるいは化膿性連鎖球菌による皮膚の感染症。菌が産生するexotoxinにより表皮のデスモグレイン1が切断され，びらん，水疱を生じる（図1）。黄色ブドウ球菌による水疱性膿痂疹（図2）と連鎖球菌による痂皮性膿痂疹（図3，4）が問題となる。
- 保育園，幼稚園などで集団発生し，遊びの中で感染する。
- 軽症の場合は抗菌薬の外用（アクアチム®クリーム）で十分。広範囲に分布する場合は抗菌薬内服となる。MRSAの頻度が増加しており，治療に難渋する場合もある。

図1 表皮の拡大：デスモグレイン1が毒素で切断されている

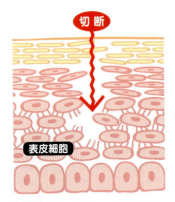

図2 水疱性膿痂疹
3歳，男児，大腿部

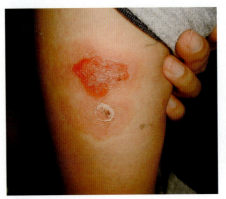

図3 痂皮性膿痂疹

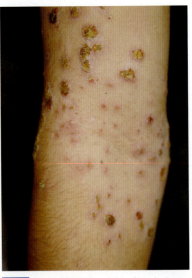

図4 痂皮性膿痂疹：肘に生じたもの

症状・診断

- 皮膚科を標榜したら毎日お目にかかる代表的疾患がこの伝染性膿痂疹（トビヒ）です。特有の水疱，びらんが生じます。典型的な症例（図2）はさておき，紛らわしい症例があります（図5）。そもそもこの疾患，夏は虫刺され，それ以外の季節では，接触皮膚炎や乾燥による掻きむしりなどから二次的に発症することが多いのです。つまり伝染性膿痂疹のほかに，別の疾患も抱えて来院します。「1人の患者に複数の疾患」という状態です。徹底した個別疾患のお勉強でお疲れの医師には，ちょっと苦手な領域です。

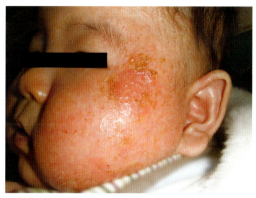
図5 紛らわしい症例：掻破によるびらんが主
ステロイド外用単独で治癒した。

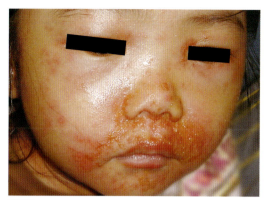
図6 似ているけど怖い疾患：SSSS
1歳。口，眼の周囲に病変が集まっている。

鑑別診断

伝染性膿痂疹に似ているけど，怖い疾患

- ブドウ球菌性熱傷様皮膚症候群〔SSSS：staphylococcal scalded skin syndrome（☞p69）（図6）〕です。これは新生児・乳児に発症します。SSSSの皮膚症状としては口周囲の放射状亀裂が有名です。それと眼脂。この2つがそろったら，「どうしようか」などと迷っていないで，急いで基幹病院に入院させます。命に関わります。当然ですが38℃以上の高熱，体幹・四肢の潮紅も顕著となります。伝染性膿痂疹のexotoxinが血中に放出され，全身の表皮デスモグレイン1に特異的に作用した状態です。きわめて危険な状態です。

伝染性膿痂疹に似ているけど，別の疾患

- 虫刺され，アトピー性皮膚炎，蕁麻疹などの掻きむしり。実は大変困ります。びらん部がきれいな円形，あるいは一定の形を形成していない状態だと，「うーん，膿痂疹か単なる掻きむしりか……」と迷います（図7）。対処法は……

その1 頻繁に来院できる保護者の場合

> 思いきってステロイド外用（リンデロン®-V軟膏など）と抗ヒスタミン薬（アレグラ®ドライシロップなど）内服とします。膿痂疹の写真（拙著『診療所で診る皮膚疾患』など）を見せて「こんなふうになったら，すぐ来てちょうだいな」と説明します。

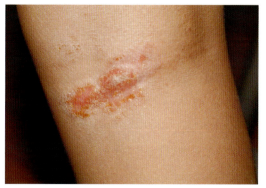
図7 似ているけど別の疾患：膝膕部の掻破

> **その2** なかなか来院できない保護者の場合
>
> 伝染性膿痂疹を前提とした治療とします。つまり「強い痒みのある伝染性膿痂疹」と同様です。局所にステロイド外用，抗菌薬内服とします。

● すべての患者に「その2」をやればいいじゃないか，という意見もあります。しかし，抗菌薬内服は濫用すべきではありません。やむをえないときのみに使用を限定すべきです。皮膚所見で明らかな細菌感染が疑われないときは処方しないほうがよいでしょう。

治 療

軽症の水疱性膿痂疹：びらんが小さなものも含め，おおむね10個未満，ある範囲におさまっている場合

● 「伝染性膿痂疹の治療……ときたら，抗菌薬内服」と昔は考えられていました。では，抗菌薬のない江戸時代，明治時代などはどうしていたのでしょうね？　この病気で全身の皮膚剝離が生じ，みんな死んじゃったのかな？　そんなことはないはずです。もちろん少数の死亡例はあったでしょう。でも，多くはどこかで治っていたのです。開業医にやって来る小児の膿痂疹はそのほとんどが限局性で，水疱やびらんも軽度です。昔々はこんな患者，局所の洗浄をお風呂などでしっかり行い，布などで保護して（そこらへんに落ちていた葉っぱで覆っていたのかもしれません）治していたのでしょう。そう考えると，現在の文明社会でも洗浄・被覆をしっかりやることはとても大切です。ガーゼで覆い，周囲への拡散を抑制するだけでも効果があります。それをやらずにいきなり抗菌薬内服を行っても，なかなか治らないのです。

● 「じゃあ，局所の保護だけで，何にも外用しないのかい！」と怒られそうです。いやいや，ちゃんと考えていますよ。太古の昔と異なり（当たり前か……），今は外用の抗菌薬で治療効果の良い薬剤が登場しました。そのおかげで，第一線の外来はかなり楽になりました。アクアチム®クリームやフシジンレオ®軟膏はその代表で，とても効果が良く，重宝します。ただし，あくまでも軽症の場合です。

> **処方例**
> アクアチム®クリーム　びらん，水疱面に1日2回
> フシジンレオ®軟膏　同上
> ▶外用後はガーゼないしはリント布，チュビファースト®などで保護しましょう。

● 外用のみでは不十分なことがあります。シャワーをきちんと浴びるよう保護者に指導しましょう。「洗い流す」ことが大切です。「お風呂はダメ」という指導がいまだにされているようです。しかし，局所は細菌で汚染されています。その場合は，洗い流すことが基本中の基本です。

● アクアチム®はクリーム・軟膏・ローションとありますので，治療上，何がよいかは医師により意見がわかれます。筆者の経験で使いやすいのはクリームです。クリームは水分を吸収し，局所を乾燥させてくれる作用があるので，膿痂疹の治療には都合がよいのです。刺激感も比較的少ないので小児にはお勧めの外用薬です。

● ゲンタマイシン硫酸塩（ゲンタシン®）軟膏は残念ながら耐性菌が多く効果が弱いので，使用しないのが無難でしょう。ほかの抗菌薬としてはテトラサイクリン系列の外用薬があります。この外用は内服と異なり，歯牙黄染の副作用はないようです。

● 内服・外用双方が販売されている抗菌薬の場合，外用薬を使用しすぎると，ゲンタシン®軟膏の例で

よくわかるように，内服も耐性菌の餌食になってしまいます。となると，なんとなくテトラサイクリン系の外用薬使用には腰が引けてしまいます。ここは外用のみが販売されているアクアチム®かフシジンレオ®がお勧めです。

●外用後はガーゼ保護するのが一般的です。しかし，患者によっては逆に蒸れてしまい，菌が繁殖することがあるようです。その場合には単純塗布でもよいでしょう。

重症の水疱性膿痂疹：びらんが体幹部・四肢に10個以上広範囲に生じている場合

●抗菌薬内服となりますが，何を処方するかはお住まいの地域での耐性菌事情によります。

●筆者は頑固に第1世代セフェム系抗菌薬を使用しています（下記参照）。

> **処方例**
>
> 体重20kg以上：L-ケフレックス®顆粒（1g中セファレキシン500mg含有）
> 例）体重25kgの場合（体重20kgでも30kgでも内服量は同じ）：L-ケフレックス®顆粒
> 　　2g／日（セファレキシンとして1g／日）　分2
> 重症例：L-ケフレックス®顆粒　4g／日（セファレキシンとして2g／日）　分2
>
> 体重20kg未満：L-ケフレックス®小児用顆粒（1g中セファレキシン200mg含有）　体重kgあたり1日25〜50mg内服。重症例は体重kg当たり50〜100mg内服。……筆者は拡大傾向のある伝染性膿痂疹の場合，体重kg当たり50mgを選択します。すると…
> 例）体重10kgの場合：L-ケフレックス®小児用顆粒　2.5g／日（セファレキシンとして
> 　　500mg／日）　分2
> ▶これを参考に小児の重症度，体重ごとに内服量を換算することをお勧めします。

痂皮性膿痂疹の場合

●咽頭用のA群β溶血性レンサ球菌キットを痂皮びらん面に押し当てて検査すると迅速診断できます（ただし保険請求では咽頭以外の検査は認められませんのでご注意）。陽性と判明したらアモキシシリン水和物（サワシリン®）の内服です。

> **処方例**
>
> サワシリン®細粒10%　30mg／kg／日，つまり10mg／kg／回　1日3回
> 体重20kgの場合：1日量は600mg，つまり200mg／kg／回　1日3回
> ▶感染後の腎炎発症予防のため10日間程度は内服継続。

瘙痒感を伴う場合

強い瘙痒感

●夜中も掻きむしり，不眠になるなど，強い瘙痒の原因はアトピー性皮膚炎なのか，皮脂欠乏性湿疹なのか，汗疹なのか，虫刺されなのか。いろいろな誘因があります。しかし，これらのもともとの痒みをコントロールしないと，伝染性膿痂疹も治らないのです。

> **処方例**
>
> 幼児の場合：アルメタ®軟膏〜リドメックス®コーワ軟膏外用＋抗菌薬内服
> 小学生〜中学生の場合：リドメックス®コーワ軟膏〜リンデロン®-V軟膏外用＋抗菌薬内服
> ▶ステロイド外用は年齢に合わせて上記のものを使用し，瘙痒感がおさまってきたら終了とします。通常3〜4日程度で良くなるはずです。

軽い瘙痒感

●この場合，病変そのものの炎症で瘙痒を生じていると考え，抗菌薬外用と抗ヒスタミン薬内服で十分です。

> **処方例**
>
> **アクアチム®クリーム　びらん部に1日2回**
> **抗ヒスタミン薬内服**
>
> ▶6カ月から使えてシロップという便利な薬剤：ザイザル®シロップ0.05%[1] 小児は飲みやすいらしい。用法用量は6カ月以上1歳未満，1歳以上7歳未満，7歳以上と分かれていて複雑です。
>
> ▶顆粒がいいと言われたら：アレロック®顆粒0.5%[2] 2歳より使用できます。
>
> ▶錠剤じゃなきゃ嫌だと言われたら（ただし7歳以上です）：アレロック®錠2.5/5[3]，レボセチリジン塩酸塩錠2.5mg（ザイザル®錠[4]のジェネリックです）。
>
> ▶小児の好みはいろいろですね。上記内服薬は添付文書をwebで検索しましょう。

MRSAが疑われ，治癒しない場合

●ホスホマイシンカルシウム水和物（ホスミシン®ドライシロップ）を内服させます。

> **処方例**
>
> **ホスミシン®ドライシロップ400　40〜120mg/kg　1日3〜4回**
>
> ▶ホスミシン®でも無効で，重症感がある場合はミノサイクリン塩酸塩（ミノマイシン®）を使用します。もちろん歯牙黄染などの副作用は覚悟の上ですが……。ただし，この段階に達してしまうとSSSSなども気になるところです。つまり，全身状態が懸念されますので，基幹病院に入院させましょう。

保護者への❸分間説明

●細菌が皮膚に入り込み，皮膚を溶かす毒素を出します。その結果，皮膚がどんどん破れてしまい，広がります。まるでやけどが広がるようなので「トビヒ」という名前が使われています。

●治療は，まずお風呂で病変部を洗い流すことです。ゴシゴシ擦らずに，そっとぬるま湯で流して下さい。消毒は必要ありません。細菌は消毒薬から身を守るために防御膜を張り巡らしているのです。そのため洗うことがとても大切です。毎日洗います。

●その後は塗り薬（抗菌薬やステロイド薬）を使います。できるだけガーゼもしくはネット包帯のようなもの（チュビファースト®など）で覆って下さい。また，1日に1回は必ずガーゼを交換して下さい。覆ったままですと，かえって菌が繁殖する場合があります。覆うことで悪くなる場合は，外用後そのままにしておくこともあります。

●痒みが強い場合は，一時的にステロイドという外用薬を使用することがあります。

●必要に応じて飲み薬を出します。まず4〜5日しっかり飲んで下さい。溶血性連鎖球菌という菌の場合は10日間ほど飲みます。

●このような治療でも治らない場合は「MRSA」という特殊な菌かもしれません。どんどん増悪する場合はすぐ来院して下さい。しかるべき施設にご紹介いたします。

参考文献

1) グラクソ・スミスクライン：ザイザル®シロップ0.05％添付文書. [https://www.pmda.go.jp/PmdaSearch/iyakuDetail/ResultDataSetPDF/340278_4490028Q1028_1_09]
2) 協和キリン：アレロック®顆粒0.5％添付文書. [https://www.pmda.go.jp/PmdaSearch/iyakuDetail/ResultDataSetPDF/230124_4490025D1022_1_08]
3) 協和キリン：アレロック®錠2.5/5 添付文書. [https://www.pmda.go.jp/PmdaSearch/iyakuDetail/ResultDataSetPDF/230124_4490025F1023_1_31]
4) グラクソ・スミスクライン：ザイザル®錠5mg添付文書. [https://www.pmda.go.jp/PmdaSearch/iyakuDetail/ResultDataSetPDF/340278_4490028F1027_1_10]
- 白濱茂穂：夏場に向かって注意したい皮膚疾患. 日臨皮会誌. 2012；29(6)：818-20.
- 中村健一：診療所で診る皮膚疾患. 第3版. 日本医事新報社, 2024.

Column

抗菌薬の使用法 ─第1世代？ 第3世代？

ウルトラマン*は怪獣と闘い，もがき苦しみ，あぁーもうだめだ，というときにスペシウム光線を撃ち込みます。これを最初っから使っていたら視聴率ゼロになってしまいます。つまらないのです。つまり，重要な最終秘密兵器は「切り札」として温存し，危機的な状況のときにのみ使用するからこそ「ウケる」のです。岩田健太郎氏は著書[1]の中で，抗菌薬の使用法をこのようにウルトラマンのスペシウム光線にたとえています。

皮膚軟部組織感染症での感染菌は多くが黄色ブドウ球菌です。MRSA？ ややこしい問題は確かに多いのですけれども，実は第1世代セフェム系が最も効果的です。そうです。あの「古典的な」セファクロル(ケフラール®)やセファレキシン(ケフレックス®)です。これら第1世代は消化管からの吸収も良く，バイオアベイラビリティ良好です。つまり病巣に「大軍」を送れる効率的な抗菌薬です。

ところが，日本ではこの分野については第3世代が標準的処方薬になっています。バイオアベイラビリティは第1世代よりも悪く，皮膚感染症には非効率な抗菌薬です。もちろん顔面の蜂窩織炎などでたまにインフルエンザ菌が原因のことがあり，第3世代でないと困る場合もあります。しかし，そのような場合はむしろ入院させ，経口薬は使用しないはずです。第3世代は確かに皮膚感染症には有効です。使いたくなる気持ちはわかります。しかし重大な問題があります。

それは，「小児科領域の髄膜炎は第3世代セフェムが命綱」ということです。髄膜炎で絶体絶命の小児にとって，この抗菌薬は「ウルトラマンのスペシウム光線」なのです。最終秘密兵器とは言いませんけれども，髄膜炎から小児を救う救世主と考えてもいいのです。大切にしなければならない第3世代セフェム系を気軽に皮膚科外来でジャバジャバ処方していたら，耐性菌がどうなるか，結果は明らかです。第1世代で十分な感染症には，第3世代(＝スペシウム光線)を使わないようにしましょうね。

参考文献

1) 岩田健太郎：抗菌薬の考え方，使い方 Ver.5 コロナの時代の差異. 中外医学社, 2022. ☞最新版は5版ですが，過去の版もとても愉快で参考になります。

*ウルトラマン…知らない世代が増えていますね。古き良き「縫いぐるみ怪獣」と，「昭和コスプレスーツ」を身に着けた人類の味方「ウルトラマン」が闘います。

第4章 患児の疾患別 診断・対処法紹介 I 細菌感染症 ① 伝染性膿痂疹

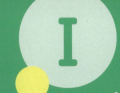

細菌感染症
2 多発性汗腺膿瘍

ポイント
- 乳児の汗腺に黄色ブドウ球菌が増殖して生じる多発性の固い丘疹，膿疱，膿瘍。額に多く発症。汗疹（あせも）から発症する。
- 2〜3週間で治癒する。

症状・診断

- 膿瘍の枕詞に乳児がつくくらい，乳児によく発症します。「あせものより」という俗名があるように，汗疹（アセモ）から発症します。しかも多発し，単発しません。不思議です。出るときは一斉に出るのです。汗腺の黄色ブドウ球菌感染と言われています。あせものよりですから夏に多いのは当然です。なんかこの疾患の乳児，たくさん存在するように感じます。しかし，町中の医院で経験することはあまりありません。年間数人というところでしょうか。

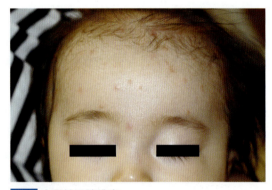

図1 多発性汗腺膿瘍
1歳，女児。額部の丘疹〜膿瘍。比較的軽度である。

- 汗腺が感染する。駄洒落じゃありませんが，生じるのですね。汗腺の閉塞は汗疹，つまりアセモです。多くの乳児はこの汗疹のまま，何も問題がないのです。ごく少数の乳児が，おそらく免疫系の異常スイッチが入ることにより，赤い多発性の丘疹や膿疱が出現するらしいのです。
- 肉眼的には非常に特徴的です（図1）。臨床所見からのみの診断です。血液検査してもわかりません。

鑑別診断

- 当然ですが，多発性汗腺膿瘍は汗疹のちょっと赤みの強いものです。それと，多発性毛包炎という紛らわしい疾患があります。これができると鑑別がちょっと難しくなります（図2, 3）。

治療

- 教科書には「抗菌薬内服・外用」とあります。筆者の経験では，たぶん何もしなくとも自然に消褪するのではないかと思います。とは言え，何もしないのも問題なので，ナジフロキサシン（アクアチム®）クリームなどの外用のみで様子を見ます。すると2〜3週間の経過で軽快していきます。保護者の顔つきを見て，儀礼的にいろいろなお薬を使ってみましょう。ステロイドはどうか？ そんなことも頭に浮かびます。ステロイドは抗炎症作用として効果があるものの，菌の繁殖も同時に生じます。ステ

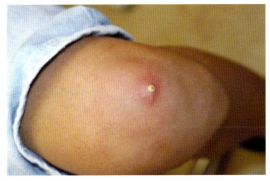

図2 毛包炎
小学生，男児。膝に生じた毛包炎

ロイドをやめたときに，一挙に免疫系のリバウンドを生じることがあり，悲惨な状態になることがあります。やめたほうがよいでしょう。

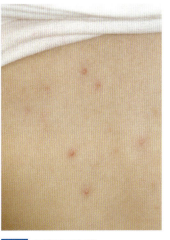

図3 多発性毛包炎
1歳，女児。背部。ロコイド軟膏外用による多発性毛包炎

保護者への3分間説明

- 細かいアセモでは汗の小さな穴が詰まります。そこに黄色ブドウ球菌が繁殖して赤くなってしまった状態です。小さなお子さんは抵抗力が弱いためにこのようになることがあります。心配ありません。この状態がどんどんひどくなり増悪することはまずありません。
- まずは抗菌薬の塗り薬で治療します。効果がなければ内服もします。抵抗力のある平均的な乳児ならば，だいたい2〜3週間で治るでしょう。
- ほかの子にはうつりませんのでご安心を。

Column 多発性汗腺膿瘍と化膿性汗腺炎

多発性汗腺膿瘍と化膿性汗腺炎，似たような病名ですね。でも，ぜーんぜん違います。多発性汗腺膿瘍は乳児の額などに多数出現する，黄色ブドウ球菌によるエクリン汗腺細菌感染で，膿疱，皮下硬結，膿瘍などを生じる疾患です。別名ブドウ球菌性汗孔周囲炎とも言います。「乳児，額，多発，黄色ブドウ球菌，汗孔」がキーワードですね。

それに対して化膿性汗腺炎は成人女性の腋の下など，アポクリン腺の存在部位に多発する慢性感染症で，慢性膿皮症に分類されています（図）。したがって，小児では多発性汗腺膿瘍が問題となります。

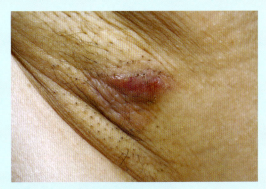

図 化膿性汗腺炎：腋（※成人例）

細菌感染症
③ 毛包炎, せつ, よう

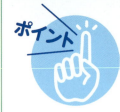

- 毛包炎は外来でよく経験する小児の感染症で、体幹部、臀部周囲に発症する。原因はステロイド外用によるもの、不潔なお風呂での緑膿菌感染によるもの、免疫力の低下によるものなど多彩。自然放置で治癒してしまう例が多い一方、増悪してせつ、ようになってしまう場合もある。やや炎症が強いと判断したら、抗菌薬の内服・外用で治療する。
- 毛包の炎症なのか、汗腺の炎症なのか、紛らわしい症例も多数経験する。いずれにせよ、細菌が繁殖したら抗菌薬による治療なので「誤診しても、結果は同じ」ということになる。

症状・診断

- 毛包炎は1箇所だけのこともあれば、多発することもあります。毛包の細菌が増殖し、炎症を生じた状態です。中央に膿疱が見えます(図1)。これ大事です！ その膿疱を頂点として紅斑が広がります。大きさは10〜20mm程度です。毛包炎が増悪すると、グリグリとしたしこりになり、これを「せつ」(図2)と言います。せつが根っこのところでつながると「よう」になります。つまり、毛包炎は運が悪いとようまで増悪します。ようもどんどん増悪すると、蜂窩織炎のような臨床像を呈します(そこまで運の悪い患児はそうめったにいるものではないです。あまり考えたくないのですけれども、さらにその先には劇症型溶連菌感染症などの恐ろしい疾患もあります。チラッと頭においてください)。
- 毛包炎には感染症によるものと、そうでないもの(好酸球性毛包炎など)に分類され、感染性の中には主として細菌性と、マラセチアによる真菌性のものの2種類があります。マラセチア毛

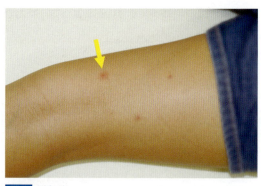

図1 毛包炎
9歳, 男児, 大腿部。中央に膿疱が確認できる(矢印)。

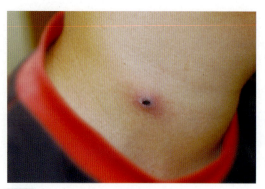

図2 せつ

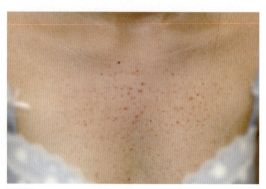

図3 マラセチア毛包炎
細菌ではなく真菌による毛包炎。

包炎（図3）は若者の胸部背部に生じるもので，痤瘡と酷似します。幼小児にはあまり生じません。

治　療

● 早めに抗菌薬の内服・外用で治したほうがよいでしょう。軽度の毛包炎はナジフロキサシン（アクアチム®）クリーム，フシジン酸ナトリウム（フシジンレオ®）軟膏の外用で十分ですが，せつになるとセフェム系の抗菌薬内服が必要です。ここでもMRSAかどうかで何を処方するかが決まります。

● やや重症のせつ，ようにまで増悪してしまったら……これらは切開が必要です。外用は上記のナジフロキサシンなどとし，それに抗菌薬内服を加えます。菌の感受性によりL-ケフレックス®などがいいでしょう。1週間程度で効果があります。無効な場合はMRSAなどを疑います。漫然とダラダラ数週間も処方しないことです。

> **処方例**
> L-ケフレックス®小児用顆粒　セファレキシンとして体重kg当たり1日25〜50mgを2回に分割する
> 体重20kgの場合：700mg（製品で3.5g）を2回/日（症状により増減）

保健所への届出

● この疾患は保健所への届出は必要ありません。詳しくは厚生労働省のウェブサイト「感染症法に基づく医師の届出のお願い」[1]を参照して下さい。

> **注意！** 劇症型溶血性レンサ球菌感染症は5類感染症で全例，保健所への届出が必要です。

保護者への ③ 分間説明

● 毛包炎は毛包（＝いわゆる毛穴）に細菌が繁殖して生じます。ステロイドという塗り薬がきっかけとなることもあれば，抵抗力が弱まって毛穴にいつも住んでいる菌がたまたま増殖してしまうなど，いろいろな理由で生じるようです。

● 軽いものは放置しても1〜2週間で消えることが多いようです。やや赤みが強いものは抗菌薬の塗り薬，もっと赤みが強い場合は飲み薬を使用します。毛包炎が悪化したものが，せつ，ようで，これらは皮膚を切って膿を出さなければならないことがあります。その上で抗菌薬内服・外用を行います。以上の治療を行えば，1週間以内で落ち着いてきますが，菌の種類によってはなかなか治らないこともあります。その場合は薬剤の変更が必要になることもあります。

参考文献

1）厚生労働省：感染症法に基づく医師の届出のお願い．[https://www.mhlw.go.jp/bunya/kenkou/kekkaku-kansenshou 11/01.html]

重症型細菌感染症，およびその類似型

重症型細菌感染症である丹毒，蜂窩織炎，壊死性筋膜炎，ガス壊疽，猩紅熱。成人では糖尿病，高齢者，四肢のリンパ浮腫などの患者に生じやすいのでお馴染みです。猩紅熱を除き，小児ではあまり多くないものの，ある程度は理解しておく必要があります。これらの疾患は皆，全身症状を伴います。つまり発熱，全身倦怠感，進行すると敗血症によるショック状態にまで突き進みます。原因菌は，丹毒（図1）では連鎖球菌，蜂窩織炎（図2）では黄色ブドウ球菌です。最近はMRSAが増加しています。壊死性筋膜炎は上記の菌のほか，大腸菌など種々の菌が混在してきます。ガス壊疽はガス産生の菌で*Clostridium*属が原因と言われてきました。しかし，非*Clostridium*属の感染もあります。

丹毒は連鎖球菌による真皮上層の感染症です。鑑別のキーワードは，「境界明瞭な浮腫性紅斑」「発熱」「疼痛」です。膿瘍は貯留していませんので，切開はしないようにしましょう。切開してもさらに痛いだけです。鑑別診断は接触皮膚炎，帯状疱疹です。

蜂窩織炎は，丹毒よりも深い部位における感染症です（図3）。膿瘍の形成も深いところにあるので，外来で切開することもあります。

壊死性筋膜炎はさらに深く（図3），その名の通り筋膜まで侵されます。こうなると全身管理が必要です。当然，緊急入院の適応です。

猩紅熱は臨床症状がきわめて特徴的なので，誤診する医師はあまりいないと思います。潜伏期は4～5日間です。「全身倦怠感」とともに「いちご舌」「発熱」「腋窩，鼠径部などに生じる鮮紅色びまん性の紅斑」などで特徴づけられる疾患です。皮膚症状は間擦部位から紅斑が出現し，半日ほどで急速に全身へ拡大します。外来では患児の体をよーく診ます。そして触りましょう。すると，ざらざらした感じのある丘疹の集簇であることがわかります。この時点で猩紅熱を疑えば，ペニシリン系薬剤の内服を開始します。腎炎の予防のため抗菌薬は10日間～2週間は継続します。

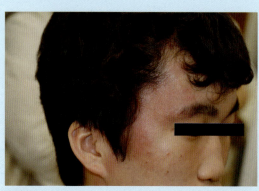

図1 丹毒

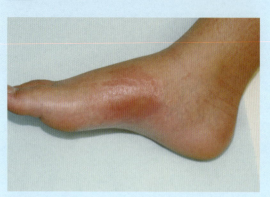

図2 蜂窩織炎

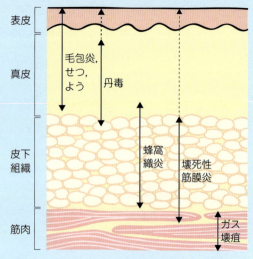

図3 毛包炎，丹毒，蜂窩織炎の深さ

I 細菌感染症
4 ブドウ球菌性熱傷様皮膚症候群
(SSSS：staphylococcal scalded skin syndrome)

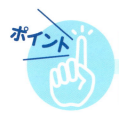

- 新生児，乳児に発症する細菌性毒素の血行性全身播種による皮膚の剥脱性疾患。
- 重症なので要注意。軽症例は開業医でもよく経験する。

● 症状・診断

- 黄色ブドウ球菌による表皮剥奪毒素（exfoliative toxin）が，なんと血液中に入り，全身の皮膚が剥がれ出す状態です。眼脂，口周囲の放射状亀裂は実に特徴的です（図1）。口腔粘膜には異常がなく，発熱，全身のびまん性潮紅，皮膚を触ると痛がる，擦ると剥がれる（Nikolsky現象陽性）などの症状で診断できます。感染症ですから，びらん部の塗抹・培養検査を行います。塗抹のグラム染色で（黄色）ブドウ球菌かどうかがわかります。培養については，結果の出る頃には決着がついていますので，医学的な「おさらい」としての意味しかないのかもしれません。抗菌薬選択の判断において培養は重要なものの，臨床所見が特徴的なので，早めに結論が出やすい疾患です。検査は医学統計学的な意味か，治療が難航したときの対策となります。

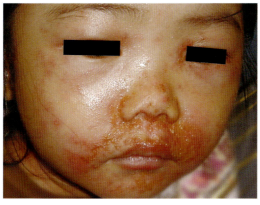

図1 軽症のSSSS

● 鑑別診断

- 中毒性表皮壊死症（TEN：toxic epidermal necrolysis），トキシックショック症候群，トキシックショック様症候群，新生児中毒性紅斑など。

● 治療

- この疾患は，ほかの重症疾患，たとえばTEN，トキシックショック症候群などと区別できないことがあります。そのため，原則として入院させ，抗菌薬の内服や点滴が必要です。輸液による水分補給

も必要になります。

● それで解決？　ところが，開業医ではSSSSの軽症例（図1）をよく経験するのです。そこまでいかなくとも，「なんかSSSSに似ている……？」という症例です。このような「疑い例」の場合，培養検査・薬剤感受性検査の結果が出るまで，第1世代，地域の耐性菌事情によっては第3世代のセフェム系の抗菌薬を内服させ，外来で治療します。MRSAでない限り，だいたいなんとかなります（☞p63）。このような「疑い」疾患は乳児に多い＝ということは，保護者には時間的余裕があることが多いので，できるだけ毎日来院させます。ただし，新生児は重篤になりやすいので小児科，皮膚科のある基幹病院に紹介するほうがよいでしょう。

● 重篤感のある場合はとにかく病原菌を退治するため，広域セフェム系の使用に踏み切ります。この時点で基幹病院に紹介したいところです。　どうしても外来でフォローしなければならない場合は，MRSAも考え，ホスミシン®の内服を併用すべきでしょう。

保護者への❸分間説明

● 抵抗力の弱い乳児に多い，黄色ブドウ球菌という菌による感染症です。皮膚を溶かす毒素が全身を回っているのでこうなってしまいます。

● 抗菌薬が有効ですのでご安心を。ただ，全身の管理が必要なので，入院での治療をお勧めします。

● 軽度な例では，外来での抗菌薬内服で十分な場合があります。ただし，その場合でも急に悪くなることがありますので，できるだけ毎日来院して下さい。

参考文献

・岩田健太郎：抗菌薬の考え方，使い方 Ver.5. コロナの時代の差異. 中外医学社, 2022.

Column

ショックと名のつく病名 —TSS, STSS, NTED

トキシックショック症候群（TSS：toxic shock syndrome），新生児TSS様発疹症（NTED：neonatal toxic shock syndrome-like exanthematous disease）。「ショック」と名のつく症候群，怖そうですね。TSSは主として中高年に多い疾患で，小児ではあまり経験しません。NTEDはその名の通り新生児の疾患です。名前は似ていますが両者は大きく異なります。NTEDは成人の播種状紅斑丘疹型の薬疹のような発疹が特徴ですが，健常児ならば軽く済んでしまうという特徴があります。正期産児は自然軽快しますが，早期産児では重症化が懸念されますので，NICU管理となります。一方，TSSの患者はショック状態になっていて，全身の紅斑・落屑があり紅皮症に近い状態で，重症感のある状態です。

TSSの原因は黄色ブドウ球菌によるtoxic shock syndrome toxin-1によるexotoxin（菌体外毒素）です。近年，大問題となっている「人食いバクテリア」は劇症型溶血性レンサ球菌感染症（STSS：streptococcal toxic shock syndrome）のことで，溶連菌の感染が原因です。いまやこのSTSSが大問題です。ちょっとした細菌感染があれよあれよと人の命を奪ってしまうという悲劇です。どちらも重症です。

とまぁ，TSS，STSSという恐怖の疾患をわずかな行数で説明するとこのようになります。何が起こるかというと，ブドウ球菌や溶連菌の感染をきっかけに，T細胞のむちゃくちゃな活性化で全身がドカーンとやられたり，好中球が狂い出して血管が開きっぱなしになっちゃう……という恐ろしい事態です。市中開業医がお目にかかることはもう稀の稀なのですが，感染症の患者は時として重症化し，こんなことが生じているかもしれないという知識があるだけで，外来の質が変わってきます。ブドウ球菌，溶連菌をバカにしちゃいけないということですね。

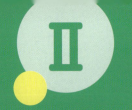

ウイルス感染症

　感染症を理解するには頭の中を整理することが必要です。皮膚における「ウイルス感染」に対する反応は，以下の3種類にわけられます(表1)。

表1 皮膚に関するウイルス感染

①水　疱	水痘，帯状疱疹，単純疱疹，手足口病など
②ウイルスの増殖	ヒト乳頭腫ウイルスによる疣贅(ウイルス性乳頭腫，いわゆる「いぼ」)，伝染性軟属腫など
③全身あるいは広範囲の紅斑・丘疹	麻疹，風疹，突発性発疹，伝染性単核球症，ジアノッティ・クロスティ症候群，伝染性紅斑など

　水疱はウイルスが角質細胞に作用して生じます。また，全身，あるいは広範囲に紅斑・丘疹などを生じるものについては，ウイルスそのものなのか，ウイルスによる何らかの反応なのか，正確に述べることはできません。ともかく，ウイルスに対する反応が全身に生じるのです。

　また，感染症の中には全例保健所への届出が義務となっているものがあります。厚生労働省のホームページより確認できます[1]。

　以降に述べる疾患の中では，麻疹と風疹は全例報告です。

　なお，各項目の「発症部位」のイラストで点の大小が異なる場合，大きい点のところは小さい点のところよりも出現しやすいことを示しています。

参考文献
1) 厚生労働省：感染症法に基づく医師の届出のお願い．[https://www.mhlw.go.jp/bunya/kenkou/kekkaku-kansenshou11/01.html]

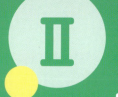

Ⅱ ウイルス感染症

① 麻疹

保健所への届出　全例報告

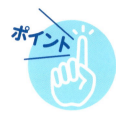

- 麻疹は肺炎，脳炎を合併するなど，重症化することがあるので問題となる。
- ウイルスはフワフワと広範囲を漂い，空気感染する。飛沫感染ではない！
- 潜伏期間が10〜14日間もある。つまり，コンサート集会などで多人数に感染し，それぞれの感染者が時間をかけて広範囲に散らばれば，あちこちに感染者が出現するという事態が容易に予想される。爆発的に流行しやすい。
- 診断で有名なKoplik斑はマズイことにすぐ消えてしまうので，丹念に探すこと。二相性の発熱と癒合傾向のあるべったりした全身の紅斑を頼りにする。「麻疹を疑う」頭を持とう。
- 結局は，予防接種と患者の隔離がすべて。

発症部位

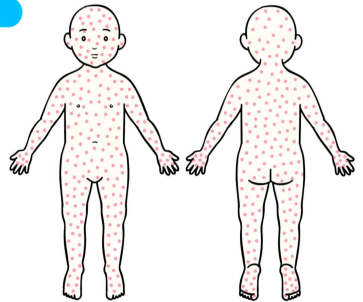

保健所への届出

- 皆さんご存知の通り，全例保健所への7日以内の届出が義務づけられていますね。なぜでしょう？ なんで麻疹がそんなに怖いのでしょうか？ それは肺炎や脳炎で死亡することがあるからです。「死ぬことがある感染症」と認識しましょう。

病態

- 麻疹は*Paramyxovirus*科*Morbillivirus*属のRNAウイルスです。いまさらその症状，検査，予後について論じるまでもなく，WHOが撲滅の対象としています。麻疹の診断，届出，学校での対応などは

73

インターネットにて確認できます（後述）。
- 諸外国では麻疹はまだまだ発生しているので，いつ何時日本に持ち込まれ爆発的に流行するか予断を許しません[1]。
- 空気感染（5μm以下の粒子のため空気中を浮遊する）のため，きわめて強い感染力があります。飛沫感染ではありません。飛沫感染はせいぜい1mの範囲にしか菌が届きません。空気感染はそれよりはるかに遠くまで届きます。さらに，潜伏期が7～14日のため，感染しても無症状のまま患者はあちこち移動します。「1人の患者が，抗体のない（＝麻疹に感受性のある）10人以上に感染させる」と言われています。すなわち，ウイルスを空気感染でばら撒きながら生活していることになります。

症状・診断

- さてさて，診療所に来院する小児は何をきっかけに来るのでしょうか？ 初めは全身倦怠感，腹痛，下痢を伴い，発熱します。つまり，麻疹の初期は普通のかぜ症候群。「風邪ですね」とかわすのではなく，二峰性発熱の前後に生じるKoplik斑を見抜くことが大切です。ほんの2～3日程度で消失してしまうので丹念に探しましょう。このKoplik斑は口腔内のカンジダ症のような症状なので，うっかりすると見逃してしまいます。ただ残念なことに，このKoplik斑を見たことのない若い医師がたくさんいるので，これを強調してもなかなか診断にはつながりません。
- いったん熱が下がった後，高熱とともにあの有名なボタン雪状の紅斑が全身に出現します。麻疹のこのような紅斑，診たことはありますか？ 5～10mm大の癒合傾向のある紅斑です。成書には「色素沈着を残して治癒するのが麻疹の特徴」と記載があります。治った後に診断できても何の自慢にもなりません。病初期こそが名医かヤブ医者かの分岐点です。
- 臨床写真をご覧下さい（図1）。実は「ボタン雪状」といっても最初はこんな紅斑が多いのです。風疹や突発性発疹などの全身発疹症と区別がつかないことが多いのです。典型例ばかりでないことを肝に銘じて，「麻疹かな？」と疑うことが重要です。また，全身状態の重篤度から，ある程度予想することができるので，皮膚以外の全身所見も重視して下さい。
- 「え？ 診断に血液検査は有用ですか？」ですって？ 急性疾患ですよ。結果が出る頃には肺炎を生じているかもしれません。いかに早期の段階で，入院対応の施設に紹介するかが運命のわかれ目です。検査は重要です。しかし補助的でしかありません。疑い例で確信が持てないときに抗体検査などを行います。発疹初期にはEIA法によるIgM-EIA抗体が有用ですが，悲しいことに発疹出現後4日以内では陰性になることがあります。こうなると皮膚の所見および全身状態の確認がいかに重要かわかりますね。

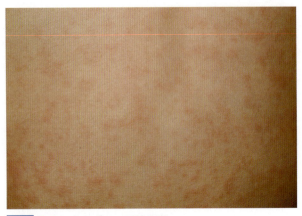

図1 麻疹によるボタン雪状紅斑

鑑別診断

- Koplik斑が消えてしまったら下記の疾患との鑑別は実に難しい！　高熱を出して，全身の紅斑が出現した場合，片っ端から抗体の検査をする以外にはないようです。
  - 風疹（重症感はあまりない）(☞p77)
  - 猩紅熱（溶連菌の迅速診断は？）
  - ツツガムシ病（刺し口はあるか？）
  - 薬疹（小児では薬疹は少ない。伝染性単核球症でペニシリン系抗菌薬を投与していないか？）(☞p192)
  - 川崎病（熱がなかなか下がらない！）(☞p195)
  - 輸入感染症：デング熱など〔これらの熱帯地域感染症は無限（？）にある。正直言ってお手上げ！〕

修飾麻疹・重症麻疹

- 予防接種が不完全，あるいは何らかの理由でγ-グロブリンの投与を受けた小児に麻疹が発症すると，風疹のような，あるいはもっと軽い症状で来院するので，ついつい見落とします。最近，増加傾向にあるようです[2]。
- 逆に出血性変化や紫斑を伴い，肺炎，循環器症状，さらには播種性血管内凝固症候群（DIC：disseminated intravascular coagulation）も合併する重症型があるそうです。私は経験がありません。「麻疹に紫斑が合併したら恐ろしい！」と覚えましょう。

治　療

- 「発症5日以内の筋注用γ-グロブリンで軽症化できる」は有名です[3]。けれども，「5日以内」で治療できるか？　どうでしょう？　発症して2～3日で開業医受診。しかしKoplik斑はありません。その日のうちにすぐ病院に紹介します。麻疹か他の感染症か……まだわかりません。そのとき，タイミング良くKoplik斑が発見できたら5日以内で治療できます。つまりギリギリです。そんなにうまくいくとは限りません。抗ウイルス薬は今のところありませんので対症療法となります。「治りますように」と祈ることになってしまいます。予防接種がいかに重要か，ですね。

インターネット検索

- 麻疹についての検索方法は，下記のキーワードを入れれば簡単です。このように大変豊富です。サイトURLで覚えるより検索キーワードで調べたほうが無難です。

検索キーワード
- **「麻疹，対応ガイドライン」**☞医療機関での麻疹対応ガイドライン　第七版[4]（国立感染症研究所感染症疫学センター）
- **「麻疹，発生状況」**☞感染症発生動向調査（国立感染症研究所）[5]
- **「麻疹，診断マニュアル」**☞麻疹診断マニュアル（第2版）（田代眞人，他，編）
- **「麻疹，学校，ガイドライン」**☞学校における麻しん対策ガイドライン　第二版[6]（国立感染症研究所感染症疫学センター）。学校ではどう対応するか，の決まりごとです。

- 「**麻疹，医師，届出，ガイドライン**」☞医師による麻しん届出ガイドライン 第五版[7]（国立感染症研究所感染症疫学センター）。医師が届出をする時の詳細です。
- 「**麻疹，Koplik斑，臨床像**」☞検索すれば多くの臨床画像がヒットします。

保護者への❸分間説明

- 麻疹（はしか）は合併症がなければ完全に治ります。心配いりません。逆に合併症があると大変です。特に肺炎と脳炎が怖いのです。「大丈夫ですよ」と言いたいところですが，症状は日々変化するため，何が起こるかわかりません。総合病院に入院し，しっかりとした全身管理が必要です。
- 熱が下がってから3日を経過しないと集団生活は不可能です。保育園，幼稚園，学校はそれまでお休みとなります。

※2015年3月，WHO西太平洋地域事務局は日本が麻疹排除状態にある旨を認定した[8]。医療関係者をはじめとする総力を挙げた麻疹撲滅の努力の甲斐があり，土着株のウイルスが3年間発見されなかったことによるものだ。ただし，今後の発生状況如何ではどうなるか予断を許さない。

参考文献

1) 厚生労働省：麻しんについて．[https://www.mhlw.go.jp/seisakunitsuite/bunya/kenkou_iryou/kenkou/kekkaku-kansenshou/measles/index.html]
2) 馬場直子，他，編：小児科臨床ピクシス17．年代別子どもの皮膚疾患．中山書店，2010，p142．
3) 佐藤伸一，他，編：今日の皮膚疾患治療指針．第5版．医学書院，2022．
4) 国立感染症研究所感染症疫学センター：医療機関での麻疹対応ガイドライン 第七版．2018．[https://www.niid.go.jp/niid/images/idsc/disease/measles/guideline/medical_201805.pdf]
5) 国立感染症研究所：感染症発生動向調査．[https://www.niid.go.jp/niid/ja/hassei/575-measles-doko.html]
6) 国立感染症研究所感染症疫学センター：学校における麻しん対策ガイドライン 第二版．2018．[https://www.niid.go.jp/niid/images/idsc/disease/measles/guideline/school_201802.pdf]
7) 国立感染症研究所感染症疫学センター：医師による麻しん届出ガイドライン 第五版．2016．[https://www.niid.go.jp/niid/images/idsc/disease/measles/guideline/guideline03_20230516.pdf]
8) 国立感染症研究所：麻しんとは．[https://www.niid.go.jp/niid/ja/kansennohanashi/518-measles.html]

ウイルス感染症
2 風疹

保健所への届出　全例報告

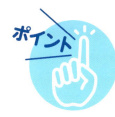

- 風疹[1]の発疹は「実に淡い，よく見ないとわからないような細かい紅斑」である。本当にあいまいな淡い紅斑のため，見過ごしてしまいそうな症例もある。
- 口腔内のForchheimer spotsは役に立つ。罹患した小児の半数に確認できるので，ぜひ口の中を覗いてみよう。
- 麻疹に比較して，当の子どもは元気。つまり軽症なので，皮膚科を直接受診する保護者も多い。
- 耳介後部のリンパ節腫脹は非常にはっきりしているが，それだけでは風疹の診断はできない。

発症部位

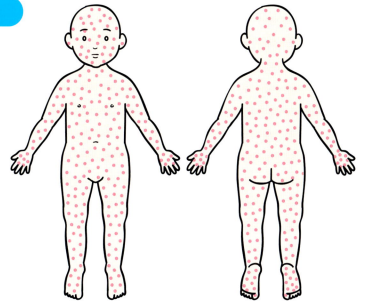

保健所への届出

- 5類感染症なので，全例届出が必要です。医師は7日以内に最寄りの保健所に届け出なければなりません。3つの臨床症状（①全身性の紅色丘疹，②発熱，③リンパ節腫脹）すべてを満たせば報告義務があります。3つがそろわなくても病原体診断（IgM抗体，PCRなど）が陽性なら報告です。

症状・診断

- *Togavirus*科*Rubivirus*属のRNAウイルスです。妊娠5カ月以内の妊産婦に感染が成立すると，先天性風疹症候群となることはご存知ですね。

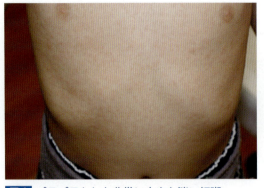 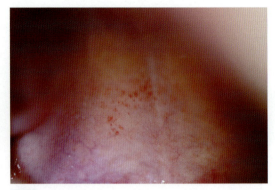

図1 パラパラとした非常に小さな淡い紅斑　　図2 口腔内のForchheimer spots

- 重要なのは，パラパラとした非常に小さな淡い紅斑が出現すること（図1）と，発疹とほぼ同時に出現する口腔内のForchheimer spots（図2）です。後者は軟口蓋に現れる点状の出血斑です。教科書にはサラッとしか触れられていませんが，約半数の患者に見られるとされています[2]。実は，皮膚科医はこのForchheimer spotsをとても重要な所見と考えています。それに耳介後部リンパ節腫脹も大切です。とても大きいので，すぐわかります。

鑑別診断

- 発熱，紅斑・丘疹，リンパ節腫脹（耳介後部です！）がそろえば，麻疹その他のウイルス感染症です。特に軽度な麻疹の場合，症状では区別がつきません。IgM抗体など，病原体検査が必須です。

治療

- 特に必要ありません。麻疹と同様，お薬はありません。肺炎，脳炎などの重大な合併症は稀です。通常の警戒心で待てばよいのです。

予防接種，ガイドライン

- 麻疹も風疹も，感染すると患児によっては重大な問題を引き起こします。ですから，予防接種は現在では麻疹とセットになり，1歳児と小学校入学前の幼児の2回接種となっています。
- なお，妊産婦への予防接種は禁忌です。生ワクチンなので……。わかりますよね。
- 麻疹と同様に，厚生労働省はきめ細かくガイドラインを定めています（後述）。

インターネット検索

- 検索キーワード「風疹，ガイドライン」☞医療機関における風しん対策ガイドライン[3]（国立感染症研究所）。熟読しましょう。
- 「Forchheimer spots，臨床像」☞検索すれば多くの画像がヒットします。
- 厚生労働省のホームページより届出について確認できます[4]。

保護者への ③ 分間説明

● 風疹は「3日はしか」と呼ばれているように，はしかに比べて症状が軽く，普通は軽症で治癒します。肺炎，脳炎などの重症化は3,000～5,000人に1人ときわめて稀です。治療薬はなく，安静のみでよくなるはずです。

● 保育園・幼稚園・学校は熱・発疹が消失するまで不可です。

参考文献

1）国立感染症研究所：風疹．[https://www.niid.go.jp/niid/ja/diseases/ha/rubella.html]

2）清水　宏：あたらしい皮膚科学．第3版．中山書店，2018．

3）国立感染症研究所：医療機関における風しん対策ガイドライン．2014．[https://www.niid.go.jp/niid/images/idsc/disease/rubella/kannrenn/iryoukikann-taisaku.pdf]

4）厚生労働省：感染症法に基づく医師の届出のお願い．[https://www.mhlw.go.jp/stf/seisakunitsuite/bunya/kenkou_iryou/kenkou/kekkaku-kansenshou/kekkaku-kansenshou11/01.html]

II ウイルス感染症
③ 突発性発疹

保健所への届出
定点報告
(小児科)

ポイント
- 0〜1歳までの小児に圧倒的に多いヒトヘルペスウイルス(HHV)6(またはHHV7)による感染症で、通常、発熱し小児科を受診する。熱が下がると全身にパラパラと淡い紅斑が出現するので、保護者は「すわっ！ 一大事！」と皮膚科を受診することとなる。
- 皮膚科医は病歴から簡単に「突発性発疹だな」と診断できる。おそらく、最も簡単に診断できるウイルス感染症。「熱性痙攣」はこの疾患によるものが多いと言われている。

● 発症部位

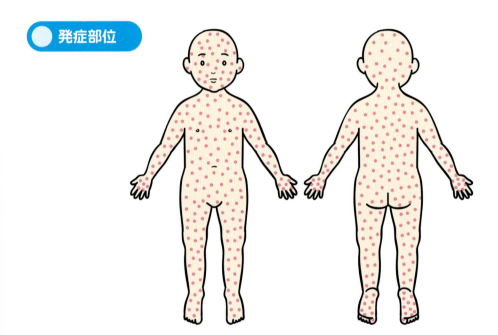

● 病　態

●この突発性発疹[1]（図1）、ウイルスが感染した後、人間さまに入り込んで潜伏します。薬剤性過敏症症候群（DIHS：drug induced hypersensitivity syndrome）という疾患でこのウイルスが再活性化するのは有名です。ウイルスには2種類あります。HHV6とHHV7、つまり「2回かかる」と考えてもいいわけです。実際は不顕性感染も大変多く（30％くらい）、多くの乳児が2回罹患することはないようです。この疾患、ほとんどの小児が2〜3歳頃までに抗体陽性になるそうです。みんなHHV6, HHV7の洗礼を受けるわけですね。

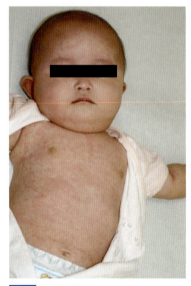

図1 突発性発疹

● 治 療

●特に必要ありません。このウイルスは退治する必要はありませんし，退治できません。潜伏させる以外に方法はありません。「注意すべきは熱性痙攣だ！」と慌ててアスピリンを投与しないことです。ライ症候群の原因となりますので。消炎鎮痛薬はアセトアミノフェンでやりましょう[2]。

> **処方例**
>
> 発熱時：アンヒバ®坐剤小児用（小児の体重に応じた量）

保護者への ❸ 分間説明

● 突発性発疹はHHV6，HHV7などのウイルスが入り込んで生じます。最初は高熱が出て大変です。3〜4日で熱は治まりますが，全身にパラパラと紅斑が出てきます。これもすぐ消えてしまいます。

● 治った後もお子さんの中に潜伏し続けます。唾液から常に排出し続けるようです。このウイルスは感染力が大変強いので，周囲の小児にあっという間に広まります。ほぼ100％の小児が2〜3歳頃までにはこれにつかまります。ということは大人の皆さんも過去に既に感染し，潜伏しているということです。ですから特別な感染症ではありません。ご安心を。

● 主として乳児の疾患です。保育園は発疹が消失するまで控えます。プールはさすがにダメでしょう。

参考文献

1）国立感染症研究所：突発性発疹とは．[https://www.niid.go.jp/niid/ja/kansennohanashi/532-exanthem-subitum.html]

2）佐藤伸一，他，編：今日の皮膚疾患治療指針．第5版．医学書院，2022．

II ウイルス感染症
④ Gianotti-Crosti（ジアノッティ・クロスティ）症候群

保健所への届出 義務なし

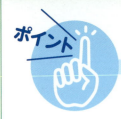

> ● 顔面，四肢末端などに丘疹を生じるウイルス感染症。様々なウイルスが関係していると言われている。
> ● 四肢に出る3〜4mmの丘疹が独特で，下肢から出現し，上行性に顔面まで達する。軽い痒みを生じる。

発症部位

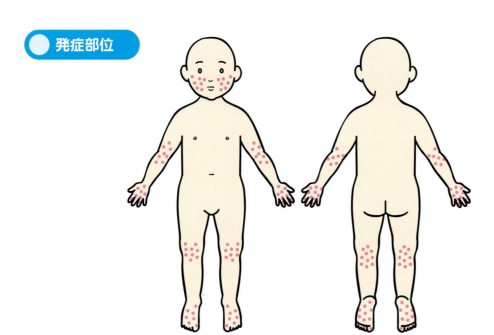

症状・診断

- 教科書にはあまり記載がないので有名ではありません。しかし，外来ではとても頻度が高いウイルス感染症の代表です。わが国では肝炎ウイルスによるものをジアノッティ・クロスティ病，そのほかのものをジアノッティ・クロスティ症候群と呼んでいますが，国際的には肝炎ウイルスによるものも含めて，ジアノッティ・クロスティ症候群に統一されています。
- もちろん幅広い年齢に発症しますが，1歳前頃の小児に好発します。下肢に独特の丘疹が出現し，上行性に顔面に達します（図1〜3）。慣れてくると一発でsnap diagnosisできます。個々の丘疹は3〜4mm大です。顔面では癒合傾向が強く，患者によっては手背にもべったりとした紅斑が出現します。
- 軽い瘙痒感を生じます。もちろんリンパ節腫脹もありますので，必ず触知しましょう。患児はいたって元気で，診察中泣きわめいたり，あちこちいたずらをすることも多々あります。

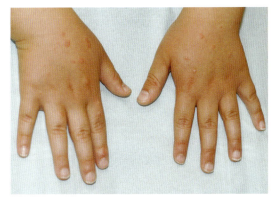

図1 ジアノッティ・クロスティ症候群：手背・前腕

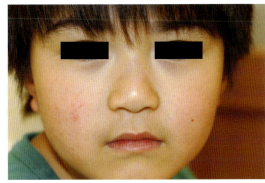

図2 ジアノッティ・クロスティ症候群：顔

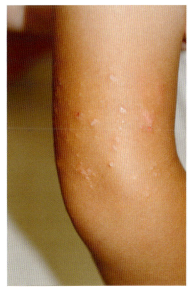

図3 ジアノッティ・クロスティ症候群：下肢

原因ウイルス

- 「ジアノッティ・クロスティ症候群」と「ジアノッティ・クロスティ病」の区別は，はなはだ困難です。「B型肝炎（HB）ウイルスの初感染は大丈夫なの？」と医師は緊張します。しかし筆者の経験では，HBウイルスによるものはきわめて稀なようです。ジアノッティ・クロスティ症候群のほうはEBウイルスによる感染が非常に多いようです。
- あれっ？ 「EBウイルス」と言えば伝染性単核球症でしたね（☞p85）。そうです。小児，特に3歳頃までのEBウイルス感染は，このジアノッティ・クロスティ症候群として発症します。年齢によって臨床像が異なるのですね。同じウイルスでも別の疾患名がつけられてしまうので，最初は面食らいます。
- そんな混乱に拍車をかけるようですみませんが，ジアノッティ・クロスティ症候群は別のウイルスでも生じます。サイトメガロウイルス，COX16，エコーウイルスなどです。ですから，ジアノッティ・クロスティ症候群に何回も罹患してしまう小児もいます。「あれ，昨年ジアノッティ・クロスティ症候群で診断したけど，また同じ病気かよ。感染症ではなくて薬疹か，食物アレルギーじゃないの？」と不思議に思わないで，きちんと治療しましょうね[1]。

鑑別診断

- 特徴的なので，あまり迷うことはありません。しかし病初期や軽症の場合，疥癬，多形滲出性紅斑，伝染性紅斑，光線過敏症などを除外する必要があります。

治療

- 痒みが強いときは抗ヒスタミン薬の内服や，ジフェンヒドラミン塩酸塩（レスタミン®コーワクリーム）などを外用します。

保護者への3分間説明

- EBウイルスなどの初感染によって生じます。稀にB型肝炎ウイルスによるものがあります。お子さんの様子がおかしい場合，血液検査を受けることをお勧めします。
- 発疹は派手ですが，2週間〜1カ月程度でケロッと治ります。後遺症は特殊な例を除いてないと考えてよいでしょう。
- いろいろなウイルスで発症するらしいので，絶対に再発しないとは言い切れません。感染力はさほど強くなく，集団発生などの心配は不要のようです。保育園・幼稚園・学校は特に制限する必要はありません。ただし，調子が悪そうだ，あるいは発熱している，などの場合はお休みとなります。また，顔面の紅斑が顕著，あるいはあまりに激しい紅斑・丘疹が生じた場合もお休みさせたほうがよいでしょう。プールも同様にケースバイケースです。

参考文献

1）清水　宏：あたらしい皮膚科学．第3版．中山書店，2018．

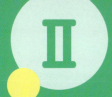

ウイルス感染症
5 伝染性単核球症

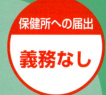

保健所への届出
義務なし

ポイント

- 多くはEBウイルスの感染症で，3歳までの感染はジアノッティ・クロスティ症候群（☞p82）として発症する。3歳以降はこの伝染性単核球症かジアノッティ・クロスティ症候群のどちらか，中学生頃になると伝染性単核球症で発症する。つまり，「大人に近い年齢のEBウイルス感染症」「思春期のEBウイルス初感染」である。
- 発疹する割合は10〜20％程度。この感染症はペニシリン系，セフェム系の薬疹を高率に合併するので，薬疹として発症したものが混在しているのかもしれない。

発症部位

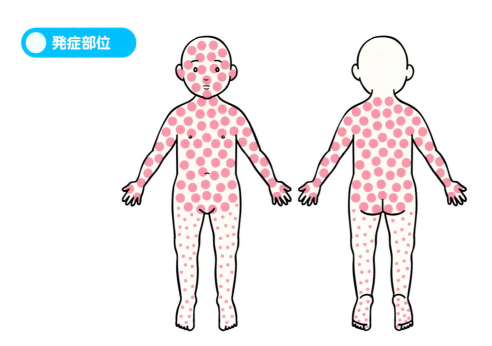

症状・診断

- 伝染性単核球症[1]の潜伏期は1カ月です。発症すると症状は激烈です。高熱，激しい咽頭痛，顕著な頸部リンパ節腫脹，肝脾腫など，重症感があります。実際，脳炎，髄膜炎，血小板減少症などの発症もあるようです。
- 紅斑は表現のしようがなく，蕁麻疹様（図1），多形（図2），風疹様（図3）など実に様々です。特徴的な紅斑はありません。日本の医師は抗菌薬の投与がお好きなので，この中にはペニシリン系，セフェム系の薬疹もかなり混在しているのではないかと想像できます。

治療

- どうしようもありません。安静と対症療法のみですね。ライ症候群の危険性があるのでアスピリンは

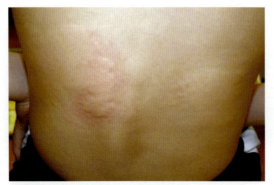
図1 蕁麻疹様紅斑

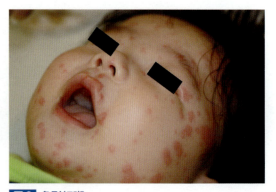
図2 多形紅斑
ただし，このような幼小児の症例は稀

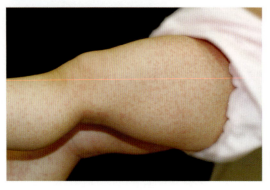
図3 風疹様紅斑
ただし，このような幼小児の症例は稀

禁忌。ペニシリン系抗菌薬は薬疹を生じます。

合併症

- 慢性活動性EBウイルス感染症，種痘様水疱症様リンパ腫（hydroa vacciniforme-like lymphoma），節外性NK/T-cell lymphoma（extranodal NK/T-cell lymphoma, nasal type）などの発症です。え？リンフォーマも合併してしまうの？ ……ありうるそうです。ただ，「伝染性単核球症ですね，将来は悪性リンパ腫に似た病気になってしまいます」などと保護者を脅かさないようにしましょう。きわめて稀と考えてよいからです。

保護者への3分間説明

- この病気，多くはEBウイルスによる感染症です。このウイルス，小児に感染すると普通は発熱などはなく，「静かに」発症し「軽い症状」で経過します。ところが，中学生くらいの年齢になると「伝染性単核球症」というイカメシイ名前の病名として現れます。大げさな名前でびっくりしますね。発熱，咽頭痛，発疹など激しい症状となります。
- 稀に慢性化してリンパ球系のいろいろな病気を生じることがあります。めったにありませんけれども，様子をみていきましょう。

参考文献
1）国立感染症研究所：伝染性単核症とは．[https://www.niid.go.jp/niid/ja/kansennohanashi/444-im-intro.html]

Ⅱ ウイルス感染症
6 伝染性紅斑

保健所への届出
定点報告
（小児科）

ポイント

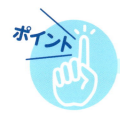

- ヒトパルボウイルスB19（HPV-B19）による感染症。顔面の平手打ち様紅斑と四肢の伸側に生じる網状紅斑が特徴。数例経験すればエキスパートになれる。
- 紅斑がいったん消褪した後も，日光曝露や運動によりダラダラと再燃する。発症の時期にはウイルスの排出はない。予後良好。
- 皮膚科外来では最初の症状出現時ではなく，再燃している時に初診で来院する患者が多い。

発症部位

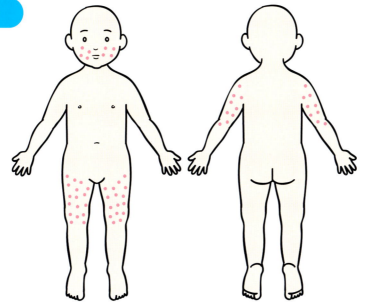

病態・症状

- 「お風呂の後，顔が真っ赤になりました。腕も足も真っ赤になりました。しばらくすると元に戻りました」「外で遊んだら，顔が真っ赤になりました。腕も真っ赤です」。こんな訴えで来院したら，それは伝染性紅斑（図1），いわゆるリンゴ病かもしれません。
- 顔面の平手打ち様紅斑から始まり，徐々に下に向かって点状の紅斑が出現，しだいに網状になります。主として四肢伸側に発症します。発症から皮膚症状がいったん消褪するまで約1週間です。ただし，あくまで「いったん」です。その後1カ月の間，日光曝露や運動などにより紅斑が再燃します。患者の中には「最初の1週間」にまったく気がつか

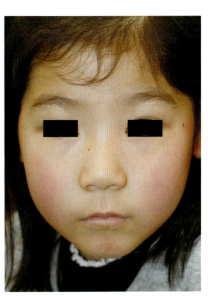

図1 伝染性紅斑

87

ず，この「後の1カ月」に来院する場合がかなり見受けられます。つまり，潜伏期・発症期を通じて，「元気いっぱい遊んで日に焼けたから赤いんだろう」などと気軽に考えていた保護者がその後びっくり仰天する，というパターンなのです。

● また，研修医の頃，私の頭では「平手打ち様紅斑」と「四肢の網状紅斑」がセットになっており，これらが全部そろわないと，「なんか変だな……」と思ったりしたものでした。しかし，医療の現場ではそんな「都合よく」症状がそろってくれる患者はあまりいません。顔面だけ，上肢だけ，などはよくあることです。時間の経過とともに顔面から四肢へと拡大するので，患者に余裕があれば再診させて経過をよく観察しましょう。

原因ウイルス

● HPV-B19，不思議なウイルスです。軽症もあれば重症化もします。よくわかっていないのです。直径20nmで自然界では最小のウイルスです。潜伏期間には風邪のような症状を呈することがありますが，実際の外来では「何にもなかったです」と保護者が訴えることが多いようです。要するに軽い症状なのですね。この潜伏期間にウイルスを周囲にばら撒くのです。気道分泌物からの飛沫感染です。

● さてさて，発症しますが，皮膚症状のみで全身状態は良好（＝元気）です。おまけに周囲への感染性はありません。元気ということは皮膚科受診となりますので，小児科医よりも皮膚科医のほうがこの疾患を多く経験します。

● 検査での確定診断は，ご存知の通りEIA法によるHPV-B19 IgM抗体があります。妊娠している（ということは「妊娠可能な」もなんとか含まれるようです）女性で症状がはっきりしている場合に限り，保険適用となります。つまり，小児には確定診断の血液検査はないのですよ！ 厳しいですね……。

鑑別診断

● 左右対称に生じる頬の紅斑を呈する疾患は下記のように，いろいろあります。
 • SLE（一見似ていますが，SLEは全身症状があり，蝶形紅斑と鼻背部にも紅斑が出ます。伝染性紅斑の場合は鼻に紅斑を認めることは稀です）
 • 光線過敏症，接触皮膚炎（治療ですぐ消褪します。しかし初診時は鑑別困難です）
 • 風疹，麻疹（両頬のみの診察では区別不可能です）

治 療

● 特に必要ありません。1週間ほどで治まります。瘙痒感が強いときもジフェンヒドラミン（レスタミン®コーワ）クリーム外用で十分です。

合併症，注意点

● 妊産婦が感染すると胎児水腫を生じることがあり，流産・死産の原因となることがあるとされていましたが，今では賛否両論あるようです。念のためでしょうか，血液検査が保険診療で認められています。

● HPV-B19は赤芽球前駆細胞に感染します。そこで増殖すると，鎌状赤血球貧血症など溶血性貧血の患者は急性赤芽球癆となってしまうので，一大事です。

●このウイルス，上記のような大問題があるわりには，麻疹・風疹のように騒がれることもありません。この感染症が風疹のように高頻度で奇形を生じたとしたら，「先天性伝染性紅斑症候群」などという病名が存在し，全世界が死にもの狂いに「絶滅だ！　ワクチンだ！」と叫んでいたかもしれません。胎児死亡は深刻ですが，残念なことにそれ以上の社会問題にはならないのかもしれません。

保護者への ③ 分間説明

- いわゆるリンゴ病です。
- 実は皮膚症状が出現する頃には既にウイルスの排出はないので，他人への感染力はありません。問題は，この紅斑は治癒後も1カ月間，光に当たった場合や，運動して体温が上がったとき，お風呂の後などに再発することです。そんな症状があっても心配しないで下さい。
- 保育園・幼稚園・学校などは問題ありません。プールについては屋外の場合，太陽光で発赤が増悪することがあるので注意です。プールに入ったからといって病気が増悪することはありません。
- 赤血球の特殊な病気はないですか？　そんな患者さんは貧血がひどくなり，入院が必要となる場合があります。そのような特殊な病気がない限り，この病気は問題なく治ります。

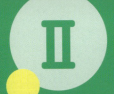

ウイルス感染症
7 手足口病

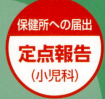

ポイント

- 潜伏期は3～5日。夏に多く，原因ウイルスは主としてコクサッキーA16と，エンテロウイルス71（enterovirus 71）。このうち，稀ではあるものの，脳炎などの重篤な合併症を引き起こすことがあるのはenterovirus 71である。コクサッキーA6による多発水疱，爪甲脱落などを生じる特殊例も発見されている。
- 症状が出そろえば，診断はすこぶる平易。1週間程度で治癒する。しかし，ウイルスの排出は咽頭，糞便中などから数週間も続くと言われる。

● 発症部位

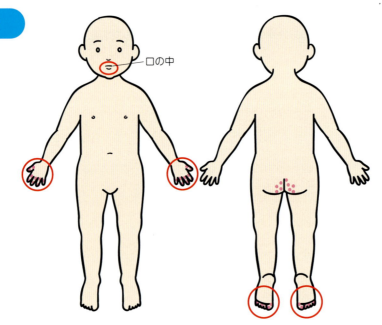

口の中

● 症状・診断

- この疾患，潜伏期は3～5日です。つまり兄弟姉妹がいたり，集団生活している乳幼児などは，ほぼ連続的に発症します。覚えましょう。
- 初期は微熱，感冒の症状があるようです。小児は微熱くらいなんでもないので診察室では多少ぐずるものの，元気いっぱい，室内で狼藉を働く子も多いので，疾患を見落とさないよう，騙されないようにしましょう。
- 「ミルク，母乳の飲み方がおかしい」，あるいは「この子，妙にぐずり，食欲がない」などの訴えでは，保護者は小児科を受診します。一方，皮膚科には「口の中にびらんがあり，治らない」「手足に水疱がある，臀部に小さなびらんと水疱がある」などの訴えで来院します。皆さん，診断どうですか？ この所見で診断できないとしたら，「国試どうやって合格したの？」という疑念が生じますよ。手足口に水疱が生じれば，もうそれは手足口病（図1，2）で決まりです。
- 典型例では手足口，それに臀部にも，小さな楕円形の水疱が出現します（図3）。癒合することはあり

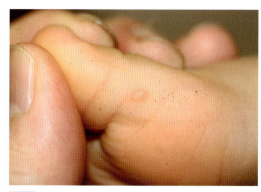

図1 手足口病：足指

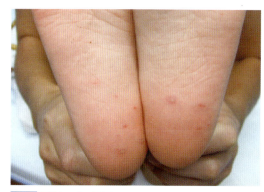

図2 手足口病：足蹠

ません。手足と言っても，掌蹠・指趾が主です。口腔内は舌の辺縁，歯肉，口蓋などで，水疱ではなく，びらんないしは浅い潰瘍のように見え，痛々しい感じです。水疱が目立たないときはやや暗い紅斑です。夏は虫刺されのようにも見え，冬は凍瘡に酷似します。最初のうちは個々の紅斑水疱よりも，その分布で一発診断できます。確かに，典型的な症例は楽チンです。

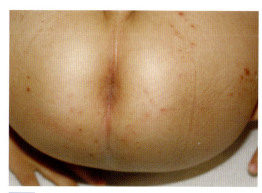

図3 手足口病：臀部

鑑別診断

●しかし，問題もあります。手足に水疱が生じる疾患はたくさんあるからです。汗疱（図4），単純ヘルペス（図5），凍瘡（秋冬にも手足口病はありますよ！）（図6），虫刺され，水痘，疥癬，手湿疹，アトピー性皮膚炎の手指足趾の漿液性丘疹，おむつ皮膚炎など，手足口病のごく初期の患者では水疱が1〜2個なんてことは，よくあります。「手湿疹ですね」とステロイド薬を処方していませんか？　また，肛門周囲のびらんで来院することもあります。手足を診察しないと，「おむつ皮膚炎です」と"snap diagnosis"して亜鉛華（単）軟膏を処方，帰宅させることもあります。

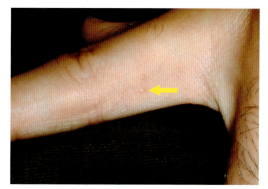

図4 汗疱

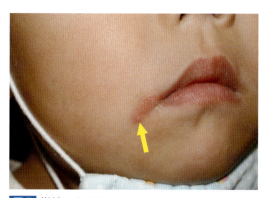

図5 単純ヘルペス

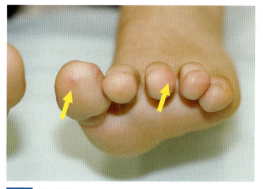

図6 凍瘡

- 口のびらん？ 単純ヘルペスでもよく経験します。疥癬でも手首，指間などに水疱が認められることもありますね。アトピー性皮膚炎でかなり搔破していたら，手足口病の水疱はわかりますか？ 最近は冬でも手足口病が多いので，凍瘡と瓜二つに見えますよ。
- 運の悪いことに，患者は1つの疾患だけで来院するとは限りません。上記のような疾患が合併していると，ワケがわからなくなります。つまり「本当の手足口病を探せ！」という作業を行わなければなりません。水疱1個で診断する方法はあるのでしょうか？ あります。プロはたった1つの水疱で手足口病を見破ります。
- 手足口病には典型例も非典型例もあります。当たり前ですが，典型例を理解していないと，非典型例はわかりません。一方，あまりに非典型的だと，似て非なる疾患，あるいは「新しい疾患」かもしれません。「変だなぁ，おかしいなぁ」と思ったら，専門医，専門医療機関に紹介しましょう。

典型例

- 典型例の水疱は楕円形で，長軸は皮膚紋理に沿って生じます。中にはいろんなバリエーション，例外などがあるでしょうけど，このような水疱を1個でも発見したら99%，手足口病です。これ，典型例ですね（図7）。

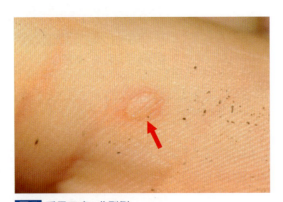

図7 手足口病：典型例
水疱は楕円形，長軸は皮膚紋理に沿って生じる。

非典型例

- 「ちょっと待って！ 典型例があるなら，非典型例はあるの？」。非典型例？ 実はあります。2011年にわが国で流行したコクサッキーA6によるものです。主な特徴は以下です。
    - ①爪の脱落
    - ②大型の中心臍窩を伴う水疱など
    - ③多形紅斑様な水疱ではない病変
- 爪は全部一斉に脱落するのではなく，一部だけのようです。大きい水疱は水痘か，それよりやや大きい程度で多発するので異様な外観です。このような症状は，もはや手足口病の概念を超えています。むしろ「コクサッキーA6ウイルスによる四肢水疱性疾患」とでも命名したくなります（文献1に写真も掲載されています）[1]。手足口病はウイルスの種類が多いことでも有名です。コクサッキー，エンテロウイルスが主です。その中の亜型がこれまたたくさんあるのです。

合併症

● 21世紀に入ろうとする頃，脳炎などの合併症を生じ死者が出たことがありました。もう若い先生にとっては古すぎて「古典医学」の感があるかもしれません。1997年にマレーシアで30人死亡。2000年前後に台湾で9万人が感染し[2]，55人が死亡しています。さらには同じ頃，日本でも重症例がありました。その原因ウイルスはほとんどがenterovirus 71で，一部にコクサッキーA16などが確認されたようです。enterovirus 71は脳幹部に入り，脳炎を発症する亜型が存在するらしいのです。発症数と死亡数を比較すると，稀と考えてよいのかもしれません。ですが，このような深刻な合併症を生じるのはやはり恐ろしいですね。

治　療

● 治療薬はありません。脱落した爪甲は爪母より再生し，元に戻るようです。むろん，非典型的な症状，あるいは全身状態がやや不安，という場合は脳炎などの合併症に注意することがとても重要です。

登園・登校の判断は？

● 手足口病は学校感染症，第三種の感染症の「その他の感染症」です[3]。「第三種」ではありません。「第三種のその他の感染症」です。ということは医師の判断で登園・登校の判断をします。「困ったなぁ，オレワカンネーヨ！」というヤング医師の皆さん，日本臨床皮膚科医会，日本小児皮膚科学会などが共同で，そんなときのために，ちゃーんと文書[4]を公開しています。それによると，手足口病は「口内の発疹で食事が摂りにくい，発熱，体がだるい，下痢，頭痛などの症状がなければ，学校を休む必要はありません」とのことです。

● えっ！　そうなの……ではプールは？　おっとっと。手足口病に罹患していて，プールに入ろうとするその根性，気に入りましたよ。でも，医学的には水疱形成していますよね。ってことは，デスモグレイン1か3か，その辺がやられているかもしれません。表皮の細胞間橋がちょん切れているということは，ある意味バリア障害です。ということは，黄色ブドウ球菌などの侵入口になるということです。そんな危険な状態のときにプールに入ってよいでしょうか？　ダメですね。したがってプールは「×」です。水疱がほぼなくなり，明らかに病勢が衰えるまでプールは待ちましょう。一見治った状態でもウイルスの排出はありますが，プールの塩素にお任せしましょう。

注意点

● 開業医としては，「様子を見ましょうね」とただぼやかすのではなく，「ボーッとしていたり，体がピクピク動いたり，変な動きがあれば躊躇することなく，すぐ来院して下さいね」など，脳炎を意識した説明をしましょう。ただし，頻繁に生じることではないので，念のため。

● 「なんだ手足口病ですね。大丈夫ですよ！」とかなり甘い説明を保護者に行い，あとで救急車ってことにならないよう，気をつけましょう！

保護者への ③ 分間説明

● これはウイルスによる感染症です。1週間は症状が続きます。治療薬はありません。口の中にびらんがあるので，食べ物の工夫をする必要があります。熱があったり，元気がないようでしたら，保育園や幼稚園，学校は休ませて下さい。ウイルスの種類によっては重症化することもあると言われていますが，まぁ滅多にありませんので，まずはご心配なく。

● 口内の発疹で食事が摂りにくい，発熱，体がだるい，下痢，頭痛などの症状がなければ保育園，幼稚園，学校を休む必要はありません。プールは水疱がほぼなくなり，明らかに病勢が衰えるまで待ちましょう。

参考文献

1) 馬場直子：マルホ皮膚科セミナー2013年6月20日 第63回日本皮膚科学会中部支部学術大会③教育講演 5-1 手足口病や伝染性紅斑などの"再興性"ウイルス感染症.（参照文献なども記載あり）[https://www.radionikkei.jp/maruho_hifuka/maruho_hifuka_pdf/maruho_hifuka-130620.pdf]

2) 日野治子：ウイルス感染症. 最新皮膚科学大系第15巻 ウイルス性疾患 性感染症. 玉置邦彦，他，編. 中山書店，2003，p148.

3) 厚生労働省：手足口病. [https://www.mhlw.go.jp/bunya/kenkou/kekkaku-kansenshou19/hfmd.html]

4) 日本臨床皮膚科医会，他：学校感染症 第三種 その他の感染症：皮膚の学校感染症に関する統一見解 お子さんとその保護者さんへ 皮膚の学校感染症について. 2010. [https://plaza.umin.ac.jp/%7Ejocd/img/top/infectious100731.pdf]

II ウイルス感染症
8 水　痘

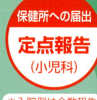

保健所への届出
定点報告
（小児科）
※入院例は全数報告
（7日以内）

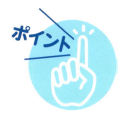

- 水痘は時間が経過したものに限り，簡単に診断できる。
- 個々の発疹はモザイク的で，バラバラであり，病初期は虫刺されと区別不可能である。水疱は徐々に頭部，口腔内も含め全身で確認できるようになる。
- 診断は水疱のみではなく，バラバラに発症する丘疹，紅斑，痂皮がヒント。抗ウイルス薬による治療が存在するので，医師としては助かる疾患。

● 発症部位

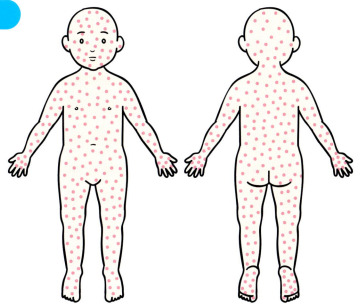

● 症状・診断

- 最前線の開業医では，水痘患者は図1のような所見で来院します。どう見ても虫刺されですよね。まずいことに，痒みを訴える小児もいます。これが怖いのです。忙しい外来でベタメタゾン吉草酸エステル（リンデロン®-VG）軟膏など処方して帰らせてみなさいな……。2～3日後には立派な水痘の完成です。高熱を出して，ヒーヒー言って再診します。リンパ節もグリグリ腫脹しています。「あれっ，水痘っスね。虫刺されがきっかけですね」などとホラを吹かないで，きちんと最初から「虫刺されかもしれないです。でもいろいろなウイルス感染でもこんな形で始まることもあるので，この程度なら様子見ましょ」と言っておけばよかったのです。
- 水痘の潜伏期間は2週間。空気感染するので，あちらこちら

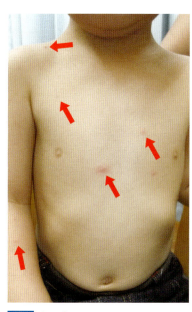

図1 水　痘

ヘウイルスをばら撒く可能性があります。この疾患，日常的に普通にお目にかかるほどポピュラーです。5歳までに90％の小児が感染するか，免疫を持ちます。この傾向は毎年変化しないようです。冬から初夏までに多く，夏季はやや減少するようです。もっとも，これだけ多くの患者がいる疾患ですので，開業医としては「年中いつでも来る」疾患と考えてよいでしょう。

鑑別診断

- 市中医療機関には水痘の患者などワンサカ押し寄せます。日常茶飯事の疾患ですが，似て非なる疾患もゴマンとあります。先述の通り，その代表はなんと虫刺されです。もちろん水疱を生じる他のウイルス感染症も考えますが，そのほとんどは「個性的」なので，通常は区別できます。
- 虫刺されが体幹部にパラパラ生じ，しかも治りかけもある，次々に刺される。そして，実に紛らわしいのですが，風邪（＝上気道感染症状）がありリンパ節腫脹もある……なんて場合はどうしますか？ 近年は抗原検査キットなる便利グッズがどこでも手に入り，臨床症状・所見把握なんていい加減でも，ちょっとでも疑えば検査をすれば良いのです。水痘という結果がすぐ出ます（図2）。
- ではここで問題です。抗原検査キットが最近流行の「出荷調整」とやらで手に入らなくなったらどうしますか？ あるいはへき地でなーんにもない状況だったらどうしますか？
- 「水痘か否かはリンパ節腫脹で見わける」なんて考えていますか？ 確かに感染症であることはわかります。しかし，それで本当に水痘と断言できますか？ 他の感染症のオーバーラップなんて開業医レベルではザラですよ。ハサミとピンセットを持ってTzanck testしますか？ 巨細胞を調べれば……と思いきや，泣き叫んで暴れる小児などはちょっと難しい場合があります。そんなときは水疱や紅斑，痂皮が頭の皮膚と口腔内にあるか否かを調べます。ここにあれば水痘と決定することができます。
- 単純疱疹の初期で1〜2個紅斑があるのみ，手足口病で，手足はわずかの所見で，たまたま四肢に広範囲に出ている場合など，特に体幹部を見せたがらない女の子などの場合，難しいことがあります。こんな時は経過を見る以外にありません。

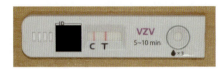

図2 水疱・帯状疱疹ウイルス抗原検査キット

治　療

- 重症化するか否かは初期の段階ではわかりません。最悪の場合を考慮して，抗ウイルス薬のバラシクロビル塩酸塩（バルトレックス®）やアシクロビル（ゾビラックス®）の内服をお勧めします。

> **処方例**
> バルトレックス®顆粒50％
> 体重1kg当たりバラシクロビルとして1回25mgを1日3回経口投与。1回最高用量は1,000mg。

- 小児のバルトレックス®，ゾビラックス®は**5日間のみ**保険がききます（2025年1月現在）。それ以上は医院の負担となります。ご注意を！
- 発症から治癒まで1〜2週間を要します。ちょっと長いですね。その間，保育園・学校関係はすべてお休みとなります。水痘の症状はどの小児も一様で，間違えることはありません。ただ，予防接種が不完全であった場合などは不完全水痘が発症します。これは確かに水疱ですが，非常に軽い症状です。水疱は数個のみ出現します。

保護者への ❸ 分間説明

- いわゆるみずぼうそうで，水痘ウイルスの感染です。多くの場合は問題なく治ります。稀に重症化することがありますが，今の症状で重症化するか否かは判断できません。最悪の場合を考慮して，抗ウイルス薬の内服で治療します。
- 保育園・幼稚園・学校などはすべての発疹が乾燥（痂皮化）するまで禁止です。もちろんプールも同様です。比較的元気なお子さんが多いので，保育園，幼稚園の登園禁止では保護者の方もお困りでしょう。1〜2週間で治癒します。しばらく我慢して下さい。
- 一度罹患すると終生免疫となり，二度目の感染はおそらくないと思います。

参考文献
- 国立感染症研究所：水痘とは. [https://www.niid.go.jp/niid/ja/diseases/sa/varicella.html]

Ⅱ ウイルス感染症
9 帯状疱疹

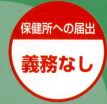
保健所への届出 **義務なし**

ポイント
- 一度感染した水痘ウイルスが神経節内に潜伏し、その再活性化による病変である。
- 成人の帯状疱疹と症状は同じだが、疼痛は少ない。
- 治療は抗ウイルス薬の内服となる。

発症部位

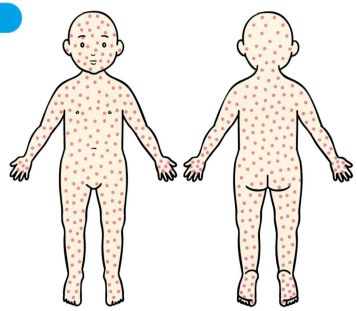

診断

- 特徴的な紅暈を伴う、帯状に配列した水疱の集合です(図1)。診断は容易でしょう。近年は抗原検査キットがどこでも使用できますので、水疱があれば検査できます(図2)。
- 小児の帯状疱疹は「痛くない」ことが多いので、成人とはちょっと異なります。原則として血液検査をして抗体を調べる必要はありません。免疫不全の疾患に罹患している小児は重症化することがあります。

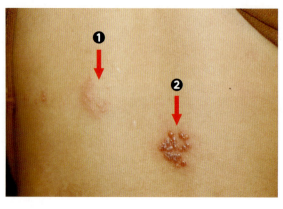

図1 帯状疱疹
①わずかな紅斑
②紅暈を伴う水疱

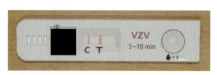

図2 水疱・帯状疱疹ウイルス抗原検査キット

98

● 治　療

●水痘とほぼ同様の治療です。病変自体は自然治癒することがほぼ確実なものの，合併症が怖いですね。加えて，帯状疱疹は皮膚潰瘍を形成し，瘢痕を残すという問題もあります。瘢痕が顔面にできてしまうと大問題となります。たとえ顔面ではなくとも，小児の将来を考えれば積極的に治療すべきでしょう。

> **処方例**
>
> **アシクロビル（ゾビラックス®顆粒）体重20kgで4g/日　1日4回（つまり1回1g）　7日間のみ**
>
> ▶ゾビラックス®顆粒は，体重1kg当たり1回アシクロビルとして20mgを，1日4回経口投与
>
> ▶バラシクロビル塩酸塩（バルトレックス®）顆粒は，体重1kg当たりバラシクロビルとして1回25mgを，1日3回投与，ただし1回最高用量は1,000mg。例えば体重20kgで3g/日　1日3回
>
> **外用薬**
>
> ▶伝染性膿痂疹の状態になることがあるので，ナジフロキサシン（アクアチム®）クリームを外用。感染徴候がなければ乾かす外用薬のみでも可能。
>
> ▶皮膚潰瘍を形成することが少なからずあります。そのときは，トレチノイントコフェリル（オルセノン®）軟膏，白糖・ポビドンヨード配合（ユーパスタ®コーワ）軟膏などで皮膚潰瘍の治療を行います。ガーゼ保護を痛がるようなら，たとえばモイスキンパッド®[1]という市販のドレッシング材を使用するとよいです。同様のドレッシング材は各種あり，薬局で市販されています。

● 合併症

●Ramsay Hunt症候群（耳介に帯状疱疹が認められた場合，同側の顔面神経麻痺，めまいなどの内耳障害などを伴う）

●眼の合併症（虹彩炎，角膜炎など。三叉神経第一枝領域で鼻背部に水疱紅斑が出現すると危ない！）

保護者への❸分間説明

● 帯状疱疹は水痘，つまりみずぼうそうと同じウイルスによって発症します。一度罹患した子は，ウイルスが脊髄，脳神経内に潜伏感染します。お子さんの免疫系に少し異常が生じ，潜伏していたウイルスが出てきてしまうと，この疾患となります。免疫系の異常といっても，風邪をひいて疲れたとか，何か無理をしたとか，その程度のことです。稀に何か病気があって発症することもあるので，治癒後も様子をしっかり見てあげて下さいね。治療は抗ウイルス薬という飲み薬と二次感染を防ぐ抗菌薬の外用で行います。治るまで1〜2週間を要します。

● みずぼうそうと異なり，帯状疱疹は感染力が強くありません。病変部が覆われていれば登園・登校は可能です。なんと学校には行っていいのです。顔面の場合は痛々しく，「包帯コゾウ・ムスメ」になってしまいますので，そこはよく学校当局と相談しましょう。

● ただし，保育園・幼稚園では水痘に対する免疫のない保育児とは接触しないこと，とあります[2]。現場のことがわからないお役人さんの文章です。笑ってしまいますね。顔面に発症した場合，いとも簡単に感染します。「接触しないこと」など実質的に不可能です。つまり，顔面発症の場合は水疱が痂皮化し，乾燥するまでお休みでしょうね。もちろんプールはすべて乾燥するまで禁止です。

参考文献

1）白十字社：外科用パッド　モイスキンパッド（滅菌済）[https://www.hakujuji.co.jp/medical/products/04/04/02.html]

2）日本学校保健会：学校において予防すべき感染症の．令和5年度改訂．2024, p62. [https://www.gakkohoken.jp/book/ebook/ebook_R050080/index_h5.html#1]

Ⅱ ウイルス感染症
10 単純ヘルペス，カポジ水痘様発疹症

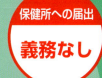
保健所への届出 **義務なし**

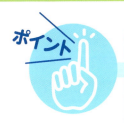
ポイント

- 単純ヘルペスウイルスによる感染症。簡単に言うと，①初感染で小児にヘルペス性歯肉口内炎などを引き起こすことがある，②その後潜伏感染し，ときどき再発する（これを再発性ヘルペスと言う），③アトピー性皮膚炎などがあるとカポジ水痘様発疹症という重症型を生じることがある。
- 重症化したり再発したり，話題にコト欠かない疾患。

発症部位

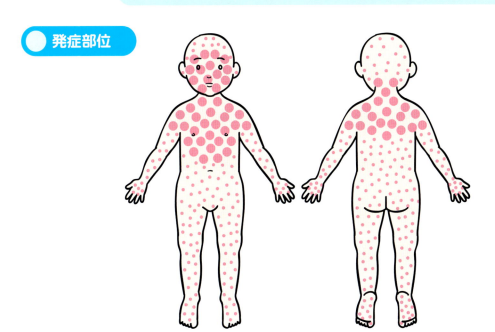

病態・病名

- 単純ヘルペスウイルスは1型・2型にわかれます。1型は口唇ヘルペスが代表です。主として臍から上に現れます。2型は性病が代表で，臍から下に現れます。しかし何事も例外があるのです。臍から下の1型や，口唇ヘルペスの2型もありえます。
- 皮膚で発症するときは人間の免疫状況によって，七色仮面（知らないか……）やトランスフォーマーONE（これなら若い研修医にもわかるでしょ。映画，観たかな？　自動車がマッチョロボットに変化するやつ……）のように千変万化，いろいろな病名となって子どもに発症します。とても不思議です。
- 初感染についてはほとんど（90％）が無症候性で，10％が「あぁヘルペスだよ」とわかる形で発症します。それが極端な形で，特に口腔内に出ることがあります。それがヘルペス性歯肉口内炎です。これは初感染時，乳幼児などに生じるやや重症型の単純ヘルペスです。
- また，神経節に潜伏感染してときどき再燃する再発性ヘルペスは，もう有名ですね。1型は顔面など，2型は陰部に繰り返し生じます。2型は性病なので，小児ではなかなかお目にかかりません。多いのはやはり1型かもしれません。

特殊な病名について

- 皮膚の表面には特有の免疫機構があります。ヘルペスが周囲に拡大するのを抑制してくれます。便利ですね。ヘルペスが小さな範囲に限局するのは，その「免疫機構」が抑えてくれるからです。しかし，その「免疫」に異常がある疾患があります。知っていますか？ アトピー性皮膚炎，ダリエ病などです。これらの患者に単純ヘルペスが感染するとバーッと周囲に広がります。水疱，びらんだらけになります。これをカポジ水痘様発疹症と言います。

部位別の疾患名により，いろいろな病名がある

- ヘルペス性ひょう疽，角膜ヘルペス，口唇ヘルペス，顔面ヘルペス，性器ヘルペス，ヘルペス性口内炎など，ヘルペスが出現しやすい部位による分類です。
- また，このウイルスは実に多くの疾患に関与しています[1]。

　新生児ヘルペス：筆者は診たことがありません。いわゆるヘルペスの水疱は少ないようです。教科書的に述べると（すみません，経験ないので），生後3～6日に高熱，哺乳力低下，痙攣，呼吸不全，肝脾腫が現れます。一度発症すると予後不良のようです。感染源は不明とされています。

　急性網膜壊死：ヘルペス脳炎に罹患した患者のブドウ膜に，内側からヘルペスの感染が生じたらしいとの説があります。

　ヘルペス関連多形紅斑：これは小児でも多く経験します。口唇の単純ヘルペス罹患後，しばらくして四肢に生じる標的状の紅斑です。

- その他，いろいろあるようです。ヘルペスは多種の疾患に触手を伸ばしているのです。

診　断

- 典型的な臨床像から誰でも診断できます。しかし，水疱が1箇所のみという場合，びらんが多発していて膿痂疹との鑑別ができない場合などが問題です。そんなときはTzanck testを行います。水疱びらん面にスライドグラスを押し当てて，ギムザ染色します。キットは市販されていて，外来で簡単にできます。実際，かなりいい加減にやっても染色されます（図1）。
- 近年はさらに簡単に診断できます。単純疱疹ウイルスの抗原検査キット（図2）が登場しましたので，臨床症状を読み解く能力なんていっさい必要なくなりつつあります。無免許医師でも高校生でも診断できちゃいます。ただし，検査に頼りすぎると皮膚を診る医師としてのセンスがカラになりますのでご注意を。

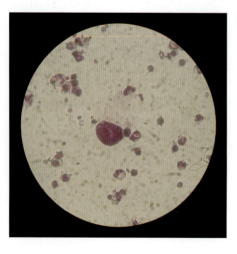

図1 巨細胞の顕微鏡像
（対物×40，接眼×10）

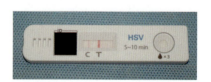

図2 単純疱疹ウイルス抗原検査

典型的な症状

- 口唇ヘルペスでは1〜3mm大の小水疱が集簇します。時間の経過でびらんのみになることもあります。1週間程度で治癒してしまいます。言葉で述べるよりも臨床写真をたくさん見て覚えるほうが早いでしょう（図3〜8）。

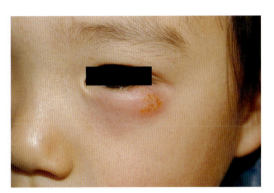

図3 単純ヘルペス：目の周囲

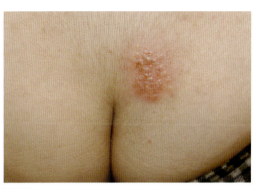

図4 単純ヘルペス：臀部

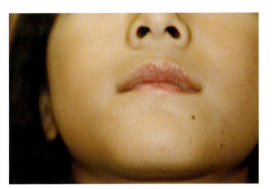

図5 単純ヘルペス：口の周囲

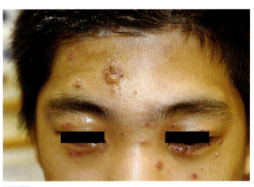

図6 単純ヘルペス（カポジ水痘様発疹症）：額部

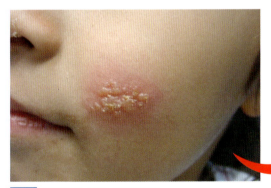

図7 単純ヘルペス：顔面頬部

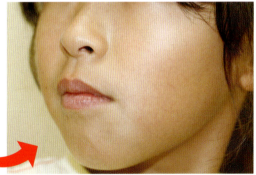

図8 図7の3年後
単純ヘルペスは比較的きれいに治る。

鑑別診断

- 帯状疱疹，伝染性膿痂疹，水痘のごく初期，アトピー性皮膚炎の掻破したびらん面，水疱形成の接触皮膚炎（図9〜13）などがあります。近年は単純疱疹の抗原検査キットがあるので簡単に鑑別でき，楽ちんです。しかし頼りすぎると皮膚を診る診断力が退化しますのでご注意を。

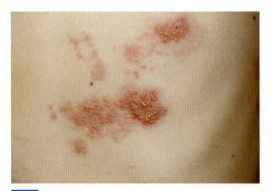

図9 帯状疱疹
体幹部に紅暈を伴う水疱が数か所散布する。

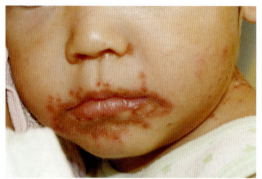

図10 伝染性膿痂疹
単純ヘルペスで最も問題となる鑑別疾患。症状では区別不能なことも多い。

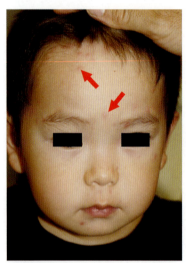

図11 水痘：ごく初期

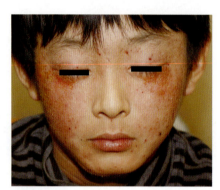

図12 掻破したびらん
アトピー性皮膚炎の経過中に出現する。

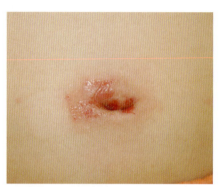

図13 水疱形成の接触皮膚炎：臍の周囲

治療

- アシクロビル（ゾビラックス®）顆粒，バラシクロビル塩酸塩（バルトレックス®）顆粒の内服です。神経節のウイルスがターゲットですので，ビダラビン（アラセナ®-A）軟膏などの外用薬はウイルスの繁殖場所に届きません。皆さん，抗ウイルス薬外用が有効だと信じて処方していますか？ ほとんど「儀式」的扱いですよね。つまり，内服のみ，あるいは自然治癒を狙いたいが，カッコつけたいので外用薬を処方しとこう，ということでしょうか。欧米では使用しないらしいです。ただし角膜ヘルペスでは内服のみでは不十分で，眼科医が処方するゾビラックス®眼軟膏などの外用が重要です。
- ゾビラックス®顆粒40％の場合，1日4回内服です。バルトレックス®顆粒50％は1日3回ないし2回です。圧倒的に内服回数の少ないバルトレックス®顆粒に分があります。

> **処方例**
> バルトレックス®顆粒50％の処方量は複雑なので添付文書[2]に従ってください。
> **注意！** カポジ水痘様発疹症で高熱があり，重篤感のある場合はできるだけ入院してゾビラックス®の点滴静注をすることです。目の周囲に罹患することが多いので眼科医師への受診が必須です。

注意点

● 単純疱疹は再発する感染症です。そのため再発抑制PIT（patient initiated therapy）による短期間投与という方法があります。ファムシクロビルやアメナメビルという処方薬です。成人のみ認められています。残念ながら小児の適応はありません。

● この疾患，何が怖いのでしょうか？ それは，角膜ヘルペスです。角膜が混濁してしまい，不可逆性です。また，重症型はカポジ水痘様発疹症，ヘルペス性歯肉口内炎などがあります。また，免疫抑制患者の場合は皮膚潰瘍を形成することもあります。これらは抗ウイルス薬がなかった時代は重篤となることで有名でした。

保護者への ③ 分間説明

● 単純ヘルペスウイルスによる感染症です。この疾患，最初の感染は皮膚や粘膜からです。しかし，このウイルスはその後，神経の奥に潜んで「定住」してしまいます。体調を崩したり，疲れたりすると皮膚表面に出てきます。再発性ヘルペスなどと言われています。残念ながらワクチンはありませんので，予防することができません。ピリピリする，などが前兆ですので，そのような症状があったら，早めに来院して下さい。

● 治療は抗ウイルス薬の内服です。カポジ水痘様発疹症やヘルペス性歯肉口内炎など，重症と言われている場合はその程度により入院し，点滴にて治療する場合もあります。

● 口唇ヘルペスや軽症の単純ヘルペスは病変部を覆ったり，マスクをすれば登園・登校可能です。カポジ水痘様発疹症やヘルペス性歯肉口内炎など重症の場合は登園・登校できなくなります。すべて痂皮化したら大丈夫です。プールについては，びらんが乾くまで入らないで下さい。

● ヘルペスはきちんと治療すればキズ痕は残らないことが多いようです（図7，8）。ご心配なく……。

参考文献

1) 今福信一：単純ヘルペスウイルスが関与する病変. Derma. 2011；178：8-15.
2) グラクソ・スミスクライン：バルトレックス顆粒50% 添付文書. [https://gskpro.com/content/dam/global/hcpportal/ja_JP/products-info/valtrex/valtrex_grn50.pdf]

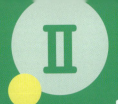

ウイルス感染症
11 ウイルス性乳頭腫（疣贅＝いぼ）

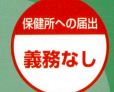
保健所への届出 **義務なし**

ポイント
- 小児の皮膚疾患として市中開業医最多と思われるのが，このウイルス性乳頭腫（疣贅＝いぼ）と言える。ほぼ全身どこにでも出現する。
- 液体窒素で治療する。疼痛が強い上に難治性であり，治療に苦しむ。

発症部位

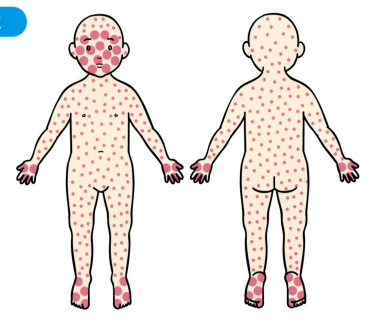

症状・診断

- 小児では頻発します。好発部位は何といっても足の裏です。診察室で保護者が「うちの子にウオノメが……」と言ったら，ほぼ99％ウイルス性乳頭腫（疣贅）です。見なくても診断できます（それは言い過ぎ？）。
- いろいろなタイプが存在するので，いぼの多様性に驚かされます。成書[1]ではミルメシア，黒いぼ，扁平疣贅，糸状疣贅などが紹介されています（図1〜7）。

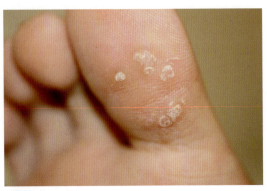

図1 いぼ

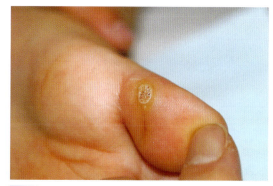

図2 ミルメシア：噴火口状のもの

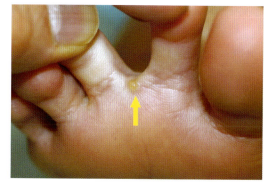

図3 ミルメシア：軟属腫そっくりのタイプ

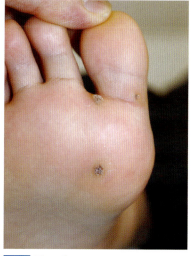

図4 黒いぼ

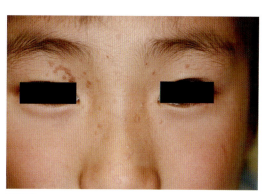

図5 扁平疣贅

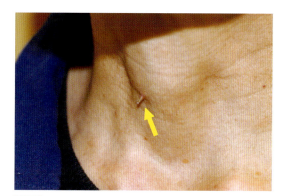

図6 糸状疣贅：頸部（※成人例）

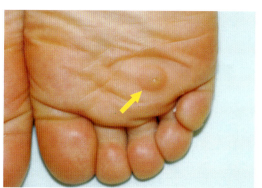

図7 足底表皮様囊腫

鑑別診断

- 手掌，足底の疣贅：本当の鶏眼（＝ウオノメ），胼胝，手足口病，凍瘡のごく小さいもの。
- 扁平疣贅：顔面では痤瘡や稗粒腫は小児にも多く区別が困難なときがあります。「汗管腫」という真皮内エクリン汗管が腫瘍性に増殖する疾患があります。ただし，幼児，小学生にはこの疾患，一般的にはまだ現れませんのでご安心を。
- 体幹四肢の疣贅：伝染性軟属腫，光沢苔癬，線状苔癬，表皮母斑などが問題となります。

治療

●液体窒素で治療します。照射法により2種類の方法があります。

綿球を使用する場合

●後述のスプレーを購入できない場合は綿棒をつくります。患者ごとに1本使用します。1人の患者ごとに液体窒素を紙コップにわけて用意し，使用します。液体窒素のボトルに綿球を何回も入れたり出したりする「ボトル内汚染」や，同じ綿棒で何人もの子どものいぼを治療する「使いまわし」は感染症の治療としては許されません。打ち首獄門です。となると，毎日せっせと綿球をつくり続けなければなりません。これ，大変な仕事です。皮膚科をやっているつもりが「綿球職人」としての道を歩んでしまうという，異色の人生が待っています。職員にやらせると，医院内が1日中綿球作業場になります。

スプレーを使用する場合

●スプレーはCryo Pro® として販売されています。問屋さんに聞きましょう。これ，高価（20万円以上したかな？）なので躊躇される医師も多いと思いますが，液体窒素療法は保険点数も高く〔1回の処置料のみで2,100～2,700円（2025年1月）〕，すぐ採算が取れます。何よりも手技が簡単です。スプレー穴の直径も種々のサイズがあり，疼痛を加減できます。子どもの苦痛も綿球よりは少なく，恐怖感もさほどではありません。

●さて，はりきって液体窒素をやってみましょう。毎週子どもを医院に連れて来させて，Cryo Pro®や綿球で治療します。何回かやってみるとわかります。

「治らない！」

●そうです，いぼはなかなか治らないのです。難治性なのです。そのときどうするか？　いろいろな手段があります[2]（**表1**）。

●**表1**[2]は④の手術を除いてはどこでもやっている治療法です（言い方はいろいろあると思います）。ビタミンD₃外用薬を保険で行うか，自費でやるかは各医院で工夫しているようです。どうするかって？　「保険病名とやらをレセプトに記載して保険で……」。それ以上この本では書けませんので，あとはご推察を。

表1 いぼの治療

①毎週液体窒素をやり続け，患児には「根性がないのなら，いぼは治らない」と宣言します。
②スピール膏™の貼付をします。いぼの部位にハサミで切って貼り付けます。白く浸軟して柔らかくなります。スピール膏™に含まれるサリチル酸の刺激作用で免疫を刺激しウイルスを撃退するらしいのです。刺激療法の一種です。
③「保険診療でヨクイニンという漢方薬が有効です。内服してみましょう」と説明します。
④「麻酔の注射をして，いぼをまるごと剥いでしまいましょう。出血しますし，激痛があります。人生，ある程度痛みに耐えることも重要です。もちろん保険診療で行えます」といぼ取り法を行います。
⑤「特殊な薬を使用しましょう。ビタミンD₃軟膏の外用が注目されています」と説明します。毎日塗り込み，絆創膏や食品用のラップで覆います。1日1回取り替えます。
⑥液体窒素は痛いので，毎日保護者の方が，これから処方するお薬を塗ってあげて下さい（と言ってワセリンを処方する）。塗るたびに「治るよ治るよ，イボ，飛んでケー」と大きな声でさけんで下さい。そうすれば治ります。本当です！（と真面目な顔で，保護者に告げる。決して笑わないこと）。いわゆる「暗示療法」ですね。

（文献2をもとに作成）

●最も難治性である顔面の扁平疣贅，これは「青年性扁平疣贅」とも言います。この治療はまた大変です。成書には単に「液体窒素」とのみ記載があります。しかし，多発する顔面の疣贅に液体窒素を強噴射すると，それ自体危険であるだけでなく，色素沈着を残します。ちょっと問題です。顔面への液体窒素は，軽く，皮膚を刺激する程度にとどめるとよいでしょう。免疫を賦活させれば十分です。

いぼの突然消褪

●以上の治療を，手を替え品を替えながらやっていると，なんと，突然消えてしまうことがあります。この現象は有名な先生[2]も認めており，なぜこうなるかはわかっていません。おそらく，小児の免疫系が賦活化されたのであろうと思われます。「治るぞ！」という前向きの意欲がきっかけになっていたのかもしれません。

保護者への 3 分間説明

● いぼです。このウイルスは手足の小さなキズから侵入して，皮膚の表面でのみ増殖します。体の中に入ることはありません。お子さんのほかの部位にすぐ移り，たくさんできることがあります。あまりいじらないように絆創膏で覆うなど，工夫して下さい。他人への感染力は強くないので，保育園・幼稚園・学校などの制限はありません。プールも可です。また，内臓疾患とも関係ありません。
● 治療はスピール膏™を貼ったり，液体窒素やヨクイニンの内服，特殊な外用薬，それに「暗示療法」などがあります。大変治りにくいので根気よく通院して下さい。

参考文献

1) 江川清文：尋常性疣贅. 最新皮膚科学大系第15巻 ウイルス性疾患 性感染症. 玉置邦彦, 他, 編. 中山書店, 2003, p10-80.
2) 江川清文, 編：疣贅治療now. Derma. 2012；193.

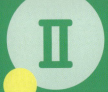

ウイルス感染症
12 伝染性軟属腫

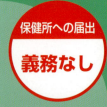

ポイント

- いわゆる，みずいぼ。軟属腫ウイルスによる小児に好発する感染症で，免疫不全患者を除き，成人までに自然消褪する。
- ピンセットで除去すべきか，自然消褪を待つか，診察室での保護者との激しい応酬で悩む医師は多い。

発症部位

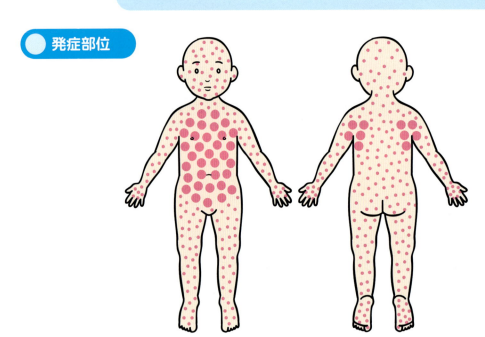

症状・診断

- 伝染性軟属腫の診断は慣れれば簡単で，半球状に隆起した透明感のある丘疹が特徴です。多発する症例が多いです。治療的診断ですが，むしると白色の真珠様光沢を呈する球状物が取れます。取れなかったら消褪しつつある軟属腫か，面皰などの他疾患でしょう。典型例を図1に示します。

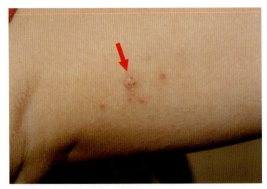

図1 伝染性軟属腫：典型例

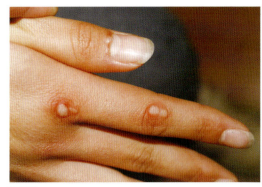
図2 いぼ

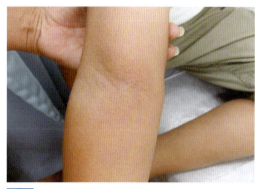
図3 光沢苔癬

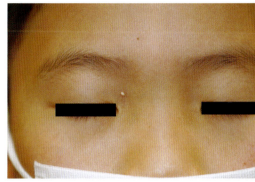
図4 稗粒腫（ケラチンのかたまり）

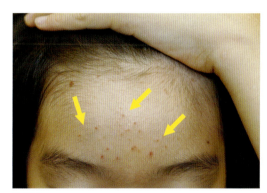
図5 面皰

鑑別診断

- ウイルス性乳頭腫（いぼ）（図2），光沢苔癬（図3），稗粒腫（ミリウム）（図4），アトピー性皮膚炎患者の毛包（アトピックドライスキン），顔面では稗粒腫，面皰（図5）などがあります。

治療

- 3つの方針があります[1]。
    ① 信長型：問答無用。とにかく全部強引にむしり取る。
    ② 秀吉型：痛くない方法で取る。リドカイン（ペンレス®テープ）を貼付して麻酔し，1時間ほどののちにピンセットで取る。もしくは，硝酸銀をつけて焼く。
    ③ 家康型：消褪するまで待つ。
- 上記は私が勝手に命名した治療ポリシーです。学会などで「あのー私，信長型で軟属腫の除去を行っておりますが……」なんて発言しないで下さいね。
- これら3つのポリシー，どれも一理あります。まず信長型。これはもう問答無用なので，簡単ですね。家康型はつまり「何もしない」。すると，秀吉型はどうしたらよいか，という疑問が残ります。
- 後述のように医院の広さ，医師の度胸にもよります。待合室が狭い医院ならば，とりあえず1個除去し，翌週再診させる。1個のみなら痛みも軽いので，この方法は有効です。

秀吉型：待合室が広い医院向け

- ペンレス®テープを使って取る。ペンレス®テープは院内でしか貼付できません。添付文書に「アナフィラキシーを起こすことがあるので，観察を十分に行い……」と記載があります。処方箋で気軽に渡せないので，貼付した後は待合室で保護者と一緒に待ってもらわなければなりません。1人の子ども

に父母・祖父母・きょうだいがついていると，5〜6人が待合室を占拠します。それが数件続くと待合室はサウナ状態です。サウナとアナフィラキシーは怖いですね（ちょっと違うかな？）。広い待合室でないと恐ろしくてペンレス®など使えません。ペンレス®を貼ったまま外出させるのも，何が起こるかわからないので怖いですね。

秀吉型：度胸のある医師向け

●硝酸銀療法。これは腐食作用のある硝酸銀を自家作製し，小児の軟属腫に1つずつ塗布するというものです。ここでごちゃごちゃ書くよりウェブで詳細が確認できます。「**軟属腫，硝酸銀**」で検索して下さい。文献[2]も参照してください。子どもが暴れると硝酸銀が飛び散りますが，度胸で乗り切れる医師は試みましょう。

保護者への ❸ 分間説明

● 伝染性軟属腫とはいわゆる，みずいぼです。ウイルスによるものです。お友達には直接触れたり，あるいはタオルなどを介して，すぐうつります。多くは小学生から中学生にかけて，自然に消えていきます。害はありません。「自然に消えるものなので，そのままにしておく」という考えでもかまいません。

● 気になるのでどうしても取ってほしいという場合は，1〜5個，ピンセットで取りましょう。私がやるとそんなに痛くはありません。ものすごく痛いと感じるとしたら，それは恐怖感からですよ。そんなに痛くないと感じてくれたら，毎週少しずつ取りましょうね。

● 登園・登校について制限はありません。「伝染性」という枕詞がついていますけれども，登園・登校可能です。

● プールについては，日本臨床皮膚科医会と日本小児皮膚科学会が共同で2013年5月に公開した文書があります[3]。プールの水ではうつりませんので，プールに入ってもかまいません。ただし，タオル，浮き輪，ビート板などを介してうつることがありますから，これらは自分専用にして，お友達と共有しないようにしましょう。プールの後はシャワーで肌をきれいに洗いましょう。プールはいまだに「だめ」という施設が多いので，この文書は大いに広める必要があります。

参考文献

1）中村健一：みずいぼ、どう対応してる？　日経メディカルオンライン. [https://medical.nikkeibp.co.jp/leaf/mem/pub/series/nakamura/201407/537238.html]

2）新関寛二：伝染性軟属腫への対処─最近の考え方. 臨皮. 1996;50(5):165-70.

3）日本臨床皮膚科医会, 他：皮膚の学校感染症について. 2015. [https://www.dermatol.or.jp/uploads/uploads/files/news/G20160519_20130524_01.pdf]

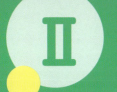

ウイルス感染症
13 砂かぶれ様皮膚炎

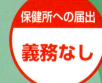

ポイント
- ウイルス感染では，市中開業医の外来ではどうにも説明のつかない紅斑・丘疹に出会うことがある。
- 手掌にはっきり出現する紅斑は「砂かぶれ様皮膚炎」という名前がついている。治療法はない。

発症部位

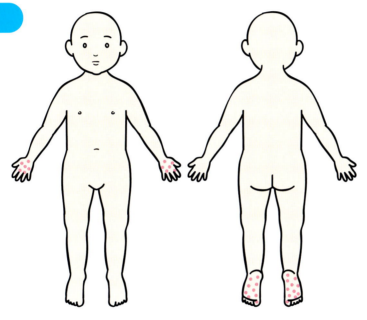

症状・診断

- 市中開業医の外来では，どうにも説明のつかない紅斑・丘疹に出会います。麻疹，風疹，水痘でもない，ジアノッティ・クロスティでもない。EBウイルスの軽い感染かもしれません。大病院とは異なり，保険診療に制限が多い，町の診療所ではなかなか診断がつきません。淡い紅斑や点状の紅斑が出現し，1〜3週間で自然消褪してしまいます。発疹は持続性で蕁麻疹とも異なります。発熱などの全身症状はありません。
- 手掌にはっきり出現する紅斑は「砂かぶれ様皮膚炎」(図1〜4)という名前で，皮膚科の雑誌にはきちんと掲載されています[1]。治療法はなし。行政への届出も不要というなんともあいまいな疾患です。後遺症も残さず，他者へ感染し流行するということもありません。まことに不思議な疾患です。
- エコーウイルス，コクサッキーウイルス，サイトメガロウイルスなどの亜型による感染症ではないかとする意見もあります。散発的に発症し，何も悪さをしない，予後良好な疾患と予想されます。
- 予後良好なので，あまり深く研究されていません。したがって，わからないことだらけの領域です。

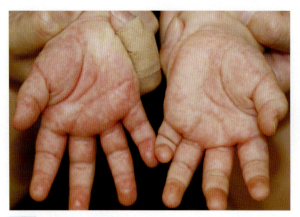

図1 砂かぶれ様皮膚炎

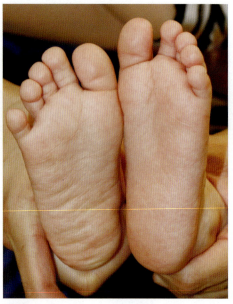

図2 足底のボヤッとした紅斑

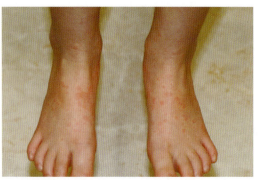

図3 足背の紅斑

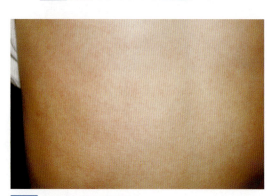

図4 体幹部の淡い紅斑

保護者への 3 分間説明

- 何らかのウイルス感染ではないかと思われます。ただし，私の経験上，はしかや風疹，みずぼうそうのように，他者へ感染し，時に深刻な問題が生じるということはなさそうです。熱が出たり，関節が痛くなったり，発疹の形・分布が変わったら，すぐ来院して下さい。
- 保育園・幼稚園・学校については問題ありません。プールも可です。

参考文献

1) 大郷典子：2011年に経験した砂かぶれ様皮膚炎（31症例）．皮膚病診療．2014；36(10)：968-72．

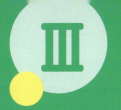

真菌感染症

　皮膚科学は真菌との果てしなきバトルです。「皮膚を診たら真菌を疑え」と研修医の頃は叩き込まれました。

　皮膚の真菌感染は無限にあります。そのうち，①白癬菌，②カンジダ，③癜風の3つが小児・若者で問題となります。この中で圧倒的シェアを占めるのは白癬菌による感染症です。筆者が若い頃はなんでもかんでも顕微鏡で「白癬菌がいるか，いないか」と確認していたものです。ほかにスポロトリコーシス，クロモミコーシス，クリプトコッカス，アスペルギルス，コクシジオイデス，パラコクシジオイデス，ヒストプラスマ，などがあります。舌……かみましたか？「スッポントリコ，アスキリギリス，パラコックリ……ヒステリープラスママ」ではないですよ。この中で皮膚原発としては，スポロトリコーシス以外はおそらく生涯お目にかかることはないでしょう。ただ，何事も知識として持っていることは武器になりますので，よーく教科書で調べておいて下さい。

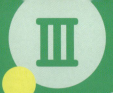

III 真菌感染症
1 足白癬などの白癬感染（皮膚糸状菌感染症）

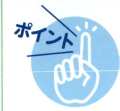

- 皮膚科を標榜できるか否か，つまり，「皮膚科専門医ではないけれども，皮膚科はわかるよ」と言い切るために必要な技術は何か。それは白癬菌を顕微鏡で確認できるか否かである。皮膚科医は皮膚の鱗屑を検査技師に依頼することはなく，自分で確認する。
- 毎日，外来受診する患者の診断において，最も注意しなければならない疾患が白癬の感染なのである。患者の3～5人に1人は真菌検査を行うと言っても過言ではない。そのたびに検査を依頼（＝外注）していたら，「外来はマワラナイ」のである。その場で迅速診断し，白癬であれば抗真菌薬を，白癬でないならばその疾患の治療薬を処方する。

発症部位

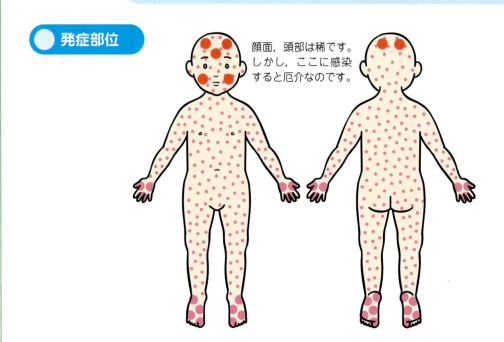

顔面，頭部は稀です。しかし，ここに感染すると厄介なのです。

症状・診断

- いわゆる「みずむし」です。主としてサラリーマンなどの足にできる感染症です。もちろん小児にも発生しますが，一般に軽症です。診断は顕微鏡検査にて白癬菌を証明します。
- 白癬菌はその寄生する部位により病名が異なります。
  - **足白癬（足爪白癬）**（図1，2）：足底，趾間の白癬。白癬の中でのシェアNo.1。圧倒的に足白癬が多いです。小児では汗疱状，小水疱型が多く，角質増殖型は稀です。趾間型は少数ですけれども，お目にかかります。小学校高学年から中学生頃になると患者が増加します。運動部で足が蒸れていると，爪にまで真菌が及び，爪白癬となります。ただし，小児では稀です。
  - **手白癬**（図3）：手掌の白癬。足白癬を触るうちに罹患します。ちなみに，手背（手の甲）は体部白癬に含まれます。
  - **体部白癬**（図4）（＝生毛部白癬）：毛のある部位の白癬。体のほとんどの部位の白癬です。足背（足の

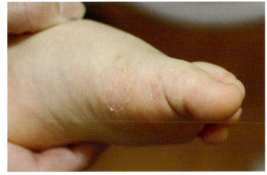
図1 足白癬（汗疱状白癬）

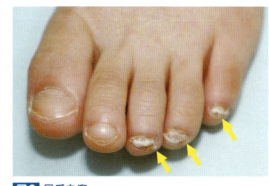
図2 足爪白癬

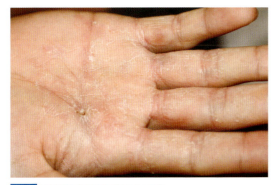
図3 手白癬（汗疱に似ている）

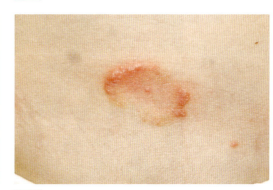
図4 体部白癬

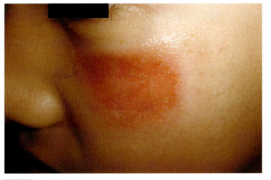
図5 顔白癬

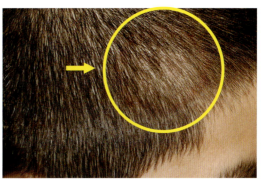
図6 頭部白癬

甲）は体部白癬です。
- 顔白癬（図5）：生毛部白癬の一種です。生毛部白癬は毛のある部位の白癬ですが，顔面に生じると難治性なので別の疾患名となります。
- 頭部白癬（図6）：生毛部白癬の一種です。顔白癬と同様に難治性です。近年，*Trichophyton tonsurans* による感染が問題となっています。
- ケルスス禿瘡（図7）：はげそうではありません。「とくそう」と読みます。頭部白癬を誤診してステロイド外用を行うと発症することが多いので注意しましょう。
- 白癬疹（図8，9）：成人に多く，足白癬が増悪して発症します。全身に紅斑が拡大します。謎の疾患です。一種の自家感作性皮膚炎です。小児にはかなり稀ですが，頭の隅っこに記憶しておきましょう。
- 異型白癬：ステロイド外用によって修飾された白癬。顔面などに好発します。白癬特有の環状に盛り上がる丘疹を認めません。つまり肉眼的に普通の湿疹反応とまったく区別がつきません。小児にも生じるので，顔の湿疹でステロイド外用を行っている場合は真菌検査をする習慣をつけましょう。顕微鏡にて真菌要素が確認できれば確定診断です。

117

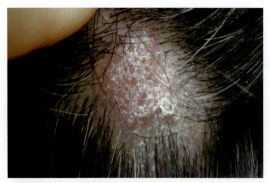
図7 ケルスス禿瘡（※成人例）

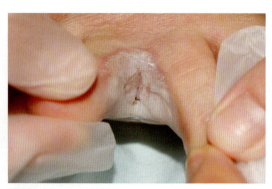
図8 白癬疹の原発巣（※成人例）

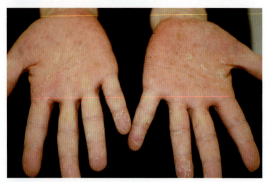
図9 白癬疹：手掌（※成人例）

鑑別診断

- 白癬の鑑別診断はおよそすべての湿疹皮膚炎です。見た目ではっきりと診断できるものは体部白癬ぐらいで，他の病名は視診のみでは不可能です。皮膚科医の「専売特許」である真菌顕微鏡検査（☞p3）が，ここで威力を発揮します。

治療

- 大きくわけて3つです。

足白癬，手白癬，体部白癬

- 足白癬，手白癬，体部白癬には抗真菌外用薬を使用します。実は抗真菌外用薬はほとんどが薬局で自費購入できます。MIC（最小発育阻止濃度）の優れているラノコナゾール（アスタット®）でさえ，一般用医薬品（OTC）となってしまいました。患者が勝手にOTCの外用薬を使用して来院します。「センセ，前回処方してもらったクスリ，私が薬局で買ったのと同じでした」なんて言われると，カッコ悪いですね。ですから，処方するのはOTCで手に入らない薬剤がお勧めです。ルリコナゾール（ルリコン®），リラナフタート（ゼフナート®）などです。（2025年1月現在）ゼフナート®はクリーム・液があります。ルリコン®はそれに加えて軟膏もあります。他の薬剤はほとんどが市販されています。「このお薬は処方箋なしでは手に入りません。白癬の治療は医師の診察がとても大切です。診察をぜひ受けて，治療を継続しましょう」と説明しましょう。

> **処方例**
> ルリコン®クリーム，液，軟膏
> ゼフナート®クリーム，外用液

注意! ▶ ・頭部白癬，ケルスス禿瘡：外用は行わないことです。この部位は外用単独では治癒せず，症例によっては毛包内で悪化する場合もあると言われています。

・顔白癬：実際には異型白癬がほとんどです。外用薬を使用してもたぶん大丈夫です。ただし眼・耳・鼻・口など粘膜や，外用不能部位に近いところ，毛の多い部位などは抗真菌薬の内服を併用する場合もあります。

爪白癬

●爪白癬の治療は，成人ではホスラブコナゾール（ネイリン®）という内服薬があります。しかし保険で使用できるのは成人のみです。小児では外用が主流となります。ルコナック®爪外用液5%，クレナフィン®爪外用液10%の2種類です。双方とも添付文書を参照すると，小児は「使用経験がない」となっているため，処方する場合はレセプトに「内服できないと判断したため」と記載する必要があります。処方には真菌検査が必須（検査していないと査定，減点）です。期間は48週までです。それで処方終了。それ以上は不可。だから，病名には「右1足趾」などと具体的に記入しましょう。後に他の爪が罹患したら，その爪の処方期間はその時点から48週となります。

> **処方例** クレナフィン®爪外用液10%（病名には罹患した指趾爪を記入する）

頭部白癬，ケルスス禿瘡

●頭部白癬，ケルスス禿瘡には内服薬です。顔白癬にも使用することがあります。通常は白癬菌に対する抗菌活性が良いテルビナフィン塩酸塩（ラミシール®）を使用します。イトラコナゾール（イトリゾール®）でも可です。どちらも添付文書では小児の適応がありません。保護者とよく相談して使用します。小児への使用経験がない医師は基幹病院に紹介したほうが無難でしょう。抗真菌薬は時として重篤な肝機能障害を伴います。ご注意を！

> **処方例** ラミシール®錠125mg　1/2錠（体重20〜25kg程度の小児）
> ▶ 頭部白癬では2カ月程度継続。肝機能障害に注意。血液検査を忘れずに。副作用発生状況についての資料をMRさんから取り寄せるなど，慎重に使用します。

保護者への **3** 分間説明

● いわゆるみずむしで，白癬菌の感染により生じます。皮膚の表面に寄生します。足白癬はプールの足ふきマット，タオルの使いまわしなどで感染します。手白癬や足白癬があり，それに触ることでうつります。

● 治療は抗真菌薬という塗り薬です。子どもの場合，大人に比べて皮膚が薄いので治りやすく，1〜2カ月間，毎日外用するとほとんどの場合，治ります。治ったかな，と思ってから1カ月くらいは外用を続けて下さい。

● 頭部白癬（あるいはケルスス禿瘡）は飲み薬で治療します。2カ月ほど飲み続けます。お薬の副作用

がないかどうか血液検査をしながら治療します。

● ステロイドという外用薬による人工的な白癬もあります。特に顔にできやすく「異型白癬」と呼んでいます。これは塗り薬で治ります。顔へのステロイド外用は注意しましょう。

● 足に何かできているご家族がいらっしゃいましたら，それはみずむしかもしれません。お風呂上がりの足ふきマットで感染することが多いのでご注意を。そのマットを通じて，ピンポンのように家族内でうつし合いをしてしまいますので，皆さん，一斉に治療するとよいでしょう。

● 保育園・幼稚園・学校については，一切制限はありません。

参考文献

• 日本皮膚科学会：皮膚真菌症診療ガイドライン2019. 2019. [https://www.dermatol.or.jp/uploads/uploads/files/guideline/shinkin_GL2019.pdf]
• 常深祐一郎：毎日診ている皮膚真菌症 ちゃんと診断・治療できていますか？ 南山堂, 2010.

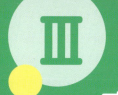

真菌感染症
2 カンジダ症（特にオムツ部）

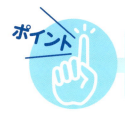

- 小児で問題となるのは，圧倒的な頻度で，おむつカンジダ症。それ以外はたまに鵞口瘡やカンジダ性口角びらんが来院する程度である。
- 治療の基本はすべて抗真菌薬となる。ただし常在菌であることをお忘れなく。

発症部位

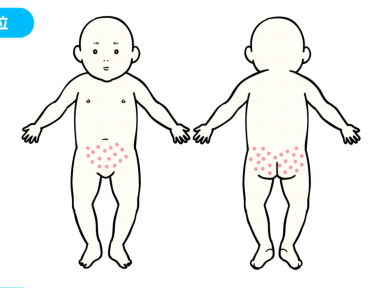

症状・診断

- 皮膚のカンジダには表1のようなものがあります。
- 小児のカンジダと言ったら「乳児寄生菌性紅斑」という舌をかみそうな病名を思い浮かべて下さい。これ，臀部・陰部に出現するカンジダのことです。日常的に経験します。カンジダ？ 消化管にいらっしゃいますよね。腸の常在菌です。それがウンコさんから出てきて臀部周囲に繁殖します。高齢者にも生じますので「老人寄生菌性紅斑」……？ いいえ，そんな病名はありません。免疫状態の不完全な皮膚に長時間カンジダが付着していると，カンジダも生きるために子孫をつくります。それがこの疾患です。
- 普通はおむつ皮膚炎に合併しています。カンジダは島状にパラパラと散布する鱗屑を伴う丘疹が特徴

表1 皮膚のカンジダ

- おむつカンジダ症（乳児寄生菌性紅斑）
- カンジダ性間擦疹
- カンジダ性指趾間びらん
- カンジダ性爪囲爪炎
- 外陰部腟カンジダ症
- 口腔カンジダ症（鵞口瘡）
- カンジダ性口角びらん

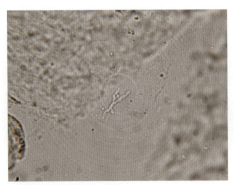
図1 カンジダ仮性菌糸

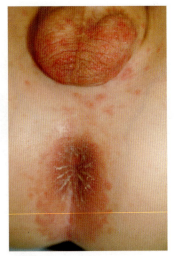
図2 カンジダ症：肛門周囲

です。皮膚炎が合併していると何が何だかわかりませんが、慣れるとすぐわかります。顕微鏡検査でカンジダの仮性菌糸（図1）が見えます。実際は，検体の採取部位によりカンジダが確認できないことも多いので臨床所見が重要です。
- もちろんオムツ部以外にもできます。口腔内のカンジダです。幼児では鵞口瘡という病名で有名です。つまり常在菌の繁殖なので，口と肛門（図2）の周りに多いのです。顕微鏡でカンジダ菌を確認します。

治療

- おむつ部に生じるカンジダはまず，乾かすことです。常在菌ですから，むきになって除去しようとしても無意味です。それに抗真菌薬は刺激が強く，接触皮膚炎を生じることが多いので，いきなりは使用しません。清潔にするのみで，おしりを毎日30分程度乾かすように指示し，1週間後に来院させます。それで良くなれば終了です。良くならなければ，もう1回顕微鏡検査です。カンジダが確認できれば，抗真菌薬の軟膏を処方します。軟膏は刺激が少なく，接触皮膚炎を生じにくいからです。ラノコナゾール（アスタット®）軟膏，ルリコナゾール（ルリコン®）軟膏の2剤はカンジダに対する抗菌活性が良く，効果的です。保護者には「かぶれのような異常な発赤があったら，すぐ中止して診察を受けて下さい」と説明しましょう。通常1〜2週間で治癒します。その後はおむつ皮膚炎（☞p156）の治療に切り替えます。治癒しなければ抗真菌薬の刺激性接触皮膚炎か，臀部の摩擦による炎症，細菌による膿痂疹などを考えます。
- カンジダは消化管内の常在菌です。たまたま増殖しているだけなので，あまり興奮して「治療！ 治療！」と力まないことです。外用がいい加減でも，ときどきおむつをはずして臀部・陰部を乾燥傾向に保つ時間を設けるだけでも，治ってしまう例も多いのです。

> **処方例**
> 抗真菌薬：アスタット®軟膏，ルリコン®軟膏
> **注意！** 間違っても液体タイプの抗真菌薬は使用しないようにしましょう。高率で刺激性接触皮膚炎を生じ，保護者が怒鳴り込んできます。

- 他の部位のカンジダも上記に準じます。ただし，鵞口瘡は自然治癒することが多いので，放置します。
> **注意！** カンジダ症が抗真菌薬でも治らない場合，何回もカンジダが確認される場合は免疫不全（AIDSなど），慢性皮膚粘膜カンジダ症などを考えます。

保護者への3分間説明

- 常在菌の感染なので心配いりません。他人にはうつりません。たまたま腸内のカンジダが肛門から出てきただけで，それが臀部に「定着」してしまった状態です。
- 乾かすことが大事です。臀部は紙おむつに覆われて24時間高湿度です。乾かせないときは抗真菌薬の軟膏で治します。1～2週間でよくなるはずです。
- カンジダという菌は，人間と仲の良い菌で，「常在菌」と呼ばれています。人間にとっても有益な部分が多い菌です。しかし，皮膚の上に本来の数以上に増殖すると，かえって害を及ぼすようになります。赤ちゃんのおむつ部位には繁殖しやすい条件がそろっているため，「カンジダ症」という病気が発症してしまいます。こんなときは短期間でよいので，このカンジダを減らす外用薬を使用します。カンジダというカビを減らしても赤みが消えないことがあります。これは普通のおむつ皮膚炎も重なっていることが多いからです。これはこれでじっくり治していきましょう。
- 保育園・幼稚園・学校について，もちろん制限はありません。

参考文献

- 常深祐一郎：毎日診ている皮膚真菌症 ちゃんと診断・治療できていますか？［電子版］．南山堂，2016．

Column　癜風，マラセチア毛包炎

マラセチアによる疾患です。この菌は常在菌なので心配ありません。小児にはきわめて稀です。両方とも主として10代，20代の若者に多く，癜風（図1）は褐色・白色・紅色の斑として，マラセチア毛包炎（図2）は小さな丘疹，小膿疱として確認できます。治療は抗真菌薬です。

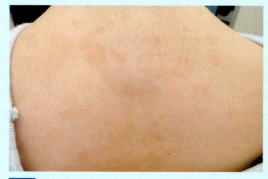

図1　癜風

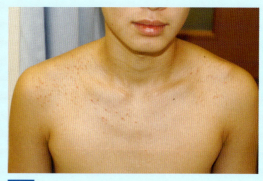

図2　マラセチア毛包炎

III 真菌感染症
③ スポロトリコーシス

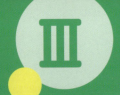

ポイント
- 小児に多い深在性の真菌感染症。保護者は皮膚科を受診し、「傷が治らない」と訴える。
- 局所温熱療法などで治療するが、難治性。

発症部位

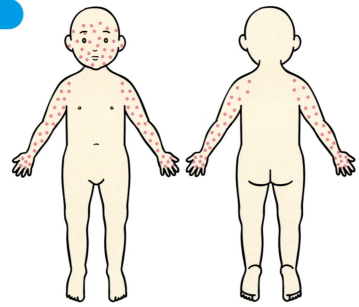

症状・診断

- 外傷部位に一致するびらん、皮膚潰瘍です。小児では顔面に多く、保護者に「傷が治りません」と言われたら、スポロトリコーシスを考えましょう。この疾患が頭にないと、どんどん増悪し、保護者は医院をドクターショッピングしてしまいます。もちろん、抗菌薬など効果ありません。

検査

- なんと、普通の真菌顕微鏡検査では、この菌は見えません。開業医レベルでの診断は不可能です。「治らない小児のびらん・結節・しこりはスポロトリコーシスを疑い（図1, 2），基幹病院などに紹介する」しかありません。
- 病理組織では、PAS染色で膿瘍と巨細胞内に酵母菌要素を認めます。培養はサブローブドウ糖寒天培地を使用します。もうここまで来たら、真菌専門医の世界です。

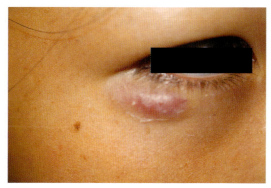 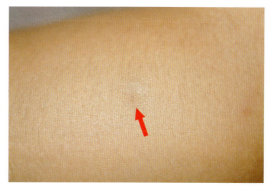

図1 スポロトリコーシスを疑う場合①：眼周囲
（最終的な診断は異物肉芽腫）

図2 スポロトリコーシスを疑う場合②：前腕の腫瘤
（最終的な診断は肉芽腫反応）

鑑別診断

● 「慢性肉芽腫性変化」とは皮膚科ではよく使用される用語です。要するに「わけのわからないシコリ」です。それにびらん潰瘍を伴うと，膨大な種類の鑑別疾患が脳裏をよぎります。結核，非定型抗酸菌，ノカルジア，各種腫瘍などなど，無数にあります。

治療

● 小児の治療は大変困難です。局所温熱療法が有効ですが，暴れられると不可能です。使い捨てカイロを毎日2時間，病変部に密着させます。熱傷に注意します。ヨウ化カリウムの内服が有効ですが，あまりの苦さのため小児では不可能であることが多いようです。

保護者への3分間説明

● 外傷をきっかけにしたスポロトリコーシスという疾患の可能性があります。ほかにもいろいろな疾患が考えられます。皮膚の一部を取り，検査しないと診断できません。大きな病院で行っていますので，紹介します。

参考文献

- 日本皮膚科学会：皮膚真菌症診療ガイドライン2019. 2019. [https://www.dermatol.or.jp/uploads/uploads/files/guideline/shinkin_GL2019.pdf]
- 常深祐一郎：毎日診ている皮膚真菌症 ちゃんと診断・治療できていますか？［電子版］. 南山堂, 2016.

IV 虫による疾患

1 疥　癬

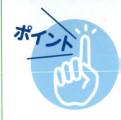

ポイント
- ヒゼンダニによる皮膚寄生であり，高齢者介護施設などで集団発生することは皆さんご存知であろうが，「小児にも発症する」のである。
- 「小児に発症した難治性痒疹」なんて診断名をつけてせっせとステロイド外用薬を使い，生検までやったりしないよう，しっかりマークする。「疥癬は小児にも生じる」のだ。

発症部位

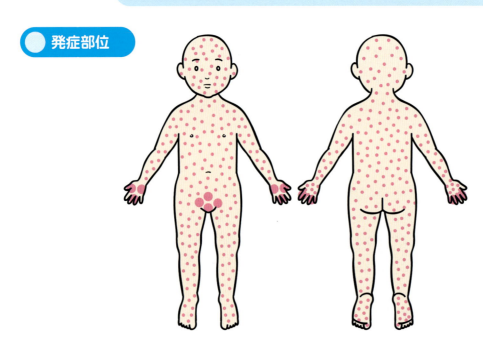

病　態

- 疥癬の好発寄生部位は手（図1），陰部です。子どもは陰部をよく触るからでしょうか，男児では陰嚢に発症します（図2）。手では指間，手首，手掌などです。きわめて強い瘙痒感が特徴です。
- 疥癬はヒゼンダニによる皮膚感染症です。ヒゼンダニは体長0.4mmで皮膚の角層に寄生します。疥癬トンネルをつくってその先端にメスが陣取り，卵を産みつけ，増殖します。ステロイド薬外用など，

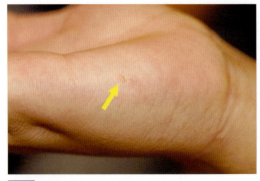

図1 疥癬：手

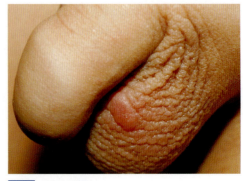

図2 疥癬：陰嚢

局所の免疫を抑制するとさらに増殖し、角化型疥癬と呼ばれるヒゼンダニの大発生をまねきます。
- 高齢者施設での集団発生は有名ですね。小児ではかなり稀です。アタマジラミでは保育園での集団感染が問題ですが、疥癬はさほど騒がれません。おそらく園児は手洗いの励行を口うるさく言われているでしょうし、家に帰れば入浴をします。高齢者施設とは異なる環境なのでしょう。むしろ高齢者施設に勤務する保護者から虫をもらってしまう例が多い印象があります。症状は一般の疥癬と同様です。

検　査

- 昔は疥癬トンネルを探して、その先の部分を針でつつき、虫をえぐり出し、顕微鏡で確認するという方法でした。その疥癬トンネルの発見が困難でした。最近ではダーモスコピー（☞p4）で疥癬トンネルと虫体を直接確認することができるようになりました。ピンセットでやみくもに皮膚をほじくり、ヒゼンダニを見つけるというテクニックは過去のものとなりつつあります。この装置で見ると、疥癬のトンネルはすべての患者でほぼ同じパターンであることがわかります（図3）。バリエーションはあまりありません。先端の「黒い三角形」を18G針でつつくと虫体が摘出されます。それを顕微鏡で覗けば、気持ち悪いですけど、恐ろしいヒゼンダニが観察できます（図4）。

    注意！ 日本学校保健会の学校感染症についての文書[1]では、確定診断は「顕微鏡検査によるダニの証明」となっています。このダニの証明にはダーモスコピーで疥癬トンネルを探すことが必須です。

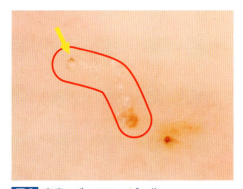

図3 疥癬：ダーモスコピー像
ヒゼンダニの頭部。「黒い三角形」に見える（黄矢印）。赤い囲みが疥癬トンネル

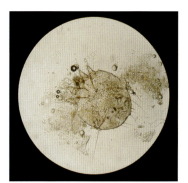

図4 ヒゼンダニ：顕微鏡像

鑑別診断

- 痒みを呈するすべての疾患が鑑別疾患となります。いつもダーモスコピーを持って皮膚を診察する習慣を持ちましょう。この疾患、疥癬トンネルについてはダーモスコピーがないと、ほとんどわかりません。

治　療

- かつては有効な保険外用薬がなく、γ-BHCなど「非合法」な薬剤を使用していました。しかし、イベルメクチン（ストロメクトール®錠3mg）の内服、フェノトリン（スミスリン®ローション）[2]の外用が承認され、状況は劇的に変化しました。
- イベルメクチン（ストロメクトール®錠3mg）は体重15kg以上の小児に処方できます。15〜24歳で1回

当り1錠を空腹時に水とともに服用します。1回のみの内服です。重症例では1週後にもう1回投与します。しかし，足爪白癬の外用治療で発売となったクレナフィン®爪外用液と同様，この薬剤は添付文書上，小児には「体重15kg未満の小児を対象とした臨床試験は実施していない」というただし書きがあるので，注意して処方しましょう。「スミスリン®」それ自体はアタマジラミの治療薬でもあります。小児にはポピュラーな薬剤です。スミスリン®Lという一般用医薬品（OTC）として販売されています。濃度0.4％と非常に薄く，疥癬には効果がありませんでした。その濃度を一挙に上げた薬剤がスミスリン®ローションです。

●添付文書にはまた，「小児では体表面積が小さい。小児等を対象とした臨床試験は実施していない」と記載があります。首から下に外用し，12時間以上経過したらシャワーを浴びる。これを1週間ごとに2回行います。1回塗布量は成人で30gですが，小児ではどの程度なのかはっきりした基準がありません。日本皮膚科学会で専門家の医師の講演を聞いても，はっきりしていないようです。こんな場合は，安全のためかなり少量で行うことをお勧めします。体重20kgで10〜15g程度でしょうか。

●スミスリン®ローションが使用できない場合はイオウ・サリチル酸・チアントール軟膏「日薬」（ただし，院内で渡すのみ），クロタミトン（オイラックス®）クリームなどがありますが，効果はかなり劣ります。

●疥癬後の瘙痒症として，疥癬治癒後に残存した虫体や糞などに対するアレルギー反応を惹起することがあります。いつまでも瘙痒感が続きます。ダーモスコピーで疥癬トンネルもなく，痒みだけが続くこともあると心得て下さい。多くはいずれ治ります。

保護者への 3 分間説明

● 疥癬は皮膚に寄生するヒゼンダニという生物による感染症です。皮膚表面にトンネルを掘って生活しています。これを「疥癬トンネル」と言います。高齢者施設の入居者間で大流行することがあります。子どもでは親からうつることが多いので，保護者に同じような症状がないか確認しましょう。ある場合には，家族でいっせいに治さないとだめですね。

● このヒゼンダニ，お風呂（湯船）に毎日入ると，消えていきます。お風呂に入る習慣がなかったら，ぜひお風呂に入って下さい。それでも治らないときは，お薬を使用します。スミスリン®ローションというお薬です。これは大人のお薬で，子どもにはあまり使いません。ですから，どのくらいの塗布量かは体重などで変わってきます。

● 体重15kg以上のお子さんの場合，症状により内服薬（ストロメクトール®）もあります。肝機能障害，消化器症状（悪心・嘔吐）など副作用もゼロではありません。なるべく外用で治したいところです。

● 治療を始めれば学校などを休む必要はありません。よかったですね。ただし，「手をつなぐなどは避けて下さい」という厚生労働省の指示があり，保育園では実質的にお休みとなるかもしれません。早くて1週間程度で治癒するでしょうから，ちょっと我慢ですね。

● 角化型疥癬（重症型）の場合は完全にヒゼンダニが消失するまで自宅待機となります。

参考文献

1）日本学校保健会：学校において予防すべき感染症の解説．令和5年度改訂．2024．[https://www.gakkohoken.jp/book/ebook/ebook_R050080/index_h5.html#1]

2）クラシエ薬品株式会社：スミスリン®ローション5％ 適正使用ガイド．2016年9月改訂．[https://www.kampoyubi.jp/sml/pdf/guide_sml.pdf]

IV 虫による疾患
② アタマジラミ

> **ポイント**
> - 小児に多いシラミの感染症。頭皮に寄生し，吸血して繁殖する。保育園・幼稚園・学校などで集団発生する。
> - 治療には2種類の市販薬がある。処方せん薬剤はない。

● **発症部位**

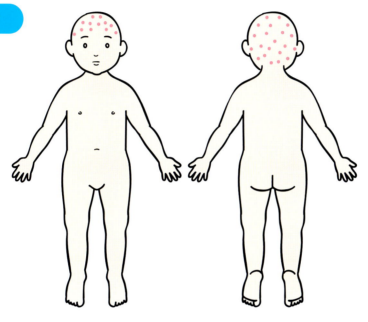

● **症状・診断**

●アタマジラミは，ご存知，保育園で大流行することがある虫です（図1）。頭髪に寄生し，毛穴から吸血します。痒いのです。虫眼鏡で見ればアタマジラミの虫卵（図2）が確認できます。この卵，7日で孵化し，幼虫となります。その後，10～14日で成虫になり，また繁殖します。つまりすぐ子孫が増えるのです。人間と違って忙しいですね。

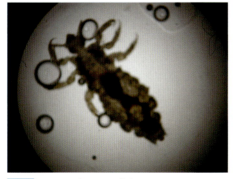

図1 アタマジラミの成虫

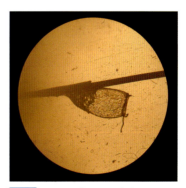

図2 アタマジラミの虫卵

●ヒトのアタマジラミはヒトのみに感染します。動物のシラミは種類が異なるので人間の頭髪に感染することはありません。

鑑別診断

●頭部脂漏性皮膚炎です。この疾患のフケ(図3)とアタマジラミの虫卵は似ているので注意しましょう。小児の脂漏性皮膚炎は瘙痒感はさほど強くありません。それに対してアタマジラミはかなり瘙痒感が強いのです。

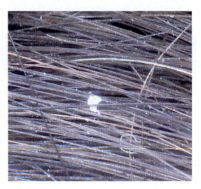

図3 フケ

治療

●市販の薬剤による治療となります。つまり処方せんでは扱えません。
① フェノトリン(大日本除虫菊:スミスリン®L):シャンプータイプ。この外用薬,卵には効果がありませんので,幼虫になるタイミングで10日間に4回,頭部に塗布します。この薬剤抵抗性のアタマジラミが増加して一時期問題となりました[1]。
② ジメチコン(アース製薬:アース シラミとりローション):一時期問題となった上記スミスリン®L抵抗性のアタマジラミにも効果があります。卵にも有効で,今後はこちらの薬剤が主流となるかもしれません。
①②ともインターネットで購入できます。実勢価格2,000〜3,000円少々のようです(2025年1月現在)。

保護者への3分間説明

● アタマジラミは集団生活で感染します。アース シラミとりローション,あるいはスミスリン®Lという薬剤を薬局で自費購入して頂きます。
● アタマジラミは保育園・幼稚園・学校などに関して,何ら規制はありません。また,プールも可能です。

参考文献

1) 国立感染症研究所昆虫医科学部第三室:アタマジラミの駆除剤抵抗性についての全国調査結果. [https://www.niid.go.jp/niid/ja/louse-m/1883-ent/2551-entheadlice.html]

Ⅳ 虫による疾患
③ 蚊などによる虫刺され

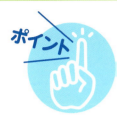

- 「たかが虫刺され」と日常外来の中でほぼ無警戒になっていないだろうか？　膨大な疾患の暗記に忙しい医師は，虫刺されのことまで考えてはいられないかもしれない。ところが日常外来，特に夏季は頻繁に「虫トラブル」に出会う。ほぼノーマークのため，ステロイド外用薬を処方して「ハイサヨナラ……」になってしまう。
- 虫にも毛虫皮膚炎，線状皮膚炎，マダニ感染症など，いろいろある。また，ライム病，リケッチアは怖い疾患だ。
- 最近では熱帯地域での感染症も持ち込まれる。「これからは虫刺されの時代だ！」と思ってエキスパートになろう。

● 発症部位

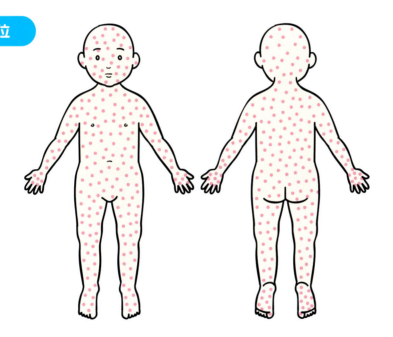

- 虫刺されについて，詳しい記載のある書物はあまりなく，唯一詳しいのは『Dr.夏秋の臨床図鑑 虫と皮膚炎 改訂第2版』（夏秋　優 著，Gakken）です。虫刺されの臨床，治療，予防などについて詳細に記載されています。
- でも，一般医はそこまでの知識は求められないでしょうね。そんな医師のために短いフレーズで解説します。

小児の虫刺されは腫脹が激しい，「遅延型アレルギー」を起こしやすいから

- なぜ虫刺されで腫脹するのか？　それは虫の毒液に含まれるヒスタミン類によるものです。これに対する即時型の反応は大人でも生じます。しかし，保護者がびっくりするのは大抵，「朝起きたときに，子どもの顔が腫れていました」という現象。これは虫に刺された直後ではなく，一晩たったら顕著になった，つまり遅延型の反応（図1）です。成長するとともにこの反応は弱まるようです。治療はstrongレベルのステロイド外用薬です。顔面はmildレベルのステロイドでも効果があります。

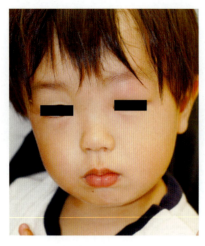
図1 顔面の虫刺症
腫脹が激しい。

チクングニア熱を知ってるかい？ 4類感染症で，届出が必要だよ

- 蚊には病原体による感染症の発症がありますね（デング熱，マラリアなど）。必ず知っておかなければなりません。その中に変わった名前の疾患があります。チクングニア熱[1]です。チクンと刺され，発症すると発熱と関節痛が顕著になります。体中がグニャッとなります。駄洒落のような疾患名です。実に覚えやすいですね。予後は比較的良好なようです。治療はアセトアミノフェン系消炎鎮痛薬で，対症療法です。東南アジアでの流行が予想されますので，デング熱，マラリアとともにマークしておきましょう。

蚊に刺された後に起こる重大な反応には，慢性活動性EBウイルスが関与する蚊アレルギーがある。しかしきわめて稀なので，やたらと口にしないこと

- 蚊アレルギーは，刺された後に高熱やリンパ節腫大などを生じるので小児科受診が多く，皮膚科には来院しないことが多いのです。ところで，蚊アレルギーの症状は慢性活動性EBウイルス感染症の一症状の場合があると知っていましたか？ 将来，N/KT細胞リンパ腫，血球貪食症候群など，めったにお目にかからない疾患が発症することもあるようです。しかし，一般医にとってはかなり稀ですので，「そんな疾患もあるかな」程度の理解でよいでしょう。虫刺されの小児の保護者に，いきなりこの話題を持ち出すのはいたずらに不安を煽るだけなので，言葉を選んで説明しましょう。

ひと目見てわかる虫刺されは，毛虫皮膚炎と線状皮膚炎である

- 毛虫皮膚炎（図2）の発症は6月と9月の年2回のピークがあります。毛虫の繁殖期に当たるためでしょうね。この時期に幼虫がワッと出てきます。チャドクガなどは有名ですね。無数の毒針毛による炎症です。5mm程度の，激しい瘙痒感を伴う膨疹に似た紅斑が集簇します。その特徴的な分布，形から一瞬で診断できます。多発性毛包炎や汗疹と紛らわしい場合もあります。
- 線状皮膚炎（図3）は，アオバアリガタハネカクシという7mm程度の小さな虫の体液に含まれるpederinという毒による炎症です。紅斑が線状に出現して，激しい瘙痒感があります。うるしなどによる接触皮膚炎との鑑別が問題となります。
- 毛虫皮膚炎，線状皮膚炎ともに治療はステロイド外用（very strongレベルのアンテベート®軟膏程度）が必要です。

マダニに食いつかれたら，皮膚ごとごっそり取る。念のため，ライム病を警戒すべし

- マダニにかまれた幼児はよく来院します。マダニは血液をいっぱい吸い，患部の真ん丸でまるまると太っています（図4，5）。顎で皮膚にがっちり食い込んでいるので，除去できません。手術をする覚悟で局所麻酔を行い，食い込んだ皮膚も含めてごっそり取ります。むしるだけでは顎の先が残ってしまいます。また，後述するライム病の発症を警戒しましょう。

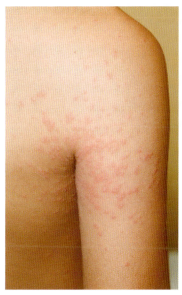

図2 毛虫皮膚炎

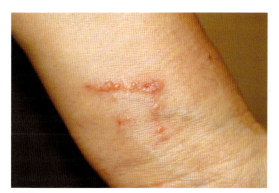

図3 線状皮膚炎（※成人例）

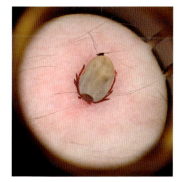

図4 マダニ：ダーモスコピー像

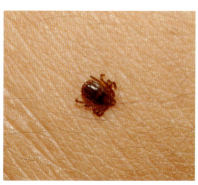

図5 マダニ：通常撮影

ノミ，イエダニ，トコジラミ（＝南京虫）は意外と多い．毎日診ているかもしれませんよ！

●ノミはご存知ネコノミが主たる原因です．刺されると緊満性水疱が出現します（図6）．イエダニは古い家の屋根裏，軒下などに寄生します．ネズミが死ぬとワッと出てきます．トコジラミは家具の後ろにお住まいです．イエダニ，トコジラミともに，夜な夜な這い出て来て子どもの血を吸います（図7）．治療は対症療法で，strongレベル（リンデロン®-V軟膏など）程度のステロイド外用を行います．根本的にはネコやネズミの対策，家具の後ろのお掃除が優先です．トコジラミは生命力が強く，どこにでも繁殖します．最近は海外からの旅行者に紛れて日本に潜入する例が多く，高級ホテルにも存在が確認されているようです．

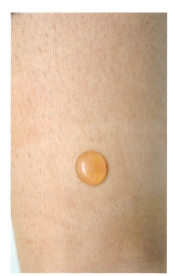

図6 ノミによる緊満性水疱

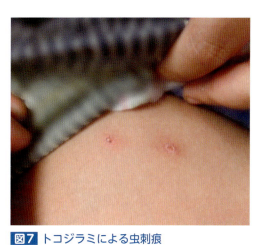

図7 トコジラミによる虫刺痕

オイ！ 間違えるな！ リケッチア，ライム病は虫刺されの一種じゃないぞ！ インフルエンザもどき病の怖い疾患だ！

●リケッチア，ライム病は4類感染症で，保健所への届出が必要です。インフルエンザだと思ってタミフル®やリレンザ®を処方していませんか？ 大丈夫ですか？ 刺し口があり，その周囲に遠心性に拡大する紅斑があったり，不思議な紅斑（遊走性など）の反応があったら，それはリケッチアやライム病かもしれませんよ。リケッチアは，ツツガムシに刺されて2週間以内にインフルエンザ様症状を呈します。刺し口を中心とした浸潤のある紅斑が特徴的なので，そこに気がつかなければインフルエンザと誤診してしまいます。保護者は子どもを連れて「ツツガムシに刺されました」と言って受診しません。「熱が出ました。インフルエンザですか？ 風邪ですか？」と言って受診します。治療はテトラサイクリン系抗菌薬の内服です。

●ライム病は1977年に米国のコネチカット州ライム地方で流行した疾患ですね。だからライム病と言います。マダニに刺されてから1カ月程度までの潜伏期を経て発症する複雑な疾患です。インフルエンザに似た高熱，頭痛，全身倦怠感なども伴うので困ります。刺し口を中心に紅斑があったら疑いましょう。のちのち慢性遊走性紅斑，多発神経炎，統合失調症（なんと！），房室ブロック，それに慢性萎縮性肢端皮膚炎も生じます。怖いです。知らない間に感染し，心疾患が発症するなんてこともありえます。治療はドキシサイクリンなどの抗菌薬内服です。

●リケッチア，ライム病は基幹病院への紹介が必要です。初診時に疑うかどうかが問題ですね。

マダニが結ぶ点と線？ カレイの魚卵，牛肉，セツキシマブで生じる深刻なアレルギーに注意！

●カレイの魚卵，牛肉，セツキシマブ，美人医師。この4つを聞いて「どこでも見るだろ，めずらしくもないぜ」とお思いの皆さん，実はこれらがある一線でつながっているということをご存じでしょうか？「わかるわかる，牛肉アレルギーのある美人医師が何かの薬剤でアナフィラキシーを生じ，カレイを食べたら治った。だよね」

●いいえ，ゼーンゼン違います。その線とは「マダニ」です。よーく調べてみると，4つともマダニが「架橋」していたらしいのです。

●わかりやすくパターン化して考えましょう。飼い犬がいる→犬がマダニに寄生される→飼い主がマダニに刺される→マダニの唾液中にある「何か」が飼い主にうつる→「何か」に対して飼い主がアレルギーとなる→たまたま「何か」を含有している食品（カレイの魚卵，牛肉）を食べる→アレルギー，あるいはアナフィラキシーを生じる→その飼い主がたまたま癌（直腸癌など）になってしまい，セツキシマブを投与される→セツキシマブにも「何か」が入っていて，アナフィラキシーを生じる。……もちろん，実際の症例はこんな単純ではないでしょうけど。

●その「何か」とは，糖鎖galactose-α-1,3-galactose（α-gal）です。このα-galがマダニの唾液，カレイの魚卵，牛肉，セツキシマブに共通に含まれていることが判明したのです。ただし，カレイは交差反応だそうです。そして，それを報告[2]したのが美人医師（千貫祐子先生）だったというワケ。マダニと美人医師とはつながっていたのですね（ちょっと飛躍しすぎかな？）。

参考文献

1) 国立感染症研究所：チクングニア熱とは. [https://www.niid.go.jp/niid/ja/kansennohanashi/437-chikungunya-intro.html]

2) 千貫祐子, 他：牛肉アレルギー患者20例の臨床的および血清学的解析. 日皮会誌. 2013；123（9）：1807-14.

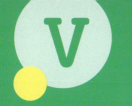

湿疹皮膚炎

　湿疹皮膚炎。主としてステロイド外用を行うこれらの疾患は，皮膚科外来で毎日のようにお目にかかります。そして，実に多くの病名があります。かなり大まかですが，理解するには下記①～③を意識します。

　①白癬，カンジダ症，伝染性膿痂疹，疥癬，単純ヘルペスなどの感染症ではないこと。

　②循環障害，腫瘍などではないこと。

　③鱗屑を認めることが多く，表皮のごく表面の変化が主であり，蕁麻疹や多形紅斑，脂肪織炎などの皮膚の深部で生じている炎症性変化ではないこと。

　さて，教科書では湿疹皮膚炎は発症部位，作用機序，特徴的臨床像などで分類されていて，実に多くのパターン分類があります。本書では，わかりやすく下記のようにわけてみました。

　A. 病名のある湿疹皮膚炎：皮膚科医のコンセンサスがだいたい得られているので，固有名詞がつく湿疹皮膚炎（接触皮膚炎，アトピー性皮膚炎，おむつ皮膚炎，貨幣状湿疹など）

　B. 病名のない湿疹皮膚炎：上記にはあてはまらず，どうにも説明のしようのない，固有名詞がつかない湿疹皮膚炎

　C.「汗」の関与する湿疹皮膚炎：湿疹皮膚炎であるけれども，表皮に開口する汗腺が絡んだ病変（通称「あせも」「ワキガ」などと呼ばれている一群の疾患。汗疹，多汗症，臭汗症など）

　もちろん，「病名のない湿疹皮膚炎」が実は接触皮膚炎の範疇に入るかもしれないなど，考え方によっては上記の分類もかなりアバウトなものとならざるをえません。あまり厳密に考えると「分類のスコラ哲学」にはまり，何が何だかわからなくなります。本書は実践的に役に立つ内容を旨として執筆していますので，ある程度割り切って考えて下さい。

Ⅴ A. 病名のある湿疹皮膚炎
1 接触皮膚炎

ポイント
- 接触皮膚炎には，①刺激性接触皮膚炎，②アレルギー性接触皮膚炎の2つがある。
- 似たような感染症に注意する必要がある。特に伝染性膿痂疹，伝染性紅斑，白癬は見わけがつかない。
- 治療はステロイド薬。小児ではさほど上のランクのものを使用しなくとも治癒する。ただし，抗原物質による何らかの反応が全身性に播種されて，自家感作性皮膚炎になった場合は，very strongレベルのもので治療せざるをえない。

病態

- 接触皮膚炎は2つにわかれます。①刺激性接触皮膚炎，②アレルギー性接触皮膚炎です。刺激性接触皮膚炎はどんな物質でも繰り返しの摩擦により発症します。アレルギー性接触皮膚炎は主としてⅣ型アレルギーとして生じ，感作された後に発症します。このうちのどちらであるかは，臨床症状で判断します。パッチテストは一般医が参入できるほど容易ではありません。特に小児の場合は，よくわからないまま適当に行うと陰性が多いため，「プロ」に任せましょう。

症状・診断

- 接触皮膚炎は皮膚科の代表的な疾患です。その診断，どうしますか？ 症状は図1, 2のように浮腫性紅斑が生じ，中には水疱形成もあります（図3, 4）。病変部の境界は明瞭と言えば，まぁそれなりに明瞭です。「植物に触りました。わが子の顔が真っ赤です。裏山でずーっと遊んでいたので，それが原因だと思います」と保護者が言います。それだけで診断確定できますか？ しかしその後，気軽

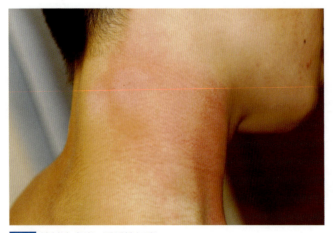

図1 接触皮膚炎：浮腫性紅斑

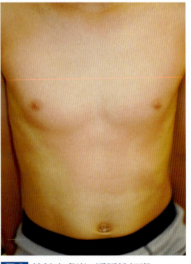

図2 接触皮膚炎：浮腫性紅斑

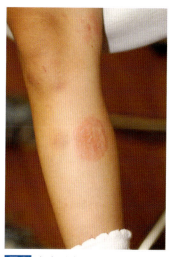

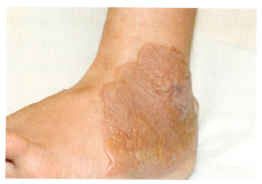

図4 モーラステープによる光接触皮膚炎

図3 水疱形成した接触皮膚炎：虫刺されパッチによるもの

- に外用した一般用医薬品（OTC）の「かぶれのお薬」は？ 事前に外用したサンスクリーンは？ いろいろ考えると，「裏山の植物が原因である」とは言い切れないのが難しいところなのです。
- 触ったという，その植物を持参して頂いてパッチテストをしますか？ いやいやそれは大変です。近年はパッチテストパネル®というキットが保険診療で使用できます。佐藤製薬から販売されています。外来で簡単にできます。しかしパネル1枚がとても高価なのでご注意ください（2025年1月現在，1万5,000円少々します）。結果判定に再診していただきますので患者は大変です。結果が陽性でもその解釈と説明をどう行うか？ 膨大な知識と経験が必要です。専門医レベルでしょう。

鑑別診断

- 「たぶん，コレが原因ですね」と推測し，「アレルギー性接触皮膚炎のようです。たまたま触った植物との相性が悪かったのでしょう。再び触れば同じような症状が出現します。気をつけましょう」と言い，後述のようにステロイド外用薬，小児ならばリドメックス®コーワ軟膏などを処方します。4〜5日外用すれば良くなります。
- これでおしまい……あれ，うまくいかない例があるって？ そうなんです。ステロイド外用薬で治らない例があるのです。

感染症

- まず，よくあるのは接触皮膚炎を掻破し，いつの間にか伝染性膿痂疹（図5）（☞p58）を生じていた，伝染性紅斑（図6）（☞p87）であった，体部白癬（特に*Microsporum canis*によるもの）（図7）（☞p116）であった，などの感染症です。伝染性膿痂疹は抗菌薬の内服・外用で鎮静化しますね。白癬は抗真菌薬でしょう。伝染性紅斑はひたすら待つ……ですね。みんな接触皮膚炎にそっくりですよ。似たような疾患で感染症は気をつけなさい，ということです。接触皮膚炎は治療にステロイド外用薬を使用しますから，感染症であった場合は増悪してしまいます。

自家感作性皮膚炎（図8）

- しかし，そういった感染症ではない，診断は確かに接触皮膚炎なのであるが，どうしても治らない，という例があります。その場合，自家感作性皮膚炎の発症を考えます。

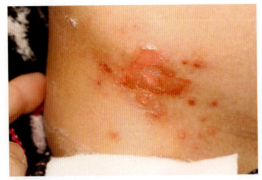
図5 伝染性膿痂疹

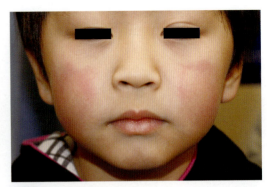
図6 伝染性紅斑

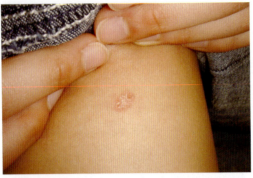
図7 体部白癬：*Microsporum canis* によるもの

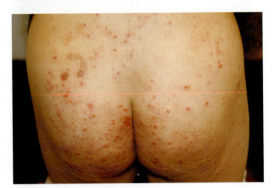
図8 自家感作性皮膚炎

- 接触皮膚炎の症状があまりに強いと，自家感作性皮膚炎という状態になることがあります。これは最初の接触皮膚炎によるアレルギー反応が全身を駆け巡る状態です。本当に多いですよ。この疾患になると医師も焦りますが，慌ててはいけません。何事もなかったように，「フフ，お母さん，そうなりましたか，私のところにはこういった患者がよく来ますよ，ご安心下さい」と断言できるかどうかが運命のわかれ目です。ボーッとしていると治療になりませんので，後述のようにきちんと薬を考えましょう。

治 療

- このように接触皮膚炎の治療は，①似たような感染症がないかどうか，②自家感作性皮膚炎に増悪していないかどうか，を見きわめることが重要です。

接触皮膚炎

- ステロイド外用です。乳児や2～3歳までの幼児はアルクロメタゾンプロピオン酸エステル（アルメタ®軟膏）あるいはプレドニゾロン吉草酸エステル酢酸エステル（リドメックス®コーワ）軟膏などのmediumレベルを用います。それ以上は症状に合わせてstrongレベルのベタメタゾン吉草酸エステル（リンデロン®-V）軟膏，強い反応の患者にはvery strongレベルのアンテベート®軟膏を用います。いずれの外用薬も，1週間以内で結果が見えます。
- ヒドロコルチゾン酪酸エステル（ロコイド®）軟膏，アルメタ®軟膏などのmediumレベルのステロイド外用薬は，接触皮膚炎の浮腫性紅斑あるいは滲出傾向の強い紅斑，要するに反応の強いタイプには無効です。小児だからとvery strongレベルのステロイド外用薬をためらう医師がいますが，効果がなく，結局患児が苦しむだけです。思いきって十分な強さのものを使用して，短期間でドカーンと治しましょう。治ったら，サッと外用をやめるのです。そしてカッコよく保護者に言って下さい。「治すときは強めのパワーのお薬で短期決戦。そして治ったらすぐやめるのです。それが治療というものです」と。

> **処方例**
>
> 軽度の接触皮膚炎
>
> 　　アルメタ®軟膏orキンダベート®軟膏orロコイド®軟膏
>
> 中等度以上の接触皮膚炎（つまり浮腫性の変化があり，瘙痒感も強い場合）
>
> 　　乳児の場合：リドメックス®コーワ軟膏などのmediumレベルのステロイド
>
> 　　幼児の場合：リンデロン®-V軟膏などのstrongレベルのステロイド
>
> 　　小学生の場合：アンテベート®軟膏などのvery strongレベルのステロイド
>
> 　　中学生の場合：アンテベート®軟膏　紅斑・瘙痒が顕著ならばデルモベート®軟膏
>
> 　　　　　　　　　（strongestレベル）
>
> ▶顔面に生じた場合はそれぞれ1レベル下げ，1週間以上の継続使用は避けましょう。1週間外用しても治癒しない顔面の湿疹は，感染症，アトピー性皮膚炎などのほか疾患を考えます。

自家感作性皮膚炎

● 自家感作性皮膚炎はベタメタゾン酪酸エステルプロピオン酸エステル（アンテベート®）軟膏などと，抗ヒスタミン薬の内服としてセチリジン塩酸塩（ジルテック®）ドライシロップ，レボセチリジン塩酸塩（ザイザル®）シロップなどを併用します。1週間程度で治まります。これで安心。

● ステロイド内服は成人ではよく投与しますが，通常，小児には不要です。

> **処方例**
>
> | 内　服 | 外　用 |
> |---|---|
> | 抗ヒスタミン薬 | 接触皮膚炎に準じる。 |
> | ザイザル®シロップ（6カ月以上，2歳未満でも | |
> | 内服できる） | |
> | ジルテック®ドライシロップなど（2歳以上） | |
> | （内服用量は添付文書に準じる） | |

保護者への 3 分間説明

● 「かぶれ」です。この症状は「アレルギー性の湿疹」と言い，ある特定のものに対する特別な反応がお子さんに生じました。大人に比べて，子どもにこのような反応が生じるのは稀です。でも生じたものは仕方がありません。今後○○は避けたほうがよいでしょう。

● 治療はステロイド外用薬です。症状に合わせたものを処方します。4〜5日で治るはずです。かぶれの反応が強い場合は，稀ですが，「自家感作性皮膚炎（＝全身の痒み，発疹を生じる病気）」になることがあります。そのときはやや強めのステロイド外用薬と抗ヒスタミン薬の内服などで治療します。

● 保育園・幼稚園・学校は問題ありません。自家感作性皮膚炎で広範囲の皮膚に病変が及ぶ場合は治癒するまでお休みです。

A. 病名のある湿疹皮膚炎
2 アトピー性皮膚炎

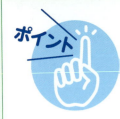

> **ポイント**
> - 全世界的には小児の20～30％が罹患すると言われている代表的疾患。かゆみ，皮膚バリア機能障害，Th2型の免疫異常，この3つが互いにからみ合って増悪する疾患だ。
> - アトピー性皮膚炎は近年，その発症機序が解明されつつあり，コントロール可能な疾患となっている（アトピー性皮膚炎診療ガイドライン2024[1]参照）。
> - 新規外用薬，特に生物学的製剤，JAK阻害薬（内服，外用），PDE4阻害薬（外用），芳香族炭化水素受容体調整薬（外用）の登場で治療が劇的に変化した。
> - しかしながら，単純疱疹，疥癬などの合併症への警戒は常に怠らないこと。
> - 保護者への説明では，「遺伝子異常」は言葉を選んで慎重に。

病態

- ①バリヤー異常，②免疫異常，③神経過敏がいわば三位一体（図1）となりぐるぐる回ってしまう状態で，結局，瘙痒がどんどん激しくなるということになります。「三位一体論」と称され，皮膚科では有名です。この用語はもちろんキリスト教の教えに出てくるものです。もともとの意味からかなり乖離しており神様に申し訳ないのですけれども，罪の意識を感じながら使わせていただきます。

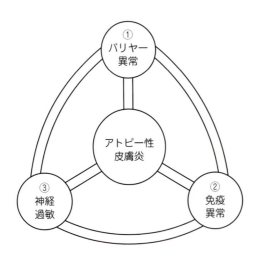

図1 アトピー性皮膚炎の三位一体論のイメージ

①バリヤー異常

- フィラグリンなどの天然保湿因子やセラミド，すなわち角質細胞間脂質に不足・異常があり，皮膚表面の乾燥があります。この状態は外界の抗原物質の侵入が容易なため，表皮・真皮のアレルギー反応をまねきます。そして，全身を掻きむしるのです（図2）。

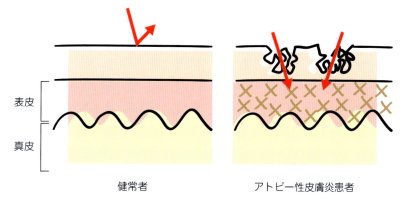

図2 フィラグリンやセラミドなど保湿因子の異常

②免疫異常

- そもそもアトピー性皮膚炎の患者はTh1細胞優位の状態からTh2細胞優位の状態にシフトし，IgEの大量生産を介して猛烈なアレルギー反応が全身の皮膚で生じた結果，それが表皮のバリヤーを破壊し，抗原の侵入をまねきやすい状態にさせています。乾燥肌も，もともとはアレルギー反応から生じています。
- 近年，このメカニズムについて詳細な解析がなされ，ほぼ免疫異常の詳細が解明されています。ただし，これを見ても何が何だかわかりません。要するに種々のサイトカイン，ランゲルハンス細胞，好塩基球などなどが複雑に絡み合った，とーっても複雑な反応なのです。

③瘙痒の反応

- 通常の皮膚では，知覚神経が表皮の表面近くまで侵入しません。しかし，アトピー性皮膚炎の患者では，知覚神経C線維が皮膚表面近くまで「異常侵入」します。そのため，軽微な刺激でも異常な瘙痒感を生じます。「まず初めに知覚神経の超敏感な状態が生じ，全身を掻きむしる。そこから問題が生じる」という考えです（図3）。

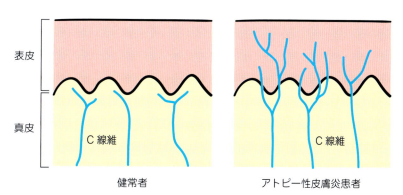

図3 免疫系の異常作動

- 近年，瘙痒関連のサイトカインが明らかになっています。IL-4，IL-13，IL-31などがその代表的なものです。そのレセプターをブロックする生物学的製剤デュピルマブ（デュピクセント®）はヒト型抗IL-4/13受容体モノクローナル抗体です。IL-4，IL-13を抑制してアトピー性皮膚炎の症状を劇的に改善することで有名になりました。
- でもでも，さっぱりわかりません。医師がわからないのですから，患者に説明するのも一苦労です。

- では，このような複雑な病気の説明，特に免疫の内容を患者に「プレゼンテーション」するにはどうしたらよいか？ そこで筆者が提案したいのが「ザリガニと白ゴジラ・黒ゴジラ」(図4) です。レセプターをザリガニに例えます。正常免疫反応を善玉白ゴジラ，アトピー性皮膚炎のtype2炎症を引き起こすのが悪玉黒ゴジラとします。JAK-STAT回路において正常に働けば白ゴジラ，悪い方向に働けば黒ゴジラというわけです。筆者だけのシャレですので，学会等での質疑応答には使わないでくださいね。「ゴジラーズ」なんて呼ばれちゃいますのでご注意。

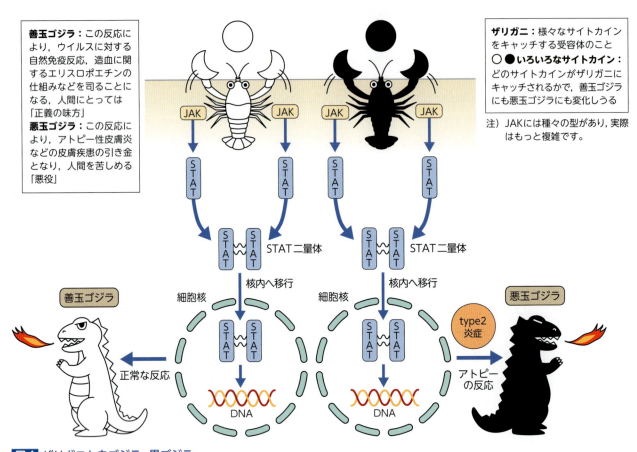

図4 ザリガニと白ゴジラ・黒ゴジラ

症状・診断

- アトピー性皮膚炎は2カ月以上慢性に持続する，瘙痒感の強い，左右対称に生じる乾燥性皮膚症状が顕著な，家族歴にアトピー素因のある……と診断基準にあります。ご承知の通りです。日本皮膚科学会の診断基準は非常に厳密なものですね。まさにその通りです。
- でも，皮膚科医は本当に診断基準を暗記しているのでしょうか？ 実は，皮膚を診て，触る，その一瞬でアトピー性皮膚炎を診断しています。それは「常に掻破している，独特のザラザラした乾燥肌で外用薬を中断するとすぐ再発する疾患。多くは独特の顔貌を示す」からなのです。アトピー性皮膚炎患者の皮膚に触ってみるとすぐわかります。

乳児 (図5)

- 頭部顔面から始まる湿潤性病変です。しだいに頸部，胸などにも拡大します。実は脂漏性皮膚炎も同じような症状です。アトピー性皮膚炎は「非常に強い痒みで外用してもすぐ掻破してしまう」という

頑固さが特徴です。一方，脂漏性皮膚炎の痒みは軽度で，ステロイド外用薬によく反応し，いつの間にか消失することが多いようです。診察中にボリボリ掻く，あるいは顔面を母親の胸に擦りつけるなどの様子がみられれば，アトピー性皮膚炎と判断してよいでしょう。

幼児～小学生（図6）

- 乾燥症状が顕著です。肘・膝の屈側部の病変は誰でもわかりますね。一部の小児では痒疹（図7）と呼ばれる固い丘疹が目立ちます。

小学生～中学生（図8）

- 思春期になるにしたがって，患児によっては痒疹結節や苔癬化が目立ちます。つまり皮膚が固くなり，ステロイド外用薬にもあまり反応しなくなる例が多くなります。同時に上半身の病変が主体となります。

鑑別診断

- **脂漏性皮膚炎**：乳児の場合，皮膚所見のみではわかりません。痒み，炎症の強さ，慢性に経過するかどうかなどで判断します。

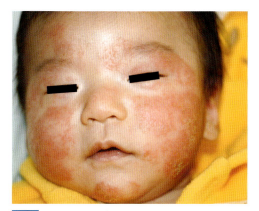

図5 乳児のアトピー性皮膚炎

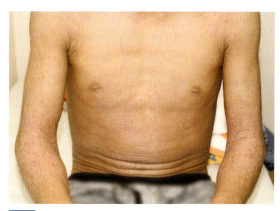

図6 小学生のアトピー性皮膚炎

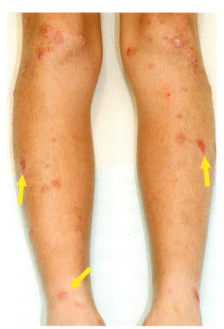

図7 アトピー性皮膚炎による痒疹

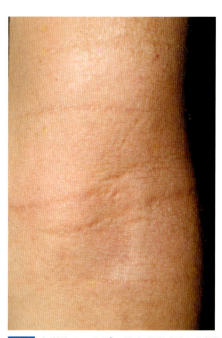

図8 小学生のアトピー性皮膚炎（肘の内側）

- **Netherton症候群**：きわめて稀です。紅斑の辺縁に二重鱗屑を認める曲折様魚鱗癬，節を持った毛髪のbamboo hairが特徴の遺伝性魚鱗癬です。症状はアトピー性皮膚炎と瓜二つなので注意。皮膚からの外用吸収が大きく，タクロリムス軟膏は禁忌です。
- **慢性の接触皮膚炎**：衣類のアレルギーなど。接触皮膚炎はステロイド外用薬によるものもありますので，注意です。
- 皮脂欠乏性湿疹で生活指導や治療が不十分である状態
- 疥癬
- 体部白癬，足白癬などの白癬菌感染症

合併症

- アトピー性皮膚炎は種々の感染症に弱いので，下記のような合併症があります。常に警戒しましょう。
  - **カポジ水痘様発疹症**：単純ヘルペスによる
  - **伝染性膿痂疹**：黄色ブドウ球菌による
  - **白癬**：体部白癬，頭部白癬，足白癬など
  - **カンジダ**：カンジダ性間擦疹
  - **疥癬**：痒疹（固いカンジの丘疹）は？　手指，手掌などに鱗屑はないか？
- **白内障**：痒みのため目を叩くことによる

治　療

- 『アトピー性皮膚炎診療ガイドライン2024』[1]に治療アルゴリズムについての詳細が記載されています。治療の基本は，①悪化因子の除去，②適切な外用薬の選択，③紫外線療法となります。

①悪化因子の除去

- 何が小児の肌を増悪させているのか？　悪化因子は無数にあります。お風呂でのナイロンタオルを使用した過度の洗浄。肌に合わない保湿薬の使用。ザラザラした下着の使用。中には下着を着させない保護者もいます。食物が原因のこともあります。食物除去をして改善し，再びその食物を摂取すると悪化する，と明確な関連性があれば食物により増悪するアトピー性皮膚炎と言えます。慎重に除去食を継続します。ただし，食物により増悪するケースはあまり多くありませんので，ご注意を。
- 汗を放置することも悪化因子です。すぐ洗うか，おしぼりで拭くようにします。汗をかくこと自体は皮膚に良いので，運動制限はしません。
- その他，睡眠・生活リズムなども重要です。精神的なストレスは？　部屋のお掃除も重要です。居住空間にアレルギーを生じさせるダニ，ハウスダストなど，環境要因の対策を考えます。後述のFAQ「Q3：心理的な要素は重要ですか？」（☞p151）を参照して下さい。

②適切な外用薬の選択

a.寛解維持の外用薬

- 寛解維持には非ステロイドの4剤（**表1**）を使用します。しかしながらタクロリムス軟膏小児用は，分子量がデカすぎて炎症が収まった皮膚には果たして浸透するのか筆者は疑問に思っています。実際はこのタクロリムス軟膏小児用を除いた3種の新薬が，今後は市場を占拠するものと予想されます。

表1 寛解維持の外用薬4剤の比較

白ゴジラ応援系	・ジファミラスト軟膏（モイゼルト®軟膏0.3%・1%） ・タピナロフクリーム（ブイタマー®クリーム1%）
黒ゴジラ抑え系	・デルゴシチニブ軟膏（コレクチム®軟膏0.25%・0.5%） ・タクロリムス水和物軟膏（プロトピック®軟膏0.03%小児用）

- 各薬剤とも年齢制限がありますので注意しましょう。

　3カ月～（最も低年齢から使えるもの）：ジファミラスト軟膏（モイゼルト®軟膏0.3%・1%）

　6カ月～：デルゴシチニブ軟膏（コレクチム®軟膏0.25%・0.5%）

　2歳～：タクロリムス水和物軟膏（プロトピック®軟膏0.03%小児用）

　12歳～：タピナロフクリーム（ブイタマー®クリーム1%）

- ただし，今後適応年齢が下がる可能性がありますので，添付文書をときどきチェックしましょう。
- では，筆者の印象や保護者受けから考えてfirst choiceの寛解維持の薬剤はどうかというと，皮膚科専門ではない一般医にとって，まずは「白ゴジラ応援系」がお勧めです。すなわち，
  - 3カ月以上～12歳未満でジファミラスト軟膏（モイゼルト®軟膏1%）から開始→安定したら0.3%。ただし，1日2回外用ですので，ちょっと面倒くさいです。
  - 12歳以上は文句なくタピナロフクリーム（ブイタマー®クリーム1%）がお勧めです。なんといってもクリームで塗り心地が良く，1日1回で良いというのも大きな魅力です。1日2回で処方しても，たいていの場合保護者は余裕がなく，1日1回がせいぜいです。ブイタマー®クリームはその点とても優れています。
- 黒ゴジラ抑制系では6カ月以上から使えるJAK阻害薬〔デルゴシチニブ軟膏（コレクチム®軟膏0.25%・0.5%）〕という強烈な外用薬があります。筆者の感覚では上記のジファミラスト軟膏やタピナロフクリームと互角の効果が出ており，またよく言われる帯状疱疹の発症はほぼ皆無です。せいぜい顔面・体幹部に使用した場合のニキビ（痤瘡）の発症くらいですので，十分活用できる薬剤です。それに外用を続けているとフィラグリンなど皮膚のバリア機能が改善するらしいのです。これはつまり，免疫系を正常な反応に戻す（＝白ゴジラも応援してくれる）ことになります。
- これは内緒の使用法ですが，中学生・高校生の手荒れ（つまり手湿疹）に根性でコレクチム®軟膏の外用を続けていくと驚くべき改善があるようです。単に黒ゴジラを抑えるだけではなく，皮膚のバリア機能を正常に戻す白ゴジラ応援系も備わっていると思われます。
- **2歳以上～**：タクロリムス水和物軟膏（プロトピック®軟膏0.03%小児用）はご存じ免疫抑制薬で，バーンと黒ゴジラを抑える薬剤です。ついでに正常な免疫（＝白ゴジラ）も抑えるため，「明らかに局面を形成しているびらん」への使用が禁忌ですね。アトピー性皮膚炎の小児はひっかき傷によるびらん面などは普通に認められます。どうしましょう？　さらに刺激感が強い薬剤です。またまた，添付文書に赤字で「腎障害等の副作用」の警告，さらに黒字で「免疫抑制作用により潜在的な発がんリスクがある」と記載があるのです。新薬が登場する中で，とても使いにくい薬剤となってしまいました。

濃度について

- デルゴシチニブ軟膏，ジファミラスト軟膏：ともに低濃度のものがあります。経験上，高濃度のものから使用し，症状が安定したら低濃度に移行すると良いです。ただこれが難しい。まぁ「さじ加減」ですので，保護者の顔色を見ながら低濃度に移行すると良いでしょう。
- タクロリムス水和物軟膏（プロトピック®軟膏0.03%小児用）は小児用の低濃度のものしか保険上認められません。成人用は不可です。
- タピナロフクリーム（ブイタマー®クリーム）は1%濃度のみです。しかし低濃度のものができたら，ぐっと低年齢の小児にも使用できるかもしれません。今のところ頭痛，痤瘡の副作用が有名です。筆者の経験ではほぼすべて軽症ですので，重大な問題にはならないようです。

b. ステロイド外用薬（＝増悪時の「火消し」役）

- 炎症を抑えるためにはステロイド外用薬を使用します。ステロイド外用薬はなるべく十分な強さのものを選択し，徐々に軽いものに変えていきます。
- 小児の場合，極めて炎症の強い所見ならばvery strongレベルのベタメタゾン酪酸エステルプロピオン酸エステル（アンテベート®軟膏0.05%）の使用が良いでしょう（表2）。軽快傾向があればより軽いランクに切り替えます。そして瘙痒感がかなり減少し，コントロールできる状態になったら，寛解維持の外用薬に切り替えます。しかしながら，一見健常に見える部位にも，アトピー性皮膚炎の反応がくすぶっているのでステロイド外用薬を完全に切るのはかなり慎重にすべきです。ステロイド外用薬を切りたいと思っていても1日おきに外用するなど，いわゆるproactive療法を行います。

c. 保湿薬の毎日の外用

表2 筆者の医院で使用している主なステロイド外用薬（再掲）

strongestレベル	デルモベート®〔かなり重い症状のときに短期間（数日）使用します〕
very strongレベル	アンテベート®，マイザー®，パンデル®
strongレベル	リンデロン®-V，エクラー®，メサデルム®
mediumレベル	アルメタ®軟膏，キンダベート®軟膏，ロコイド®クリーム・軟膏，リドメックス®軟膏* など

＊：リドメックス®軟膏はmediumとしては少々強めの印象あり。

- アトピー性皮膚炎の肌は常に乾燥にさらされています。したがって，保湿は基本中の基本です。これを忘れてステロイド外用だけをせっせとやってもダメです。実はステロイド外用のみでは皮膚の乾燥は変わりません。それどころか，最近の研究ではステロイド外用薬は皮膚の水分ロスを促進させる（＝乾燥させる）ようです。炎症は抑えてくれますが，乾燥症状はその後，増悪します。「ステロイド外用薬で病変部が軽快しました。スパッと中止したら，リバウンドが生じました。だからステロイド外用薬は良くないのです」なんて言う保護者がいます。アトピー性皮膚炎が改善しないのは当然です。乾燥対策をしていないのですから。

③紫外線療法（エキシマライト）

- 紫外線療法は小児の場合，局所照射のエキシマライトがお勧めです。表皮ランゲルハンス細胞の抑制作用があること，表皮内に入り込んだ知覚神経を真皮に押し戻す作用があることなどから積極的に治療に取り入れられています。16歳以下のアトピー性皮膚炎にも有効なようです。紫外線療法は抗ヒスタミン薬内服を併用すると有効と言われています。
- しかし，問題は発癌性です。ナローバンドUVBの発癌性はブロードバンドUVBよりも有意に上昇す

る，などの報告もあります[2]。そのため，紫外線療法は増悪時にスポット的に併用し，軽快したらスキンケアなどの外用療法，抗ヒスタミン薬の内服などに戻すことにしたほうがよさそうです。つまり，「高輝度の光を短時間で照射するエキシマライトを含む紫外線療法は，長期に漫然と施行した場合，将来の悪性疾患の発生を完全には排除できない」ということです。

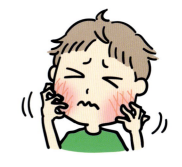

- この治療はタクロリムス軟膏との併用はできません。

その他の治療法

- 内服では抗ヒスタミン薬が主流です。
- 漢方薬も人気があるので重要な選択肢になります。保護者が漢方薬が大好きな場合は相談しながら処方します。小建中湯など甘みのあるものがお勧めです。

処 方

- まず最初に保護者には大まかな治療方針を伝えます。
  第一段階：「火消し（ただひたすら黒ゴジラを抑える）」。ステロイドをガンガン使いまくります。ただし1週間～1カ月程度です。また軽度の場合は，寛解維持の4種薬剤のみで良好になる症例もあります。
  第二段階：良い状態の維持（黒ゴジラを抑えて白ゴジラを応援する薬剤）。ただし，時々黒ゴジラが活発になるので，ステロイド外用はしていく。
  第三段階：保湿薬と寛解維持の薬剤のみでコントロールできるようになる。
  卒業段階：保湿薬のみ，スキンケアのみで生活する。寛解維持の4つの外用薬を続けることがゴールであり，さらにその先はそれさえも終了し保湿薬のみを外用する（＝普通のお肌のスキンケアと同様）になるでしょう。
- 基本は下記の通りです。

内服

- 抗ヒスタミン薬が主流です。保護者によって評価は大きく分かれます。小児では顆粒・シロップが欲しいところで，6カ月以上でレボセチリジン塩酸塩シロップ（先発名ザイザル®シロップ0.05%），2歳以上ならばオロパタジン塩酸塩顆粒（アレロック®顆粒0.5%）が使いやすいのでお勧めです。各薬剤については「薬剤名，添付文書」で検索して使用法を確認してください。
- しかしながら近年，実は「出荷調整」の問題が出てきました。有名な薬剤でも突然在庫切れ，あるいは生産が追いつかないという状況が生じています。一体いつまで不安定な供給が続くのかわかりません。薬剤は複数の「レパートリー」を持つように心がけましょう。

外用

- 外用は皮膚科医の腕の見せどころです。

寛解維持の薬剤

- 最初から使用する場合，ステロイド外用薬を処方した後，ある程度コントロール可能となった状態から使用する場合の2通りあります。

> **処方例**
>
> 3カ月〜6カ月未満：ジファミラスト軟膏（モイゼルト®軟膏0.3%・1%）
>
> 6カ月〜12歳未満：デルゴシチニブ軟膏（コレクチム®軟膏0.25%・0.5%）あるいはジファミラスト軟膏（モイゼルト®軟膏0.3%・1%）
>
> 12歳以上：タピナロフクリーム（ブイタマー®クリーム1%）。
>
> ▶ブイタマー®クリームはなんと言っても1日1回の外用で良いので，この年齢の小児にはドンピシャリの外用薬。クリームであることからべたつかず，（これから）思春期の若者にはベストでしょう。

ステロイド外用薬（レスキュー外用薬＝お助け軟膏）

- コレクチム®，モイゼルト®で悪化した場合の「レスキュー（＝お助け隊）」です。筆者は必ず処方しています。軽症の場合，リドメックス®軟膏，アルメタ®軟膏，キンダベート®軟膏などmediumレベルの外用薬で十分です。

- 即効性があるので増悪時に短期間使用します。通常は初診時に処方し，ある程度改善したら間隔を空けるproactive形式に変えていき，徐々に寛解維持の4薬剤に変更します。

> **処方例**
>
> 激しい掻破：アンテベート®軟膏（very strongレベル）。1週間程度でより軽い外用薬に変更。長期使用は不可。
>
> 通常の掻破：リンデロン®-V軟膏，メサデルム®軟膏など（strongレベル）。
>
> 軽い掻破：リドメックス®コーワ軟膏，アルメタ®軟膏など（mediumレベル）。
>
> ▶なお，リンデロン®-V軟膏，メサデルム®軟膏，リドメックス®コーワ軟膏，アルメタ®軟膏の外用は，当初は連日，状態が良くなったら2日に1回とします。
>
> ▶アンテベート®などのvery strongレベルは短期間に抑えます。1週間外用しても改善しないときは無理をせず，専門医に紹介しましょう。小児は副腎抑制を生じやすいのです。

保湿薬

- ステロイド外用薬は，実は皮膚を乾燥させます。そのため，ステロイド外用薬使用時は必須です。しかし，寛解維持の3薬剤（ジファミラスト軟膏，デルゴシチニブ軟膏，タピナロフクリーム）はそれ単独で皮膚バリア機能を強化する作用があるらしく，必ずしも保湿をしなくても良好な患者もいるのです。皮膚科学会の講演会などでは保湿薬は必須となっていますが，「保湿薬も塗れ」「寛解維持の外用薬も重ね塗りしなさい」と指示しても面倒くさそうな顔をする保護者には保湿薬を省略しても良いかもしれません。寛解維持の4薬剤でかなり良い状態が続いて「もう大丈夫」という確信が持てたら，徐々に保湿薬に切り替えると良いでしょう。寛解維持の薬剤はタクロリムス水和物軟膏を除いて高薬価ですので，医療経済上なるべく保湿薬単独に移行できれば良いですね。

> **処方例**
>
> 3カ月以上：モイゼルト®軟膏1%10g　1日2回
>
> ▶1〜2カ月使用し，コントロール良好ならばモイゼルト®軟膏0.3%に変更しましょう。不安な保護者には，濃度変更は慎重に行います。
>
> 6カ月以上：コレクチム®軟膏0.5%5g　痒い箇所あるいは痒くなりそうな箇所に1日2回
>
> ▶1〜2カ月使用し，コントロール良好ならばコレクチム®軟膏0.25%にしましょう。でも保護者は不安なので0.5%を継続希望する場合が多いのが実情です。
>
> 12歳以上：ブイタマー®クリーム1%15g　かゆい箇所あるいは痒くなるかもしれない箇所に1日1回
>
> ▶ブイタマー®クリームの濃度は1種類ですので使い続けます。

- コレクチム®軟膏は0.5％，0.25％ともに1回の塗布量は5gを超えないことです。JAK阻害薬なので白ゴジラ（正常免疫系）も抑制しすぎると感染症が問題になるのでしょうか……。
- モイゼルト®軟膏の塗布量制限は特になし，体格に応じた処方量となるみたいです。白ゴジラ応援系なので制限はないようです。「皮膚の面積0.1㎡当たり1gを目安とする」という難解な処方量です。だいたい31cm四方で1gということになります。2歳児だと体表面積0.6㎡程度ですので全身外用で1回塗布量6gということになります。ただし体格は個人差が激しいのでご注意を。
- コレクチム®軟膏とモイゼルト®軟膏，どちらにするか迷ったら……。3カ月以上6カ月未満ならばモイゼルト®。では，6カ月以上ならばどうするか？
  - コレクチム®軟膏は黒ゴジラ（タイプ2炎症）抑制系。軟膏のべたつき感は普通です。
  - モイゼルト®軟膏は白ゴジラ（正常免疫）応援系。やや硬めの軟膏ですので好みがあるかも。

  という特性を持つので医師の好みによると思います。どちらでも良いので保護者と相談しましょう。MRさんの「誠実さ」も重要な選択のポイントかも。
- 12歳以上は迷わずブイタマー®クリームがお勧めです。頭痛，毛包炎，痤瘡の副作用に注意します。効果はとてもゆっくりです。1〜2カ月は我慢我慢です。ですからステロイド外用薬も併せて「お助け隊」として処方することをお勧めします。
- 寛解維持の薬剤としてタクロリムス水和物軟膏（プロトピック®軟膏0.03％小児用）も忘れてはいけません。当初は連日，状態が良くなったら2日に1回という使用法が良いでしょう。この薬剤は刺激感・瘙痒感の増悪があるのです。そんな時は保湿薬を最初に外用し，その上にプロトピック®軟膏小児用を重ね塗りします。それでも解決しない場合はアルメタ®軟膏，キンダベート®軟膏などのステロイド薬外用のみでもよいでしょう。

抗ヒスタミン薬内服

> **処方例**
>
> 6カ月〜1歳：ザイザル®シロップ　2.5mL/1回　1日1回
>
> 1歳〜2歳未満：ザイザル®シロップ　2.5mL/1回　1日2回（朝と就眠前）
>
> 2歳〜7歳未満：アレロック®顆粒0.5％　0.5g/1回　1日2回
>
> 　あるいは，アレロック®錠2.5mg　1錠/1回　1日2回
>
> 　あるいは，ザイザル®シロップ　2.5mL/1回　1日2回（朝と就眠前）
>
> 7歳以上：アレロック®顆粒0.5％　1.0g/1回　1日2回
>
> 　あるいは，アレロック®錠5mg　1錠/1回　1日2回
>
> 　あるいは，ザイザル®シロップ　5mL/1回　1日2回

- 以上ですが，いやはや複雑ですね。目が回りそう（笑）。上記のほか，抗ヒスタミン薬内服はセチリジン（ジルテック®）などもありますので，添付文書を参照してください。

漢方薬

- 小建中湯は成人で1日量15g，1日3回ですので，かなりの量です。これを小児の場合は体重を考慮して，まぁ適当に減量して処方するわけですが，併用薬剤との関係も出てくるので，薬剤師さんのアドバイスを受けたほうが良いでしょう。

● 外用治療のイメージ

- アトピー性皮膚炎治療の実際の外用療法です。寛解維持薬には新しい三種の外用薬がお勧めです。

パターン1：reactive療法（図9）

- 寛解維持薬（コレクチム®orモイゼルト®orブイタマー®）を継続して外用し，症状が増悪傾向を見せたらステロイドを「レスキュー（お助け）外用薬」として使用します。そのうち寛解維持薬だけになるのを待ちます。

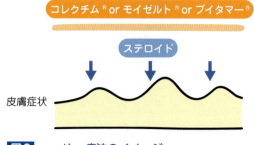

図9 reactive療法のイメージ

パターン2：proactive療法（図10）

- 寛解維持薬は使い続けるものの，ステロイド外用薬は定期的に外用し続けます。ステロイド外用薬は次第に外用間隔を空けながら使用します。やがてはほぼ寛解維持薬のみとしていく方法です。

◎

- ただし，パターン1・2とも寛解維持薬のみとするときは慎重にしましょう。ステロイド外用薬はかなりの長期間，レスキュー（お助け）外用薬として手放せません。

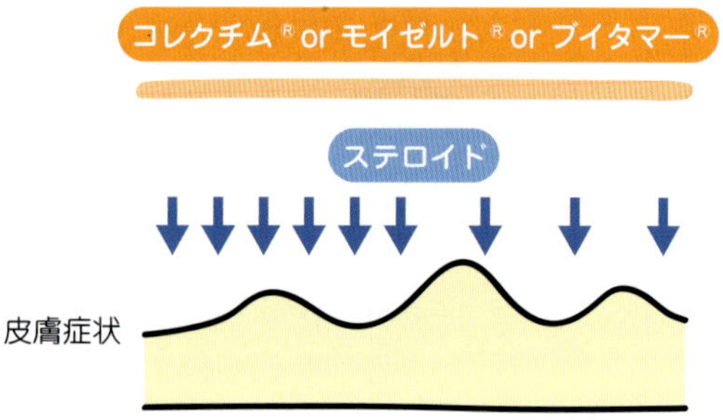

図10 proactive療法のイメージ

治らないときの中等～重症患者向けメニュー

- IGAスコア，EASIスコア[3]というのがありまして，IGAスコア3以上，EASIスコア16以上などの条件に合致する患者さんは生物学的製剤（モノクローナル抗体注射），JAK阻害薬（内服薬）という切り札があります[4]。
- 重症アトピー性皮膚炎の患者さん向けの薬剤ではデュピルマブ（デュピクセント®）が一般医にとっては唯一使える薬剤でしょう。2018年発売で6年以上経過しており，症例蓄積，副作用に対するデータも多く，MRさんも実に丁寧に説明対応してくれます。結膜炎の副作用に注意すれば問題なく使用できるモノクローナル抗体です。
- JAK阻害薬は，タイプ2炎症などの炎症反応の根幹を操作する薬剤であるため，免疫の異常に伴う副作用が多く，皮膚科専門医でも警戒しながら使用する薬剤です。重症アトピー性皮膚炎の患者さんにとってはとても効果のある薬剤ではあるものの，高齢者の使用では帯状疱疹の発症確率が増加します。また重大なことに悪性腫瘍の発症も報告されており，扱いに慎重にならざるをえない薬剤となっています。つまり黒ゴジラを抑えると同時に白ゴジラも抑えてしまい，思わぬ「免疫トラブル」が生じる薬剤です。専門医に任せましょう（JAK阻害薬，モノクローナル抗体については☞p26も参照）。

アトピー性皮膚炎 FAQ

Q1：寛解維持の新規3大外用薬（コレクチム®軟膏，モイゼルト®軟膏，ブイタマー®クリーム）で悪化しました」と保護者に言われました。

A1：この3種の薬剤，効果発現にとても時間がかかる「のんびり効果の外用薬」なのです

4～12週間程度の期間が必要です。正確に言うと，アトピー性皮膚炎の炎症が抑えられないので，一見，「外用薬で増悪した」ように見えるのです。この「のんびり効果」のマジックに騙されないためには，ステロイド外用薬を「レスキュー（お助け）外用薬」として同時に処方することをお勧めします。とはいっても，いったん「増悪したように見える」場合は「のんびり効果の外用薬」であることを丁寧に説明し，一時的にステロイド外用薬を1週間ほど処方すると良いでしょう。改善したら，再び上記の新規外用薬に戻すか否かは，保護者の顔色を見て判断しましょう。

Q2：「保湿薬，ステロイド外用薬を塗っていますが，良くなりません」と言う保護者がいます。

A2：外用薬はたっぷりと，皮膚の上にのせる要領で

外用方法を診察室で必ず実践させましょう。忙しい保護者は外用を短時間で終わらせようと，子どもの皮膚を素早く擦りながら塗ろうとします。その摩擦が逆に瘙痒感を惹起し，増悪することがあります。「外用するときは，ゆっくりとお子さんとお話ししながら，たっぷり皮膚につけて……たっぷりですよ……あまり強引にのばさないようにします。塗り方が間違っているために良くならないのです」と説明します。

Q3：心理的な要素は重要ですか？

A3：心の相談がアトピーのコントロールでは必須です

心理的要素をばかにしてはいけません。小学生，特に高学年の場合，友人関係，自分の容姿，あるいは受験での親子関係など，とてもストレスが多いのです。「長い人生，まだ始まったばかりだね。そんなに焦ってどうするの？」と私は考えています。ケースバイケースでいろいろな悩みがあります。いろいろ相談に応じることも治療のひとつとなります。

Q4：食物によるアトピー性皮膚炎はありますか？

A4：スナック菓子，コンビニ弁当が決して悪いとは言わないが……

実際の外来では稀ですけれども，食物による増悪は経験します。そばや牛乳といった，いかにもアレルギーを引き起こしそうなものよりも，スナック菓子，防腐剤のたっぷり入ったコンビニ弁当などで瘙痒感が増悪することが多い印象があります。

Q5：乳児などの顔面のじくじくした病変が治らない！　どうすればいいですか？

A5：乳児の顔面びらん，執念か？　お面か？　特殊外用薬か？「待つ」か？

これは乳児の顔面で，下顎など口の周囲に難治性のびらんを生じるタイプです。ステロイド外用後，亜鉛華（単）軟膏を貼付したリント布などで覆えば良くなる，と考えがちですが，乳児もなかなかしぶとく，何としてもそれをむしり取ろうとします。下記のように，いくつかの作戦があります。

• **作戦1**：回数で勝負する。赤ちゃんの擦る勢いが強いか，保護者の外用を続けるという執念が強いか……。外用薬をはぎ取られてもはぎ取られても，うるし塗りのように外用薬を重ね塗りする方法です。

- **作戦2**：外用した後，ガーゼを縁日のひょっとこのお面のような形に，目，口，鼻を切り抜きます。おっとっと，くりぬくのは目だけではダメですよ。必ず鼻と口を開けておきます。そうしないと，息ができません（当たり前か……）。そのガーゼに外用薬を塗布し，お面をしてしまいます。
- **作戦3**：人工肛門でよく使用する，粘着力のある外用薬（キャビロン™またはソフティ®保護オイルなど）を使用して徹底的に皮膚のびらん面を保護します。保護するだけです。

だいたい上記の方法でなんとかなります。なんとかならなくても，診察室で悪戦苦闘しているうちに赤ちゃんが成長しますので，自然治癒します（診察室で成長するわけではありません。通院するうちに大きくなり，不思議なことに改善します。本当です）。

- **ご注意**：残念ながら，びらん面にはコレクチム®軟膏，モイゼルト®軟膏は使えません。

Q6：「適当に来院する」患者にはどう対応すればいいですか？

A6：保護者と患児に通院する気持ちを抱かせるには，時間をかけた診察が必要

こういうケース，多いです。だいたい保護者に病識がないので，じっくり説明する必要があります。

- **手順1**：保護者の意見をよく聴きます。多くは「一生治らない，治療法がない」などと，アトピー性皮膚炎を誤解していますので，正しく説明します。
- **手順2**：「どうせ治らないから通院しない」と言われたら，「通院してみないとわからないんじゃないの？」と的確に反論します。きっぱりと治療方針を伝えないとだめです。
- **手順3**：「こうしたら良くなる」ことを熱意をもって伝えます。

これでだめなら，あきらめましょう。医者がよく使う捨てゼリフ「では，トリアエズお薬出しておきましょうね」で逃げます。

もっとも，このような保護者をつくり出してしまうのは医師の側にも責任があります。アトピー性皮膚炎の治療には時間がかかります。恐ろしく非効率的で「儲からない」患者です。だからといって説明は1分，薬を出して，はいオシマイ，と「手抜き」していませんか？　手抜き診療で多数の患者を流すと，確かに「儲かり」ます。なるほど，時間をかけて，相手の話を聴いて，こちらの治療方針を細かく説明・実技指導していると，今の診療報酬は圧倒的に安すぎます。それでもアトピー性皮膚炎の治療，時間をかけてやりますか？　やりましょうよ……。

Q7：「汗かいていいですか？」と聞かれたら，どう答えればいいですか？

A7：「汗はかいていいですよ，ただし，こまめに拭きましょう」

汗はどんどんかかせましょう。実は汗とアトピー性皮膚炎の関係はちょいと難しい。アトピー性皮膚炎の患者は発汗機能が低下しているというデータはあるようです。ステロイド外用薬で発汗抑制がかかるのか？　結論は出ていません。今のところ，体を動かし，汗をかくということ自体は確実に体に良いことなので，勧めるのは当然です。ただし，その後，汗を放置すると，皮膚への刺激となり，症状の増悪につながるようです。こまめに拭きましょう。

Q8：「お子さんはフィラグリンの遺伝子異常だ」と保護者に言えますか？

A8：「お子さんには，フィラグリンがあまりつくられない遺伝子のちょっとした不具合がおありですね。でもこれは改善できますよ」

「遺伝子異常＝失格者」のような感覚があると，これがどうしても言えない。でもこの表現，何が「正常」で何が「異常」なのでしょうね。私は一応皮膚科医ですが，診察室でよく考えもせずに患者の悪口を言いますし，医師仲間での社交性はゼロで，人前でも平気で場違いな発言をしてしまう，ある種，「先天異常」かもしれません。ゴルフもやらない，飲み会も行かない，変な医師です。でも，人間，皆「異常」と言えば「異常」な部分もあるし，「正常」な部分もある。読者の皆さんは，遺伝子がすべて「正常」ですか？　本当に「正常」ですか？　こう考えると，「アトピー性皮膚炎でフィラグリン異常がある……」という言い方は医学的には正しくとも，どうかなあ……。診察室では「正常！」「異常！」という言葉にこだわるより，「あなたのお子さんにはフィラグリンがあまりつくられない，遺伝子のちょっとした不具合がある」と言うほうがよいかもしれません。

「遺伝子の問題？」……嫌なことには違いありません。しかし，これが判明したことで，アトピー性皮膚炎の治療が飛躍的に進歩したことも確かです。現在はフィラグリンの産生を促す新規薬剤も使えるようになり，このような不安は払拭される時代になりました。

Q9：タクロリムス水和物軟膏（プロトピック®軟膏）でヒリヒリしました。

A9：タクロリムス水和物軟膏の外用方法はコツが必要です

外用当初は灼熱感，瘙痒感の一時的な増悪が半数以上に生じることを伝えます。しかし，保湿薬を外用し，その上にタクロリムス軟膏を重ね塗りすると，この症状はあまり生じません。保湿薬がタクロリムスの刺激を和らげてくれるようです。あるいは外用部位を制限し，少しずつ慣れさせるような指導をします。2週間～1カ月程度で通常使用とするようにします。それでも嫌がるようならば，やむをえません。中止し，ステロイド外用薬とします。

保護者への3分間説明

- アトピー性皮膚炎は痒みが止まらない状態が続きます。きちんと保湿を行い，痒みを止める外用薬を塗れば，良い状態を保てます。「何もしなくてもいい状態」にはなりませんが，外用薬と痒み止めの内服などで，普段の生活は元気に過ごせるようになります。

- 日本ではアトピー性皮膚炎患者の3割弱に，フィラグリンという皮膚の天然保湿物質があまりつくられない状況になっている患者さんが見受けられます。それがあるから寿命に影響する，あるいは「治らない」というようなことはありませんのでご心配なく。そのような場合には，特に念入りに保湿薬を外用し続けるようお願いします。

- 近年，ステロイド外用薬ではない最新のお薬が登場しました。新しい外用薬は3つあります。デルゴシチニブ軟膏（コレクチム®軟膏），ジファミラスト軟膏（モイゼルト®軟膏），タピナロフクリーム（ブイタマー®クリーム）です。まったく新しい作用機序の外用薬です。長期にわたりほぼ安心して使用できます。それぞれ適応年齢，適応量がありますので，お子さんの状況に合わせて使い分けます。

- 定期的に通院して下さい。アトピー性皮膚炎はカビや細菌，あるいはヘルペスといったウイルスがくっつきやすいので，いろいろな合併症が起こります。それらのチェックのためにも，何か変だなと思ったら，すぐ受診して下さい。

● 保育園・幼稚園・学校について一切の制限はありません。プールは伝染性膿痂疹など，感染症の合併があれば禁止となります。

参考文献

1) 日本皮膚科学会アトピー性皮膚炎診療ガイドライン策定委員会：アトピー性皮膚炎診療ガイドライン2024．日皮会誌．2024；134(11)，2741-843．[https://www.dermatol.or.jp/uploads/uploads/files/guideline/ADGL2024.pdf] ☞ 検索すればすぐ読めます。100ページ以上あるのでほぼ1冊の本です。

2) Kunisada M, et al：Narrow-band UVB induces more carcinogenic skin tumors than broad-band UVB through the formation of cyclobutane pyrimidine dimer. J Invest Dermatol. 2007；127(12)：2865-71．[https://www.jidonline.org/action/showPdf?pii=S0022-202X%2815%2933230-9]

3) マルホ　医療関係者向けサイト：EASIスコア計算シート．[https://www.maruho.co.jp/medical/articles/mitchga/easiscoresheet/index.html]

4) 日本皮膚科学会：アトピー性皮膚炎における生物学的製剤の使用ガイダンス．日皮会誌．2023；133(8)：1817-27．

• 皮膚病診療[2024年12月号]：選択肢の増えたAD治療．協和企画．☞最新治療の問題点など，今後の長期使用を展望した重要な文献が満載です。

• Monthly Book Derma[2022年10月号]：アトピー性皮膚炎診療の最前線―新規治療をどう取り入れ，既存治療を使いこなすか．全日本病院出版会☞この分野は進歩が激しく，2022年の雑誌でも古くなってしまいます。これからも新しい「最前線」が発行されると思います。

• VisualDermatology[2023年3月号]：JAK阻害薬を上手に使おう．Gakken．☞JAK阻害薬というアトピー性皮膚炎診療の新境地が望める1冊です。

Column

黒ゴジラと白ゴジラ

2通りの患者がいる。

Aさんには

「治りませんね」

「難しいです」

「うまくいくかどうか，わかりません」

Bさんには

「一緒に治しましょう」

「しっかり内服・外用して希望を持ちましょう」

「大丈夫です」

そして2人に同じ治療をする。まったく同じだ。

数カ月後，どちらが良いか？　まちがいなくBさんだ。

難しい顔はやめよう。「治らない」はやめよう。自信を持とう。患者は医師の顔つきを，医師の言葉を永遠に覚えている。患者に自分自身への信頼をつけさせることだ。「あなたは自分で治す力があるのですよ」。病気への不安こそが大敵だ。その大敵をまず撃退しよう。医師はそれをそっと支えればよい。

初めからあきらめないこと。

ネモ船長，デュッピー君，とらちゃん。

いずれお手頃になり気軽に使える日がくる。ジャッキー君もいろんな問題を必ず超えて使いやすくなるだろう。白ゴジラ応援部隊も続々控えている。治らないように見えても時が巡り来れば治る……という希望を持とう。黒ゴジラは去り，白ゴジラの時代がいずれ到来する。

※ネモ船長＝ネモリズマブ

　デュッピー君＝デュピルマブ

　とらちゃん＝トラロキヌマブ

　ジャッキー君＝JAK阻害薬

　白ゴジラ＝正常免疫，つまり「正義の味方」

　黒ゴジラ＝type 2炎症などの「悪役」

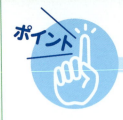

A. 病名のある湿疹皮膚炎
3 おむつ皮膚炎

ポイント
- 「擦らないこと」が基本である。
- 除外診断として，カンジダ，白癬菌などの真菌が陰性であることが必要である。
- 重大な疾患を合併することはない。

病態・症状

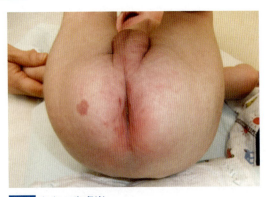

図1 おむつ皮膚炎
肛門周囲の紅斑。一部白癬も混在。外来にはこの程度の症例が多い。

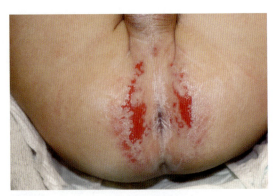

図2 びらんを生じたおむつ皮膚炎

- おむつ皮膚炎を制する医師は小児皮膚科のエキスパートであり，医院は繁盛間違いなし，です。治療のコツは秘密にして，誰にも口外しないか？ 本書にある治療法はライバル医院に使われます（もっとも，秘密にすると友達がいなくなります）。
- この疾患，おむつをする乳児（幼児）に発症する，被覆部位の紅斑・びらんです（図1, 2）。後述するように診断は実は「除外的」です。
- 日常外来において，保護者はほとんどが若い母親です。その若い母親が「治らない」と訴えて来院します。「下痢の後，赤みが治まらない」という保護者の訴え，これは何を意味するのでしょうか？
- ①**糞便・尿の刺激＋常在菌の繁殖**：下痢自体の糞便・尿の刺激に加え，表在性の常在菌が繁殖して病変を生じる。これはアレルギー性ではなく，刺激性の接触皮膚炎です。
- ②**被覆部の浸軟状態**：下痢をすると，消化液も便中に出てきます。皮膚を刺激するのは当たり前です。加えて，おむつ被覆部がいつも濡れている状態が続きます。浸軟という状態は，皮膚にとって最悪です。ちょうど褥瘡の初期と似ています。しかし褥瘡と異なり，患部の血流は豊富ですので潰瘍となることはありません。
- 以上がおむつ皮膚炎で推察される原因……と思うでしょう？ ところが，おむつ皮膚炎になるにはもう1段階必要です。
- ③**擦ること，すなわち摩擦**：下痢をした，ああ困った。おしりを拭かなくちゃ。保護者は必死におし

りを拭きます。実は，この疾患の最大の原因は，この摩擦です。
- なお，単なるおむつ皮膚炎が重大な疾患を合併することはありません。

鑑別診断

- 下記の疾患を除外します。その上で，「臀部が赤くて治らない」と言う場合はおむつ皮膚炎と言ってよいでしょう。
  - カンジダ症，白癬菌，手足口（おしり）病，伝染性膿痂疹などの感染症
  - アレルギー性接触皮膚炎，特に非ステロイド性消炎鎮痛外用薬（NSAIDs）によるもの

治療

- まずは「擦らないこと」です。下痢便を拭くときは愛護的に，保護者が自分の手でやさしく触ります。尿・便を完全に拭き取ろうとする必要はありません。ある程度残っていても気にしないことです。そこんとこ，清潔好きな日本人の親は難しいかもしれません。「便・尿は敵で，徹底的に拭き去らなければならない！」と。実はその考えが，おむつ皮膚炎を増悪させているのです。
- さて，その次は皮膚の保護です。この外用薬はほぼ亜鉛華単軟膏で十分でしょう。ただし，この亜鉛華単軟膏は車のワックスと同じで，おしりの保護膜と考えます。ですから，おむつ交換時にむりやり軟膏を剥がす必要はありません。
- 次に……。「えっ，それでいいじゃない」とお思いですね。ところが次があります。正しい外用方法を保護者（大抵は母親）に教えるのです。実践してこそ，治療です。荒れた臀部に亜鉛華単軟膏を外用する。意外と難儀ですよ。つるつる滑ったりして，うまく外用できません。でも，慣れです。繰り返しいろいろな乳児に実践していると，うまく塗れるようになります。コツは力を入れて擦り込むのではなく，そっと皮膚にのせるのです。うまくいかないのは患部が湿潤しているからです。診察中にどうしても乾かないときは，保護者の手のひらなどで外用量を指導します。べったりと，分厚く外用することがポイントです（図3）。

ステロイド外用薬

- ところで，普通のおむつ皮膚炎にステロイド外用薬を使用するのはどうなのでしょうか？　答えは「いきなり使うナ！」です。ステロイド外用薬をファーストチョイスで使用するとしたら，それは医師の「ステロイド依存症」とでも言うべき状態ですね。家ネズミを退治するのに，家ごとふっ飛ばすようなもので，過剰です。その後のことを考えない治療です。

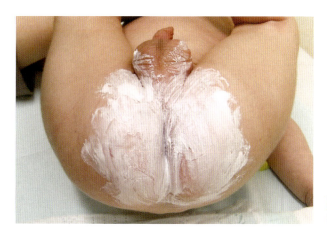

図3 図1と同症例
臀部に亜鉛華単軟膏を塗布したところ。

- ステロイド外用薬は，その病変がアレルギー性接触皮膚炎である場合に使用すればよく，一時刺激性であるおむつ皮膚炎には使いません。摩擦しないよう注意し，亜鉛華（単）軟膏をそっと外用すればそれで十分です。カンジダや膿痂疹ではない，手足口病でもない，変だな，治らないな……アレルギー性接触皮膚炎があるかもしれない……。そんなときにステロイド外用薬を使用します。その場合でも，mediumレベルのステロイド外用薬で十分です。クロベタゾン酪酸エステル（キンダベート®）軟膏，アルクロメタゾンプロピオン酸エステル（アルメタ®）軟膏などを使用します。確かに，それらの外用薬は切り札的存在で，実に効果的です。しかし，その病変が単なる擦りすぎが主であったのか，それとも，保護者が外用していたモノが原因であったのか，わからなくなってしまいます。それでは外来診療のスキル向上はしません。いつまでもステロイド外用薬に頼っていると，「メンドクセー，ステロイド外用薬使っちゃえ」という診療態度になってしまうので注意しましょう。「切り札は最後に出す」，これが鉄則です。

保護者への3分間説明

- おむつ皮膚炎は便・尿の刺激，そこで繁殖した雑菌類の刺激，市販薬の刺激などが複雑に絡んだ，赤ちゃん特有の湿疹です。7〜8割の赤ちゃんが一度は経験します。治療のポイントは「擦らないこと」と，皮膚を守る外用薬〔亜鉛華（単）軟膏〕をそっと塗ってあげること，この2つです。どうです，たった2つですよ。難しくないですよね。これを1〜2週間守って下さい。
- それでも治らなければ，カンジダ，白癬，ブドウ球菌などが経過中にくっついてないかチェックします。それらの感染症が否定できれば，ステロイド外用薬を使います。この薬はカビ，細菌がくっつきやすくなるので，短期間，サッと使って，サッとやめます。まぁ4〜5日くらいですね。そのあとは，亜鉛華（単）軟膏を塗り続けましょう。くれぐれも「擦らないこと」を守って下さいね。
- 保育園・幼稚園・学校について，制限は一切ありません。保育園での亜鉛華（単）軟膏の塗布は保育士さんにいかに伝授するか，が問題ですね。

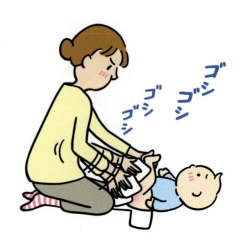

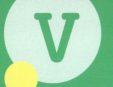

A. 病名のある湿疹皮膚炎
④ 脂漏性皮膚炎

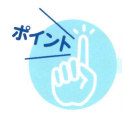

ポイント
- マラセチアという常在真菌に対する反応と考えられている。
- 乳児の脂漏性皮膚炎は3～6カ月程度で治る。治らない場合はアトピー性皮膚炎を考える。
- 治療は，待つこと。「乳児湿疹」と言われている疾患はおそらくこの脂漏性皮膚炎が主であると思われる。

症状・診断

- 乳児によく生じる脂漏性皮膚炎は自然に治ります。脂漏性皮膚炎が治らない，かつ痒みが強い場合は，それはアトピー性皮膚炎です。乳児の顔面にできる湿疹，実は脂漏性皮膚炎であるのか，アトピー性皮膚炎であるのか，区別がつきません。でも，区別がつかないことは大問題にはなりません。日本皮膚科学会の大会セッションで「乳児の脂漏性皮膚炎とアトピー性皮膚炎の見わけ方」なんていう講演，ありませんね。なぜでしょう。それは「いずれはっきりする」からです。

- アトピー性皮膚炎は後が大変です。しかし脂漏性皮膚炎は「それは病気ではないです」というくらいの疾患で，まぁどうでもいいと言ったら怒られますが，やはり「どうでもいい，そのうちなんとかなるだろう」的な疾患です（図1～3）。

- この疾患は脂漏という現象により生じます。脂漏とは皮脂腺が活発に脂質を分泌することです。「それでいいじゃん，何も問題ないはず」です。しかし，炎症が生じるのです。

- そこでご登場するのがマラセチアという真菌です。この真菌は常在菌，つまり人間のお友達です。他の真菌・細菌などが侵入しにくい環境をつくっているのではないか，と推測されています。現世に誕生した新生児にはマラセチア諸氏が定着しはじめます。子宮内からくっついていたわけではなく，生まれてから付着します。赤ちゃんは「なんだよ，くっつくなよ」とびっくりします。当然，最初の免疫機構が「異物！ 敵！」と認識したようなしないような形になり，炎症物質，炎症細胞が活発になり

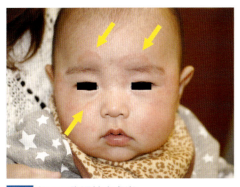

図1 顔面の脂漏性皮膚炎
眉毛の上，鼻の周囲

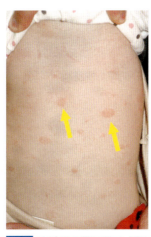

図2 体幹部の脂漏性皮膚炎

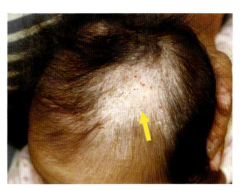

図3 頭部の脂漏性皮膚炎

ます。自然免疫（toll-like receptor）の関与もあるかもしれません。それら一連の反応が「乳児の脂漏性皮膚炎」ではないかと考えられています。

●もしかしたら全然別の機序かもしれませんが，今のところ，このように覚えておくと便利です。脂漏性皮膚炎はだいたい3カ月を過ぎると治り始めます。免疫寛容が生じたのでしょう。マラセチアと仲良くなれば，元のツルツル肌に戻るわけです。

●メチレンブルー染色でマラセチアの胞子が多数確認できます。ただし，健康な乳児なら誰でも胞子は陽性です。脂漏性皮膚炎の乳児は胞子の数が多い，といった説が有力です。外来が空いていたら胞子の数を数えてみましょう（しかし，そのようなことをする時間があるということは医院経営のピンチでもあり，レジの現金を数えたほうがいいかもしれません）。

●合併症は特にありません。ステロイド外用薬を使用すると，カンジダ，白癬が増殖することがあります。

鑑別診断

アトピー性皮膚炎

●区別は不可能です。強いて言えば，アトピー性皮膚炎は湿潤傾向が強く，授乳時に顔面を母親に擦りつけるようなしぐさがあります。脂漏性皮膚炎は頭部・眉毛に黄色痂皮・鱗屑を伴う紅斑といった所見が主です。実際の外来では双方が合併しているのではないかという症例もあり，正確に区別することはできません。

単なる不潔

●「洗わないほうがよい」というおばあちゃんの知恵もあるそうで，その結果，単なる痂皮が蓄積された症例もあります。洗えば解決します。

新生児痤瘡

●新生児痤瘡と脂漏性皮膚炎は合併していることが多く，鑑別というよりは「新生児痤瘡があれば，脂漏性皮膚炎もあると思うよ」と考えましょう。

乳児湿疹

●脂漏性皮膚炎，長引く新生児痤瘡，それに汗疹などが加わると，何が何だかわからなくなり，「乳児湿疹」という言葉で解決しようとします。つまり，「乳児湿疹」とは乳児期に発症する湿疹の総称です。最も多い疾患はおそらくこの脂漏性皮膚炎だと考えられています。まぁ，便利な「なんでもかんでも」病名ですね。「乳児期に生じる何でも皮膚炎＝乳児湿疹」と覚えましょう。

治療

●基本は「待てば治る」です。ものすごい臨床所見の割には自然に治まります。ヘパリン類似物質軟膏（ヒルドイド®ソフト軟膏）でのスキンケアで十分です。また，丁寧に洗ったり，ゴシゴシ擦らないことです。これ，重要です。鱗屑を落とそうと思ってゴシゴシ擦る保護者がいますが，丁寧に説明してやめさせましょう。

●とにかく炎症を抑えたいのであれば，mediumレベルのステロイド外用薬を使用します。「お宮参り，記念撮影用の外用薬」です。記念撮影の2～3日前からアルメタ®軟膏を顔面の湿疹に外用させます。

●問題は，アトピー性皮膚炎と区別がつかない，つまり瘙痒感があるらしく盛んに掻きむしる場合です。この場合はステロイド外用薬を連続使用します。アトピー性皮膚炎の治療に準じて行います。

●マラセチアの増殖を抑えるためという理由で，抗真菌薬のケトコナゾール（ニゾラール®）などを使用することがあります。ギャンブル的治療です。つまり，のるかそるか。著効する例と，どんどん増悪する例とにわかれることがあります。勇気があれば処方して下さい。しかし，「増悪することがあります」と言うと，大抵，保護者は拒否します。

保護者への❸分間説明

──予言できるか？　脂漏性皮膚炎の場合

●「アナタのお子さんは，アト3～6カ月でナオルデセウ……」。親がこれほど心配している疾患で，医師の側がこれほど簡単に診断でき，容易に症状の改善を予測できる疾患はありません。「名医」になれる絶好のチャンス！　ですね。まず，「何でもない，心配しなくていい，3～6カ月程度で消えるレベル的な疾患ですよ」と説明します。

──診断上，アトピー性皮膚炎の可能性もある場合

●「脂漏性皮膚炎というものと，痒みが続くアトピー性皮膚炎というものがあります。ほとんどが脂漏性皮膚炎ですね。ただ，2カ月以上続き，痒がる素振りを見せる場合はアトピー性皮膚炎の可能性もありますので，2～3週間に1回，診察させて下さい」と説明します。「ほとんどの場合」というキーワードを入れないと，保護者は悪いほうに考えてしまいます。だから，「ほとんど心配ないよ」と強調しましょう。

●日常的なスキンケア程度で十分です。どうしてもと希望があれば「記念写真用ステロイド外用薬」を処方します。

──「普通のスキンケアとは？」と聞かれたら

●保湿薬などです。脂漏部位に保湿薬というのは何か変ですけれども，3カ月を過ぎると，乳児は脂漏が治まり，乾燥肌になります。ただ，そのタイミングは乳児によりマチマチです。早めに保湿し，予防もかねて使用するとよいでしょう。

●丁寧に洗ったり，ゴシゴシ擦らないことです。これ，重要です。

●保育園・幼稚園・学校については，脂漏性皮膚炎の場合，制限はありません。伝染性膿痂疹に近い状態があるので注意します。

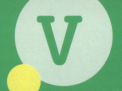

A. 病名のある湿疹皮膚炎
5 手湿疹

ポイント
- 小児の手湿疹は慢性の刺激性接触皮膚炎が大半である。
- ステロイド外用薬とハンドクリームでコントロールする。

症状・診断

- 子どもの手湿疹（図1, 2）？ 手の病変は成人と異なり，様々な感染症が混在してきます。それを除外することが重要です。手足口病，ウイルス性乳頭腫（疣贅＝いぼ），伝染性膿痂疹，角化型白癬，疥癬などは大丈夫でしょうか？

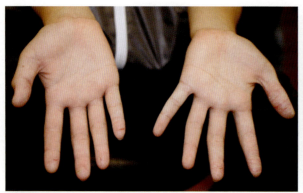

図1 手湿疹

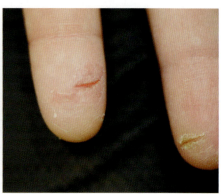

図2 図1の拡大

鑑別診断

- 鑑別診断として下記があります。
  - 夏：汗疱，異汗性湿疹，手白癬，カンジダ症
  - 冬：凍瘡＋炎症（つまり瘙痒感を伴うこと）
  - 通年：各種ウイルス感染，尋常性疣贅，手足口病
  - 重要な鑑別疾患：川崎病（5日間以上続く発熱，両側眼球結膜の充血は？）
  - 瘙痒感が激しい場合：アトピー性皮膚炎，疥癬（重要な鑑別です！）

合併症

- 手湿疹から自家感作性皮膚炎になることはそれほど多くありませんが，全身に拡大したら考慮する必要があります。

● 治　療

●ステロイド外用薬は，ベタメタゾン吉草酸エステル（リンデロン®-V）クリーム・軟膏などのstrongレベルから外用するとよいでしょう。1週間程度使用すると治ります。その後はハンドクリームとして，W/O型クリームの尿素軟膏（パスタロン®ソフト軟膏）などの人気があるようです（O/W型クリームはしみるので使えない）（☞p21）。

●再燃性が強い場合はアトピー性皮膚炎を考えます。そんな場合はアトピー性皮膚炎の項目（☞p140）を参照してください。

●実はJAK阻害薬のコレクチム®軟膏は手湿疹にとても効果的なことがあります。このような症例は「隠れアトピー性皮膚炎」があるのかもしれません。高薬価な外用薬ですので，安易には使用できませんからご注意。

●手という部位は外用薬の吸収率が著しく低いため，mediumレベルのステロイドはあまり効果がありません。

保護者への 3 分間説明

● 手湿疹は普通，家事・炊事をする家庭の主婦に多いです。子どもの場合は遊びの中で触れるものに対する慢性の刺激が原因のようです。具体的な刺激物質は日常生活の中でしか確認できません。

● 治療はステロイド外用薬とハンドクリームです。ステロイドで良くなったらハンドクリームで予防します。しかしながら，お子さんが自分でハンドクリームを使用するのはちょっと無理かもしれません。できるだけ原因を探し出し，それを避けるほうが早いでしょう。紙，ダンボール，鉄棒，植木・草花，ゲーム機の表面に付着する物質など，いろいろあります。

● 保育園・幼稚園・学校について，制限はありません。疥癬の除外に注意しましょう。

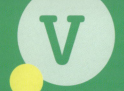

A. 病名のある湿疹皮膚炎
6 貨幣状湿疹

> **ポイント**
> - 成人にもお馴染みの，貨幣のような形状の湿疹。伝染性膿痂疹との鑑別が問題となる。
> - 湿潤病変（＝伝染性膿痂疹 ☞ p58）と錯覚し，抗菌薬（特に第3世代セフェム系）を濫用しないように注意する。

症状・診断

- 湿潤した類円形の病変，周囲に掻破痕を伴うことが多い……というのは，皮脂欠乏性湿疹やアトピー性皮膚炎に生じる「症状病名」です。つまり，独立した疾患概念ではなく，たまたま掻破して生じた病変，程度のニュアンスです（図1）。
- 伝染性膿痂疹との鑑別で細菌培養を行う医師がいますが，菌が陽性でもあまり意味はないです。感染菌か，たまたま混在している菌かわからないためです。厳密にはスメア検査，つまりグラム染色で好中球内にブドウ球菌が多数認められるか否かです。そこまでやるかどうか，これは主治医の判断ですね。

鑑別診断

- 当然，伝染性膿痂疹です。アトピー性皮膚炎の患者に生じた伝染性膿痂疹か貨幣状湿疹かわからないような中間型にはとても困ります（図2）。

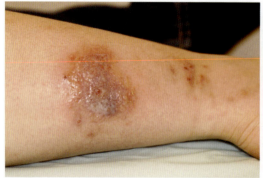

図1 典型的な貨幣状湿疹

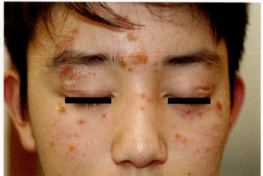

図2 伝染性膿痂疹と区別がつかない中間型
貨幣状湿疹から伝染性膿痂疹に変化したものと思われる。

合併症

●特にありません。成人の場合，下腿に発症する貨幣状湿疹は自家感作性皮膚炎を警戒します。ところが，小児にはあまり生じないようです。

治療

●ステロイド外用薬のみで十分です。伝染性膿痂疹との鑑別が心配なので，セフェム系抗菌薬を飲ませる医師が多いですね。やむをえず使用する場合は，まず第1世代のセフェム系にしましょう。いきなり第3世代のセフジニル（セフゾン®），セフカペンピボキシル塩酸塩水和物（フロモックス®）などの処方はお勧めできません（☞p56）。

> **処方例**
>
> リンデロン®-V軟膏＋リント布保護　3〜4日で回復
> 伝染性膿痂疹が心配な場合：
> セファレキシン（L-ケフレックス®小児用顆粒）　25〜50mg/kg　朝1回・夕1回
> ▶ 朝・夕内服のため，保育園・幼稚園・学校で飲ませる必要がなく簡便です。

保護者への 3 分間説明

- 湿疹を繰り返し引っ掻いていると，このようにジクジクしたものができてしまうことがあります。放っておくとどんどん広がり，そこに細菌がくっつくとトビヒ（＝伝染性膿痂疹）を生じてしまうことがあります。今のうちに，痒みを抑え皮膚の荒れた状態をもとに戻すステロイド外用薬で治療します。外用後はリント布という布か，ガーゼで保護して下さい。お風呂上がりに1日1回か，余裕があればもう1回お薬をつけるとよいでしょう。
- トビヒと紛らわしい場合は抗菌薬を飲むことがあります。まずは昔から使われているL-ケフレックス®というお薬を処方しましょう。大抵の感染症はこれで良くなります。3〜4日治療しても良くならなかったら，再診して下さい。
- 保育園・幼稚園・学校への登園・登校は可能です。ただし，湿潤病変部はリント布もしくはガーゼで覆っておきましょう。

A. 病名のある湿疹皮膚炎
7 その他 有名な湿疹皮膚炎

ポイント
- 湿疹皮膚炎という概念は原因物質別，行為別，症状別，部位別，年齢別などによりユニークな名前がつけられている。
- アトピー性皮膚炎，接触皮膚炎など以外にも，固有名詞のついた湿疹皮膚炎が無数に存在する。

- 診断・原因などはポイントのみの短いフレーズで理解できるようにしました。治療もほとんどが「原因除去，ステロイド外用薬，予防は皮膚の保護と保湿」です。ですから，一般的なことをダラダラ綴るのではなく，各疾患の特徴的な治療を強調しています。

皮脂欠乏性湿疹（図1）

- どの科の医師でも治せます。小児はほぼ全員，乾燥肌です。保湿をしないと，皮膚が痒くなります。この病態のポイントは「保湿薬の選択」です。診察室で医師自身（看護師でもよいですが）の手で患児に保湿薬を塗っていますか？「おくすりダシトキマショ」で終わっていませんか？ 医院を繁盛させたいのなら，「スキンシップ」です。保湿薬の種類は一般用医薬品（OTC）も含めれば，ほぼ無限にあります。

処方例
ヘパリン類似物質（ヒルドイド®ソフト）軟膏
尿素軟膏（W/O型）（パスタロン®ソフト）軟膏（10%，20%）
ビタミンA油（ザーネ®）軟膏
白色ワセリン（プロペト®）
亜鉛華単軟膏

- OTCの保湿薬，つまり保険診療の「ライバル」は，キュレル®（花王）のほか，多数あります。保湿薬は「OTC vs 保険処方」のつばぜりあいです。

- 多少，瘙痒感があっても保湿薬をたっぷり外用すればコントロールできます。外用方法は重要です。皮脂欠乏は小学校低学年まで続きますので，保護者がOTC薬を購入してしまうのか，保険で保湿薬を処方するのか，どちらかで医院経営がガラリと変化します。最近は乳幼児医療の定額ないしは無料制度で，薬剤の負担がほぼゼロとなってきています。ですので，保護者には経済的な面からも，医院での保険薬をチョイスするように誘導しましょう。

- 「高価な薬局カウンター保湿薬を買いますか？ それとも保険で良質かつ安価な保湿薬にしますか？ どちらがよいか，よーく考えましょうね」。

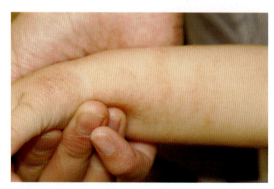

図1 皮脂欠乏性湿疹

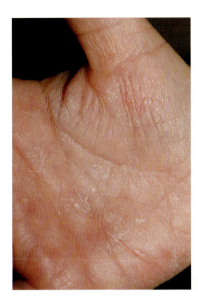
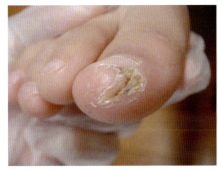
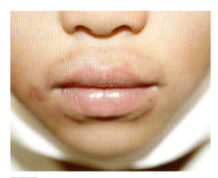

図3 ズック靴皮膚炎

図4 舌なめ皮膚炎

図2 砂かぶれ様皮膚炎

砂かぶれ様皮膚炎（図2）

- 砂の中に含まれる種々の物質による一時刺激性接触皮膚炎です．保湿薬のみでも軽快する例が多く，アレルギー性とまではならないような印象があります．学童期には治ってしまいますのであまり問題になりません．

ズック靴皮膚炎（図3）

- 裸足で靴を履く子がなりやすく，「靴下を履きましょう」でほとんどの場合治ります．一部，アトピー性皮膚炎の症状であることがあります．そんなときは長期戦となります．

舌なめ皮膚炎（図4）

- 唾液の刺激で口周囲に紅斑，色素斑を生じます．舌あるいは唇で舐めないように指導しますが，実際は難しい！ 女の子には「お髭ができちゃうよ」，男の子には「女の子にもてないよ」（早すぎるか？），「ナマハゲに食べられちゃうよ」（知らないか？）などと諭すとよいかもしれません．何かうまい方法を考えましょう．
- 治療薬はアルメタ®軟膏程度のステロイド外用薬で十分です．注意すべきは食物によるアレルギー性接触皮膚炎です．子どもは食べ物をよく口周囲に付着させます．繰り返しの刺激で，アレルギー性接触皮膚炎を生じ，やがて魚介類などの食物アレルギーに陥ってしまう可能性があります（☞p179）．舌なめずりは早く治さないと，アレルギー性の変化が進展し，最悪の場合，将来アナフィラキシーを生じる可能性があります．気合いを入れて治しましょう．

おしゃれ皮膚炎（学童期）

- 小学校高学年の女子はお化粧をしています．成人で見受けられるアレルギー性接触皮膚炎を生じます．いやー，びっくりします．「ビューラーがどうのこうの」「マスカラが合わない」「エクステやったら悪化」「アイプチにやられた……」などなど．おしゃれ専門用語に慣れていないと，火星人と話しているみたいで，診察になりません．「それでチョー痒いの？」などと語調を合わせる必要はありませんけれども，知識は必要です．
- アイプチ（図5）：二重瞼をつくるための接着剤．ゴム（＝ラテックス），アクリル樹脂などを含む．こんな商品が昔から売れているのです．ラテックスアレルギーが増加するわけです．

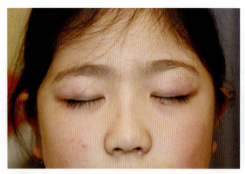
図5 アイプチによる皮膚炎

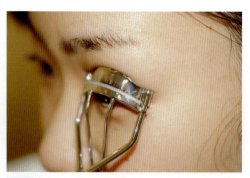
図6 ビューラー

- **ビューラー**（図6）：まつ毛をカールさせるための金属製の器具。金属アレルギーになる確率が高い。なぜなら，子どもは1日何十回も使用し（何でそんなに気にするのかね？），当然，皮膚に触れる回数も多くなるからです。
- **マスカラ**：まつ毛を長く濃く見せるための化粧品。やりすぎるとお化けのような目つきになります。ほとんどホラー映画。
- **エクステ**：人工毛のこと。特に「まつ毛エクステ」はまつ毛を長く保つための「ツケまつ毛」。やりすぎると「ヒサシ」になる。日よけにいいらしい（冗談です）。
- 治療は言うまでもなく，「お化粧をやめさせること」です。頭ごなしに「禁止」では効果はありません。「このまま使用していると，接触皮膚炎が慢性となり，色素沈着（＝シミ）やいろいろなアレルギーの病気が発症するのだよ」ということを説明します。時間をかける必要があります。その上で，通常の接触皮膚炎の治療となります。

剃毛による皮膚炎（学童・思春期）（図7）

- 女性は剃毛をします。小学校高学年から，どんどんやります。下腿，前腕の顕著な搔破痕を診たら，これを疑います。剃毛の中止で難なく治癒します。しかし，実際はなかなかできません。エステ・美容外科などでの光脱毛，レーザー脱毛を勧める以外に方法はないのかもしれません。生じているのは剃毛による微小な外傷です。抗菌薬のナジフロキサシン（アクアチム®）クリーム外用，抗ヒスタミン薬の内服で，かなり良くなります。瘙痒感が激しいときは剃毛剤のアレルギー性接触皮膚炎を考え，リンデロン®-V軟膏などのステロイド外用薬を用いる場合もあります。また，毛包の一部に膿疱や腫脹が認められる場合は，毛包炎，せつなどを考え，セファクロル（ケフラール®）などの第1世代セフェム系抗菌薬の内服を行います。健康な思春期の女性が圧倒的に多いので，抗菌薬外用のみでも軽快する例がほとんどです。

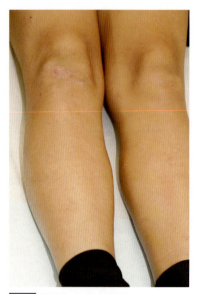
図7 剃毛による皮膚炎

B. 病名のない湿疹皮膚炎

ポイント
- 皮膚科外来では特徴的な所見から命名された疾患以外に,「名前のつけようがない湿疹皮膚炎」症例がある。
- 小児皮膚科外来で最多の病名は,分類不能な「湿疹」である。
- 非アレルギー機序による湿疹反応と言える。
- 治療はステロイド外用薬となる。

病態

- 小児皮膚科外来で最多の病名は,なんと,「分類不能な湿疹」(図1)です。原因がはっきりしているものは「アレルギー性接触皮膚炎」などと言います。部位ごとに特色があるため固有の診断名がつけられているものとして「おむつ皮膚炎」「手湿疹」など,特定の年齢に現れる場合は「乳児湿疹」(☞p171)などとも言います。それ以外の場合は単なる「湿疹」となります。経過で分類して「急性湿疹」「慢性湿疹」などとすることもあります。訳がわかりません。要するに,「他の分類に入らない,原因がわからない湿疹反応」なのです。困ったことに,外来ではこの状態で来院する小児が最も多いのです。
- 教科書にはいろいろ記載があります。ステロイド外用薬ですぐ治る疾患なので,あまり社会的な問題にもならないせいか,深く突っこんではいません。おそらくは刺激性接触皮膚炎の一種であろうと推察されています。
- 小児の皮膚は薄く,刺激に対して角質層が剥離しやすいのです。いろんな身の回りの物質がそこに付着します。その物質に対し,表皮の免疫機構が「異物侵入!」というシグナルを出し,ちょうど,外傷で細菌感染を生じ,免疫システムが作動しているような状態です。免疫系の細胞がリンパ節まで行って,侵入した物質を認識するとIV型アレルギーになります。ところがそうはならない場合はこの「湿疹」で終わるらしいのです。「アレルギー機序によらないかもしれない湿疹反応」とでも覚えておきましょう。

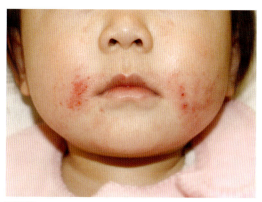

図1 分類不能な湿疹
原因となる刺激物も付着していない,「何となく痒くなります」との訴えで来院した小児

● 診 断

● 除外診断となります。まず，感染症である疥癬，白癬，カンジダ，単純ヘルペスを否定します。疥癬はダーモスコピーで疥癬トンネルなどを探します。白癬・カンジダは顕微鏡検査ですね。ヘルペスはTzanck testである程度わかります。

● アトピー性皮膚炎は，瘙痒感の強さ，左右対称性，家族歴，慢性の経過かどうかで判断します。実際は再発が顕著で，ステロイド薬外用もさほど効くわけではない，つまり難渋する場合に，アトピー性皮膚炎と考えます。ステロイド薬外用でケロッと治ってしまうものは「湿疹」と考えてよいでしょう。

● 治 療

● 除外診断，とりわけ白癬をきちんと否定できるのなら，ステロイド外用薬を用います。顕微鏡検査が大切です。それができない医師は危険ですからステロイド外用薬の使用は控えましょう。湿疹部位の重症度によりますが，小児ではせいぜいvery strong程度までです。strongestレベルのクロベタゾールプロピオン酸エステル（デルモベート®）軟膏などを漫然と長期に使用する医師をときどき見かけますが，やりすぎです。ステロイド内服と同様の副作用や，局所の猛烈な皮膚萎縮を生じます。後の責任，どうしますか？

> **処方例**
>
> 軽症：プレドニゾロン吉草酸エステル酢酸エステル（リドメックス®コーワ）軟膏
> 中等症：ベタメタゾン吉草酸エステル（リンデロン®-V）軟膏
> 搔破してびらんを混ずるもの：ベタメタゾン酪酸エステルプロピオン酸エステル（アンテベート®）軟膏＋膿痂疹の発症に注意
> ▶ 場合によっては抗菌薬を内服します（原因菌による選択）：セファレキシン（L-ケフレックス®小児用顆粒）など

保護者への ❸ 分間説明

● 特に原因がはっきりしない，なんだか痒くなるという場合は，摩擦，乾燥による皮膚のダメージ，汗による皮膚の刺激などが複雑に絡みあっている，と考えられています。皮膚の様子を診るとカビやダニなどは付着していないようですので，ステロイド外用薬で治療しましょう。4～5日も塗れば良くなります。なかなか治らないときはアレルギー性の接触皮膚炎，アトピー性皮膚炎などが考えられますので，再診して下さい。

● 保育園・幼稚園・学校・プールは特に問題ありません。

Column いわゆる「乳児湿疹」(図)

脂漏性皮膚炎やアトピー性皮膚炎，接触皮膚炎などをまとめた病名のようです。習慣的に命名されています。保湿薬のみでも軽快することがあります。実際には脂漏性皮膚炎，刺激性接触皮膚炎などが多いようです。こんなときはアルクロメタゾンプロピオン酸エステル（アルメタ®）軟膏程度で軽快します。1～2カ月は繰り返すことがありますが，やがて半年ほどで治まります。

アトピー性皮膚炎の寛解維持薬であるジファミラスト軟膏（モイゼルト®軟膏），デルゴシチニブ軟膏（コレクチム®軟膏）なども効果があります。当初ステロイド外用薬を用い，びらん面がある程度良くなればこの薬剤に切り替えます。長期間使えるので楽ちんです。乳児の口周囲にステロイド外用薬をダラダラ使うのは少し気が引けます。そんなときは寛解維持薬のジファミラスト，デルゴシチニブに挑戦してみましょう。効果があれば「隠れアトピー性皮膚炎」かもしれませんね。

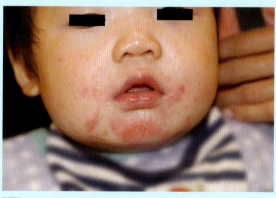

図 いわゆる「乳児湿疹」

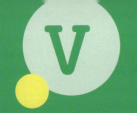

C.「汗」の関与する湿疹皮膚炎

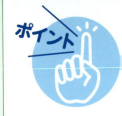

- 汗に関する訴えは日常外来で毎日のように経験するが，教科書ではわずかな記載しかない。「汗で死ぬことはないから」とは言っても，子どもと保護者は必死である。
- 汗腺には，エクリン汗腺とアポクリン汗腺の2種類があり，汗には抗菌ペプチドなど皮膚を守る物質がたくさんある。汗自体は無臭である。
- 多汗症には新薬が登場した。腋窩にはラピフォート®ワイプ，エクロック®ゲルが，手掌にはアポハイド®ローションという豪華な役者がそろった。待てば新薬の恩恵が降り注ぐ♪♬♪

病態

汗の基本知識

- 「あせもですね」とは夏場によく使う，診断に困ったときの医者の逃げ口上です。実に便利です。めんどうくさい説明が一瞬にして終わります。汗というと保護者はなぜか納得します。子どもの場合，日常診療では汗に関するトラブル・悩みが大変多いのです。「あぁ，汗ね。ガッテン！」。
- ところが，医師側で汗に関する知識を持っているかというと，ほとんどないですよね。「あぁ，あせもッスネ」で診察が終わってしまう場合が多いでしょう。外来をカッコ良くやるには，汗に関する知識をさりげなく披露して，保護者を安心させることが必要です。「このセンセ，知識ありますな……」と。
- 汗にはエクリン汗腺からの分泌とアポクリン汗腺からの分泌がありますが，ほとんどがエクリン汗腺からです。「汗はエクリン汗腺から出る」と考えましょう。その総数はおよそ300万個（子どもも大人も同じ。つまり子どもは汗腺の密度が高い）で，活動性のある汗腺と活動していない汗腺があるようです。アトピー性皮膚炎の患者では汗腺の活動性が弱まっているので乾燥しやすいと言われています。全身にエクリン汗腺が分布しているのは人間とチンパンジーだけ（ここんとこ大切！ チンパンジーが出てくると子どもは興味がわく）。
- アポクリン汗腺は，腋窩，陰部，乳輪，肛門周囲，外耳道などに分布し，性的，繁殖行動と関連があります。
- 汗の成分は実に多様。その中で天然保湿因子は重要です。さらに注目されているのは抗菌ペプチドです。dermcidinなどがそれで，皮膚を外敵から守ってくれる自然免疫なのです。つまり汗をどんどん発散させたほうが，皮膚は保湿され，感染症に強くなります。
- つまり，汗はとても重要な働きをしています。一方，汗腺に関するトラブルが原因で，汗疹，汗疱などの疾患を発症することも多いのです。

手足の汗腺と汗疱

- 汗疱とは，手足にできる不思議な状態です。長い間，「汗の貯留によるもの」なのか，それとは関係の

ない「単なる湿疹」なのか，論争が続いていました。よくわからないまま病名だけは「汗と関連あります」という状態だったんですね。

● ところが最近，ダーモスコピー，光コヒーレンストモグラフィ（optical coherence tomography）の活用により，どうやら「汗と関わりのある病態でしょう」との結論に近づきつつあります。光コヒーレンストモグラフィという機械は皮膚の内部，1～2mm程度の深さをそのまま立体的に観察できる，ものすごいメカです。この技術を使用し，汗疱の水疱内に汗管構造があることが認められたとの論文があります[1]。

汗疹とは？

● 汗疹とは手足以外にできる，まぁエクリン汗腺のあるところならどこにでもできる，汗の貯留による病変です。これは汗疱と異なり，はっきりと「汗と関連あり」と言われています。角質が薄く，汗腺の数も掌蹠などと比べると少ないし，病理検体が崩れず，見やすいからかな？　などと想像できます。炎症のない水晶様汗疹，発赤のある紅色汗疹，やや深いところで汗が詰まる深在性汗疹，の3つがあります。

エクリン汗腺と多汗症

● 汗が多く，握手をすると手掌が汗で濡れている状態です。顔面，腋窩，掌蹠などで問題となります。発症の原因がわかっていないものを原発性と言い，他疾患，たとえば甲状腺機能亢進症，褐色細胞腫などが惹起するものを続発性と言います。ほとんどが原発性です。米国での疫学調査では人口の2.8％が多汗症であったとのこと[2]ですので，かなり多くの患者がいるようです。

● 小学生，中学生など思春期の多汗症は外来ではよくお目にかかりますが，説明に困ります。「原因が（今のところ）何もわかっていない疾患です」と説明します。

アポクリン汗腺と臭汗症・ワキガ

● アポクリン汗腺自体は無臭です。ところが皮膚に出ると，表皮の常在菌（細菌叢）であるコリネバクテリウム属の菌がその成分を分解してアンモニア，脂肪酸に分解します。それが体臭となるわけです。

● アポクリン汗腺の数は「男性＞女性」で，かつ発症自体に優性遺伝があります。ということは，きつい臭いは男性に多く，しかも「家系」があるのです。また，人種差もあります。日本人は少なく，白人・黒人は多いようです。東京スカイツリー®のエレベーターは満員（もちろん日本人が多い）でもさほどニオイには悩まされませんが，パリのエッフェル塔でエレベーターに乗ると最悪です（どうでもいいか）。調子に乗って，ワキガで悩む若者に「イイジャナイ！　日本人離れしているね！」などと言ってはダメですよ。

● 症状・診断

● ヨード紙法などはありますが，汗疹，汗疱などはすべて視診のみです。

汗疹

● おそらく，純粋に汗疹のみで外来に来る小児はいません。なぜなら，汗疹自体はほぼ無症状で，2～3日で自然治癒するからです。「汗疹には水晶様汗疹，紅色汗疹，深在性汗疹の3つがある」なんて教科書には書いてあります（図1）。水晶様汗疹は汗の貯留が角層内で，紅色汗疹は表皮内，深在性汗疹

第4章　患児の疾患別　診断・対処法紹介　Ⅴ　C 「汗」の関与する湿疹皮膚炎

173

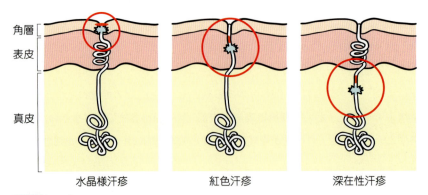

図1 汗疹

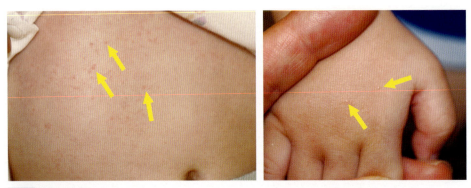

図2 普通の汗疹

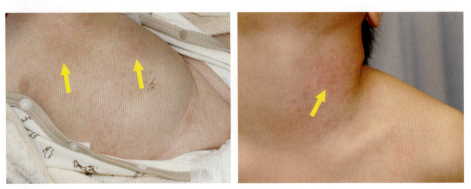

図3 炎症を伴う汗疹

は真皮内ということになっているようです。混在していることもあります。接触皮膚炎など，他疾患との合併もあります。そのためこの区別は，ほとんどわかりません。要するに，実際には単なる湿疹，掻破痕として目の前に現れます（図2，3）。皮膚には「汗疹から生じた炎症反応です」とは書いてありません。目の前の子どもが深在性汗疹か，紅色汗疹かなんてことはわかりません。炎症が生じると，もともとの汗疹はどこかに吹っ飛びます。「荒れた戦場」があるだけです。汗疹かな，と想像できる病変は，比較的規則正しく配列する紅斑丘疹の集簇でしょう。しかし，このような湿疹は皮脂欠乏性湿疹でもよく見かけます。

● 厳密に考えず，「暑いときにできた湿疹は汗疹＝あせも」で，乾燥した季節にできた湿疹は「皮脂欠乏性湿疹＝乾燥肌からの湿疹」と判断すればよいでしょう。開業医的な診断ですけれど……。

汗疱・異汗性湿疹

● 掌蹠，手指足蹠側縁などに生じる小水疱ないしは鱗屑の集まりで，炎症がない単なる水疱のことを汗疱（図4，5）と言い，炎症がある発赤鱗屑などが目立つものを異汗性湿疹と言います。場所と形で一発診断できます。痒みは不定で，激しいものから，まったくないものまで様々です。原因不明です。

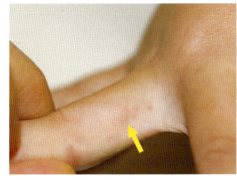
図4 汗疱：指間の小水疱

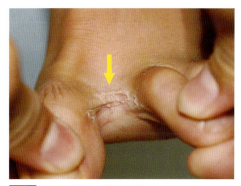
図5 汗疱：趾間の鱗屑が主

- しかし，一部の症例で金属の摂取で発症することがあると言われています。摂取金属が汗管から排泄されるときに閉塞が生じ，汗疱になるという考えです。これら金属のうちクロム，ニッケル，コバルトが有名です。この考えは保護者には大いに受けます。チョコレートはそのいずれも含んでおり，「汗疱ができた！ チョコレート買うのやめようね」となるからです。実際にはチョコレートを制限して汗疱が消えた，という例は少ない印象です。

多汗症

- 外来では手，足，腋の下，顔などの視認・触診で診断できます。発汗異常を調べる検査（ヨード紙法）という方法があるようです。私はやったことがありません。ご参考までに。

ワキガ

- 「アポクリン汗腺分泌物＋細菌による臭い物質の産生」で説明できます。実際は，この疾患……困ります。「臭いがする」と子ども（ほとんどは小学校高学年〜中学生）は言います。しかし，実際に臭いがすることはほぼ皆無です。診断は患者からの自己申告ということになります。「ワキガがあると本人だけが気にしている症候群」です。
- 診察室で，はっきりと臭うような思春期の患児にはこの30年間，出会ったことがありません。本当に患者がいないのか，筆者の鼻が異常なのか（私，多少鼻炎があります）わかりませんが……。皮膚科ではめったにない「鼻での診断」ですね。

鑑別診断

汗疹・汗疱

- 汗疹・汗疱と伝染性軟属腫（図6）の丘疹はよく似ていますが，大きさが異なります。伝染性軟属腫は2〜10mm程度，汗疹は1〜2mm程度です。おっとっと，それなら小さい伝染性軟属腫と大きい汗疹は同じ大きさか……。そうです。ときどき，まったく区別がつかないものもあります。時間の経過で判断するか（汗疹はすぐ消えます），ミズイボピンセットで1つつまみ取り，伝染性軟属腫の内容物が視認できるかなど

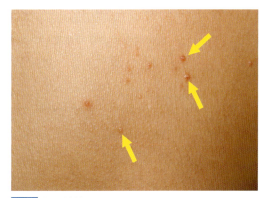
図6 伝染性軟属腫

で区別するほかはないでしょう。ほかの「そっくりさん」は伝染性軟属腫の鑑別診断と同様です（☞p110）。

異汗性湿疹

- 炎症が激しくなると，汗腺開口部の様子は不明となります。つまり炎症を生じて，通常の接触皮膚炎（図7）の反応などと区別はつきません。川崎病の手掌・手指の鱗屑も鑑別が必要です。発熱の経過，眼脂の有無，舌の所見などで区別できます。

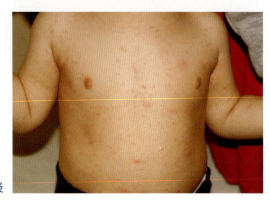

図7 接触皮膚炎

ワキガ

- 心理的な問題が圧倒的多数です。

合併症

- 汗疹からは乳児多発性汗腺膿瘍などに増悪することがありますが，稀です。汗疱，ワキガは他疾患への関連はなさそうです。多汗症については甲状腺機能異常などのチェックが必要です。

治　療

汗　疹

- 水晶様汗疹は無治療です。紅色汗疹，深在性汗疹などで瘙痒感を伴う場合はステロイド薬外用となります。mediumレベルでも十分有効です。

> **処方例**　痒い部位のみ：プレドニゾロン吉草酸エステル酢酸エステル（リドメックス®コーワ）軟膏

汗　疱

- これも無治療でかまいません。保護者受けを狙って，先述のチョコレート制限の話をしてみるのも1つの手段ですね。自然に消えることが多いので，あまり問題としません。

異汗性湿疹

- 汗疱に炎症を生じたものです。治療はステロイド外用です。ただし，掌蹠に生じるので，ベタメタゾン吉草酸エステル（リンデロン®-V）軟膏・クリームなど，やや強めのものを使用します。外用の効果はおおむね良好です。ただし，繰り返す症例は成人例のように種々の金属アレルギーが絡んでいることもあります。「クロムのアレルギー」「チョコレートアレルギー」などと言うともっともらしく聞こ

えますけれども，小児外来の実際ではチョコレートを制限しても症状に変化はない場合が圧倒的に多いようです。

多汗症・ワキガ

●近年，素晴らしい外用薬が保険で処方できるようになりました。脇の下の多汗症は「原発性腋窩多汗症」という病名で下記2剤が使えます。

　①グリコピロニウムトシル酸塩水和物（ラピフォート®ワイプ2.5%）[3]は使い切りタイプのウェットティッシュのような製剤で，なんと9歳から使用できます。小児のこの疾患はまずラピフォート®ワイプからお勧めします。

　②ソフピロニウム臭化物ゲル（エクロック®ゲル5%）[4]という外用薬は筒型のボトルです。12歳以上が適応です。

●手のひらの多汗症は「原発性手掌多汗症」という病名で，オキシブチニン塩酸塩ローション（アポハイド®ローション20%）[5]は12歳から使用できます。つまり小学6年〜中学1年から使用できます。焦らず待ちます。

●上記薬剤の共通点は下記の通りです。

・**処方の基準**：多汗症疾患重症度評価度（Hyperhidrosis disease severity scal：HDSS）　という基準で3以上であることが重要です。レセプト請求時に「原発性手掌多汗症／原発性腋窩多汗症 HDSS3」と記載してください。

・**副作用**：これらの薬剤，抗コリン作用があるので目に入ると緑内障の危険があります。「目に入らないよう十分注意すること」です。

・すべて1日1回の外用です。楽ちんです。細かい注意点はwebサイトで詳しくわかります（上記の適応年齢は2025年1月現在です）。

●ワキガ・匂いについては神経症的要素（osmidrophobia）が強い場合があります。診察時には言葉を選んで対処します。薬よりも患者に寄り添う態度が重要なのかもしれません。

●特殊な治療としてA型ボツリヌス毒素注射があります。（成人の）重度の原発性腋窩多汗症のみ適応があります。小児にはまず絶対不可能な方法です。痛くてできません。高校生になるまで待ちましょう（高校生でも痛いですけどね）。掌蹠などほかの部位は，保険診療においては適用外です。

保護者への ❸ 分間説明

――汗のトラブル一般について
● 保育園・幼稚園・学校について，もちろん制限はありません。

――汗疹について
● 水晶様汗疹は無治療で大丈夫です。紅色汗疹，深在性汗疹には軽めのステロイド外用薬をお出しします。

――汗疱について
● 無治療で大丈夫です。

――異汗性湿疹について
● 汗疱が炎症を生じたものです。ステロイド外用薬の中でも，やや強めの軟膏・クリームなどをお出

ししします。

――多汗症について
- 脇の下と手のひらの多汗症については素晴らしい塗り薬があります。1日1回で良いのです。ただし年齢制限があります。また，薬剤が目に入ると危険なのでご注意です。

――ワキガ（ほとんどが「自称：ワキガ」）
- 保護者へ：病的なものではありません。まずはご安心を。この年頃のお子さんは，友達との関係をとても気にしています。お子さんの訴えを頭から否定しないで，よくお話を聞いてあげて下さい。聞くだけでいいのですよ。

- 本人へ：なるほどね。先生には臭わないけど，キミは心配しているんだよね。臭っているかどうかは難しい問題だね。それは先生にもわからないな。もしそんなとき，気になったら，汗を抑えるお薬を出すからつけてみようね。それでも気になるときは，どんなとき，気になるのか，教えてね。1人でいるときか，友達といるときか，家族といるときか。もしかしたら，「友達といるときだけ気になる病」かもしれないからね。

参考文献

1) 西澤　綾：異汗性湿疹と汗管との関連について．Derma. 2014;220:73-7.
2) Strutton DR, et al：US prevalence of hyperhidrosis and impact on individuals with axillary hyperhidrosis: results from a national survey. J Am Acad Dermatol. 2004;51(2):241-8.
3) マルホ 医療関係者向けサイト：ラピフォート®ワイプ2.5%. [https://www.maruho.co.jp/medical/products/rapifort/index.html]
4) 科研製薬：エクロック®ゲル5%. [https://ecclock.jp]
5) Hisamitsu®サポートウェブ：アポハイドローション20%製品紹介. [https://www.hisamitsu-pharm.jp/product/apohaid/#tab02]

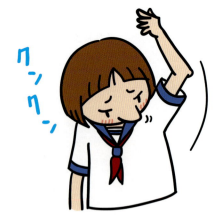

VI 食物アレルギー・アナフィラキシー・蕁麻疹・薬疹

1 食物アレルギー・アナフィラキシー

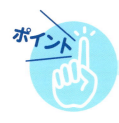

> ● 厚生労働科学研究班による『食物アレルギーの診療の手引き2023』[1]がwebで公開されている。まずこの手引きを熟読されたし。
> ● 食物アレルギーとアトピー性皮膚炎は，強い関連はあるが別の疾患。乳児から幼児にかけて両者の合併が多いので，混乱しないこと。
> ● 発症のきっかけは諸説あり。はたして皮膚の感作が先か，消化管からの感作が先か，それ以外か……。

● 食物アレルギー（図1）は保護者がまず心配します。「先生，この子，アレルギーでしょうか？」。この質問には参ります。食物アレルギーとは「食物によって引き起こされる抗原特異的な免疫学的機序を介して生体にとって不利益な症状が惹起される現象」と定義されています。いかにも論文調な格調高い定義ですね。

● これを砕けたわかりやすい表現に変えると，「あるものを食べたとたんに，痒くなったり，蕁麻疹が出たり，呼吸が苦しくなったりなど，ウットウシイことになってしまうことがあり

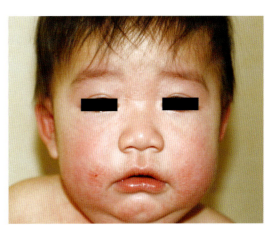

図1 食物アレルギーによる蕁麻疹反応

ます。体を守るべき免疫機構が逆に正常な体を攻撃するからこうなるのです。これを食物アレルギーと言います」ということになります。

分類

● ①IgE関連食物アレルギー（アナフィラキシーで重大な問題となるのはこのタイプ），②発症機序による特殊病態（花粉食物アレルギー，アニサキスアレルギー，コチニール色素アレルギーなどなど），③消化管アレルギーとその関連疾患（育児用粉乳で生じる新生児のケースで有名なアレルギー）の3つに大まかに分けられています。今後また変更されるかもしれませんが……。すべて解説すると本が1冊できます。ここでは小児科で問題となる①IgE関連食物アレルギーと③消化管アレルギーの2つについて，その代表的な病名のみ記します。

IgE関連食物アレルギー

● 厚生労働科学研究班によるIgE関連食物アレルギーの臨床型分類を表1[1]に示します。これを見るとだいたいの様子がわかりますね。問題となるのはアトピー性皮膚炎との関連，そして即時型反応です。

表1 IgE依存症食物アレルギーの臨床型分類

臨床型	発症年齢	頻度の高い食物	耐性獲得（寛解）	アナフィラキシーショックの可能性	食物アレルギーの機序
食物アレルギーの関与する乳児アトピー性皮膚炎	乳児期	鶏卵，牛乳，小麦，大豆など	多くは寛解	＋	主にIgE依存性
即時型症状（じんましん，アナフィラキシーなど）	乳児期〜成人期	乳児〜幼児：　鶏卵，牛乳，小麦，　そば，魚類，ピー　ナッツなど　学童〜成人：　甲殻類，魚類，小　麦，果物類，そば，　ピーナッツなど	鶏卵，牛乳，小麦，大豆などは寛解しやすいその他は寛解しにくい	＋＋	IgE依存性
食物依存性運動誘発アナフィラキシー（FEIAn/FDEIA）	学童期〜成人期	小麦，エビ，カニなど	寛解しにくい	＋＋＋	IgE依存性
口腔アレルギー症候群（OAS）	幼児期〜成人期	果物・野菜など	寛解しにくい	±	IgE依存性

(文献1より引用)

● 実際に外来で経験するのはこの即時型症状で，多くは蕁麻疹として発症するようです。「食べ物で蕁麻疹が出現！　こりゃアナフィラキシーショックまで行くかな？」と現場では大変な騒ぎになります。実際には，アナフィラキシーショックまで突き進む例はめったにあるものではありません。しかし生命に関わる状態なので，しっかりと対処しましょう。救命処置については本書の趣旨ではありませんので，成書をよくお読み下さい。

食物アレルギーの関与するアトピー性皮膚炎

● 乳児期に生じます。鶏卵，牛乳，小麦，大豆などによります。これを正確に理解しないことが混乱のもとです。

● 正確に言うと，「アトピー性皮膚炎を発症した子どもが，ある食物を食べると，もともとあったアトピー性皮膚炎が悪化する。だけど，その食物をやめても多少は良くなるが，アトピー性皮膚炎そのものは治らんよ」というような意味です。これを「食物によるアトピー性皮膚炎の発症」と誤解しないようにしましょう。

即時型症状

● これ，怖いです。アナフィラキシーを生じるかもしれないタイプです。乳児期に発症し，成人してからも続くことがあります。鶏卵，牛乳，小麦，そば，ピーナッツ，甲殻類などを食べると（2時間以内に）顔が真っ赤になって，息苦しくなる，というパターンです。蕁麻疹・血管浮腫が生じているので，痒くなります。この即時型症状には一般的なタイプと食物依存型アナフィラキシー，口腔アレルギー症候群があります。ちょっと複雑な分類ですね。

● この「痒くなる」を，「アトピー性皮膚炎の発症」と誤解していることが多いので注意します。蕁麻疹・血管浮腫はあくまでも一過性ですので，やがて治まります。しかし，アトピー性皮膚炎は延々と掻きむしります。その違いを理解してほしいのです。しかし，多くの保護者は「痒い＝アトピー性皮膚炎」と早合点してしまうので困ります。

● 鶏卵，牛乳，小麦，大豆などの場合は寛解しやすい，つまり治ります。しかし，それ以外は治らずに続くことが多いようです（表1）[1]。

食物依存性運動誘発アナフィラキシー

● ある食べ物を食べた後に運動したらショックで倒れた，などです。小麦，エビ，カニが原因となることが多いです。

口腔アレルギー症候群

● ある食物を食べると口腔粘膜などに激しい症状を生じるものです。花粉（鼻腔粘膜）やラテックスゴム手袋（皮膚）で感作され，それらに含まれるアレルゲンが含まれた野菜や果物を摂取することで非常に短時間（大抵5分以内）に蕁麻疹，血管浮腫あるいはアナフィラキシーなどの症状が出現します。

消化管アレルギーとその関連疾患

● 小児領域では下記が有名です。

食物蛋白誘発胃腸症（新生児・乳児消化管アレルギー）

● 小さな赤ちゃんに生じます。アレルギーという名前がありますが，IgEは関係ないらしいのです。なんだかよくわからない疾患ですが，育児用粉乳により生じる嘔吐，下痢などの症状です。なるほど，皮膚科外来には来ませんね。

● 「そんな疾患あるのかい」と思った方はご注意！　小児科では多いようです。原因食物としては粉乳の頻度が突出しています。アナフィラキシーショックは稀で，多くは「そのうちなんとかなるだろう」と考えられているようです。「そのうちなんとかなるだろう食物アレルギーのような状態」と私は名づけています。

● 原因は何か？ 食物アレルギーとアトピー性皮膚炎の関係

● ある食物を摂取すると，それが肥満細胞あるいは好塩基球上のIgEと結合します。当然，血管透過性が亢進し，様々な臓器で異常な反応を生じます。これが食物アレルギーです。皮膚ではほとんどが蕁麻疹ですが，最悪の場合，アナフィラキシーショックとなり，全身の臓器が関連し，生命に関わる事態になることがあります。つまり皮膚だけの問題ではないのです。

● 食物アレルギーでアトピー性皮膚炎が悪化した例は経験があります。しかし，食物アレルギーは原因ではありません。あくまでも普段のアトピー性皮膚炎がたまたま悪くなった，程度の問題です。このような事実から表2のように考えます。

表2 食物アレルギーとアトピー性皮膚炎の関係

①「食物アレルギーはアトピー性皮膚炎とまったく関係がない」→誤りです
②「食物アレルギーのみが原因でアトピー性皮膚炎は発症する」→誤りです
③「両疾患は強い関連があるものの，『別の疾患』と考える」→現実的です

関連づけられる理由

● ではなぜ，アトピー性皮膚炎と食物アレルギーが関連づけられてしまっているのか？　それには，下記の理由が考えられます。

食物の経皮感作→当該食物の摂取

● 食物の感作が経皮的，すなわち食べ物のカスが皮膚にくっつき，感作されるから。そのように感作された後に，当該食物の摂取で蕁麻疹が出たり，下痢をしたり，アナフィラキシーを生じたりします。

アトピー性皮膚炎の皮膚は荒れていて，感作されやすいことが背景にあるようです。

経皮感作が先か？

●この「食物アレルギーが関係するアトピー性皮膚炎」の患者は，乳幼児には多いのですが，成長するにしたがい激減します。学童期に入ると「食物アレルギーが関係するアトピー性皮膚炎」はさらに経験しなくなる印象があります。もっともアトピー性皮膚炎それ自体は多いままですが……。

●今のところ，食物アレルギーからアトピー性皮膚炎が惹起されるのか，アトピー性皮膚炎（つまり経皮感作）から食物アレルギーが惹起されるのか，結論は出ていません。しかし，開業医の立場からよーく患者を診ると，顔面の湿疹皮膚炎が先に生じている印象を受けます。湿疹皮膚炎を適当な外用薬で治療していましたが治りません，ぐずぐずしているうちに食物アレルギーを生じてしまいました，というケースがとても多いのです。どうも経皮感作から食物アレルギーを生じているように思えてなりません。

● 検 査

血中抗原特異的IgE抗体検査

●血液検査で特異的IgEを調べるお医者さんが多いですね。医院の収入増になるし，自治体の乳幼児医療費助成制度のお蔭で保護者の自己負担が少ないため，盛んにやられるようです。

●この検査をアトピー性皮膚炎の子どもに行うと，いろいろな食物抗原が陽性になることがあります。IgEが陽性になる例など，アトピー性皮膚炎以外にもたくさんあります。健常人でも，いろいろな食物で陽性になります。交差反応などと言われる現象なのです。この検査結果のみから「食物が原因のアトピー性皮膚炎」という診断がされてしまう。そこが問題です。

●この検査，実は何を測定するかが問題です。「牛乳，卵，小麦のアレルギーを調べましょう」という言い方は大変ザツです。今はallergy componentという考え方になっています。「卵白」「鶏卵」などと漠然とした物質ではなく，その中に含まれるどんな抗原を調べるかという考えに変化しています。

allergy componentという考え方

●たとえば，卵白アレルゲンにはオボムコイドとオボアルブミンがあります。1つではなく，2つあるのですね。このどちらを調べるかで陽性・陰性が異なってきます。Hanedaらの研究[2]によると，実際の卵白アレルギーを正確に反映する抗原はオボムコイドとのことです。オボアルブミンは熱により凝固変性します。しかし，オボムコイドは熱にも安定しています。よって，加熱卵でアレルギーを生じる小児では，オボムコイドのIgEを測定すれば臨床と相関します。

●小麦，牛乳も同様にそのcomponentを調べないとダメなことがわかります。牛乳ならカゼイン，小麦ならω-5グリアジン，大きな社会問題になった「茶のしずく®」石鹸による食物依存性運動誘発アナフィラキシーは，加水分解コムギ（グルパール®19S）というアレルゲンが原因でした。ほかにもいろいろあります。今後もどんどん新たな抗原が「発見」されるでしょう。詳細は『食物アレルギーの診療の手引き2023』[1]に掲載されていますので，よーく読んでIgE検査をオーダーしてください。

●それと同時に，それらを正確に測定できる，精度の良い測定法が今後出現してきますので，アレルギーの外来はより科学的になるでしょう。

負荷試験

●即時型症状の診断は「負荷試験」，つまりその食物を摂取して症状が再現されるかです。この試験，怖いですね。開業医が簡単にできる検査ではありません。ショックで心停止になったらどうしましょう。現実は，保護者に食物日記を記録してもらい，蕁麻疹などの症状が出現したときと食事の関係をまとめてもらいます。そこから推測することが最も大切です。

抗原特異的好塩基球活性化試験（BAT）

●好塩基球……この白血球，医学生の頃からお馴染みですね。この試験は好塩基球がどの程度活性化するかを調べる検査で，生体内の即時型アレルギーをかなり正確に反映した検査法として，近年脚光を浴びています。「末梢血好塩基球ヒスタミン遊離試験」という名称で保険適用となっています。先述のように負荷試験（＝内服試験）はとても危険なので，こういった採血による検査法が今後活用できると良いですね。

治　療

●原因食物の制限は当然です。蕁麻疹（☞p179）については，それはそれで抗ヒスタミン薬の内服などを行います。アナフィラキシーにはアドレナリン自己注射（エピペン®）があります。
●ほとんどの小児が経口免疫寛容というありがたい反応で徐々に改善していきます。原因となっている食物を徐々に摂取するやり方です。これが大変です。「やるべきだ」「イヤ，やってはいけない」など意見がわかれています。「いきなり食べさせてショックを起こしたらどうするんだ！」とはもっともな意見です。しかし，日本の食文化，毎日の食事の中に，たぶん，おそらく，いや絶対に，原因物質は入っています。知らない間に子どもは経口免疫寛容を実践しているのかもしれません。

本気で食物制限を管理する

●食事制限治療は主治医の「やる気」がかなり関係します。本気で指導するならば，日常の細々した食生活についてあれやこれやと説明します[3~7]。大変ですね。実際は看護師や栄養士がやることになるのでしょう。
●アナフィラキシーショックの既往があり，生命の危険が常にあるような小児には行うべきでしょう。しっかりした施設で行う必要があります。

新薬ゾレア®の登場

●食物アレルギーの原因，検査についての解釈を長々と話しても，結局，保護者の願いは「治ること」です。特発性の慢性蕁麻疹の決定的治療薬であるヒト化抗ヒトIgEモノクローナル抗体製剤であるオマリズマブ（ゾレア®）という注射薬があります。日本では特発性の慢性蕁麻疹について12歳以上の小児に適応があります。食物アレルギーに対しての承認は未定です。ところが2024年，ピーナッツ等の食物アレルギーに対する効能があるとして米国FDAがこの薬剤を承認したようです[8]。日本での今後の承認に期待しましょう。

予 防

- 2008年に発表されたDu Toitらの「常識破りの論文」[9]はご存知でしょうか？ ピーナッツアレルギーを予防するのにどうすればよいか？ という内容です。ピーナッツを食べさせないで育った子どもと，ピーナッツを食べさせて育った子どもでは，どちらがアレルギーを予防できたか？ 結果はピーナッツ摂取群のピーナッツアレルギー発症率は0.17％，非摂取群は1.85％でした。つまり，口からの食物摂取は，どういうわけか免疫が寛容になっているということです。免疫の過剰な自爆を抑えるTregというTリンパ球が活発になったかどうかはわかりません。明らかに「食べさせたほうが食物アレルギーの予防になる」らしいのです。

- それともう1つ，Lackという偉い先生が「食物アレルギーはアトピー性皮膚炎など湿疹変化のある病変における経皮感作により生じる。一方，同食物の経口摂取では免疫寛容を生じ，食物アレルギーは終焉に向かう」という内容の論文[10]を発表しました。この見解，現在はかなり認められています。「口の周りに湿疹があり，そこにピーナッツ，牛乳，卵をくっつけておくと，そこから食物アレルギーが発症しちゃうよ。でも食べ続けているとそのアレルギーはなくなるらしいよ」ということです。

- そうそう，よく質問される「妊娠中，授乳中の食事制限」ですが，これに意味がないことは既に決着ずみです。2008年の米国小児科学会栄養委員会の声明[11]でかなり詳細に述べられています。

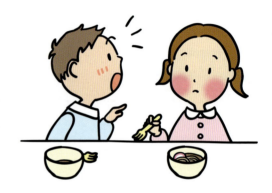

保護者への ❸ 分間説明

- 食物アレルギーはなぜ生じるか？ いろいろな経路があるのですけれども，近年重要とされているのは皮膚からの問題です。赤ちゃんを含め，子どもの頃に肌が荒れていると食物アレルギーが発症しやすいようなのです。このような肌に食べ物がくっつき，体が「よし，この食べ物は危険なよそ者だ！ やっつけてしまえ！」と間違った理解をしてしまうことから生じると言われています。お子さんのお肌をいつもすべすべにさせておけば予防になります。

- このように体が「間違った理解」をしてしまい，お肌にその食べ物が何回も何回もくっつくと強烈なアレルギーの準備が整ってしまいます。そして，口から入った同じ食べ物に対して猛烈な反応を生じるらしいのです。ですから，食物アレルギーの予防は「お肌をいつもきれいにする。食物を肌にあまりくっつけない」ことが大切です。

- いったん生じたアレルギーは仕方ないので，その食物を避けることが大切です。ただし，本当にその食物に対してアレルギーがあるかどうかは，実は大変難しいのです。血液検査などで簡単にわかるわけではありません。専門の医師の指示で行うようにしましょう。

- アレルギーの予防法はいろいろなものをよく食べることです。「食べないこと」より「食べる」ほうが予防になります。もちろん，口の周りはすべすべに保ちましょう。

- アレルギーの発症が心配だからと，母親が食事制限をする必要はありません。母乳をあげているお母さん，妊娠中のお母さん，いずれも食事制限はあまり意味がありません。お母さん！ いろいろ

なものを食べていいのですよ。

● アレルギーにはいろいろな種類があります。一番危険なものは「アナフィラキシー」と言います。これは皮膚ばかりでなく，気道，その他，いろいろな臓器がいっせいにアレルギーを生じるものです。運動の後に生じるものや，特定の薬剤（消炎鎮痛薬など）を飲んだ後に起こるものもあります。

● 息ができなくなるなどの緊急時に自己注射できる「エピペン®」があります。また，根本的な治療として将来，「モノクローナル抗体」という新しい注射薬が使えるようになるかもしれませんので，あきらめないことです。

参考文献

1)「食物アレルギーの診療の手引き2023」検討委員会：食物アレルギーの診療の手引き2023．2023 [https://www.foodallergy.jp/wp-content/uploads/2024/04/FAmanual2023.pdf]

2) Haneda Y, et al：Ovomucoids IgE is a better marker than egg white-specific IgE to diagnose boiled egg allergy. J Allergy Clin Immunol. 2012；129(6)：1681-2.

3) 日本小児アレルギー学会食物アレルギー委員会：食物アレルギー診療ガイドライン2021．協和企画，2021.

4)「食物アレルギーの栄養指導の手引き2022」検討委員会：食物アレルギーの栄養指導の手引き2022．2022. [https://www.foodallergy.jp/wp-content/themes/foodallergy/pdf/nutritionalmanual2022.pdf] ☞公的な文書。迷ったらこれに従うべき。

5) 厚生労働省：保育所におけるアレルギー対応ガイドライン(2019年改訂版)．2019. [https://www.cfa.go.jp/assets/contents/node/basic_page/field_ref_resources/e4b817c9-5282-4ccc-b0d5-ce15d7b5018c/fb-19f15a/20231016_policies_hoiku_37.pdf]

6) 日本ハムグループ：Table for All 食物アレルギーケア. [https://www.food-allergy.jp/] ☞一般向けの食物アレルギー情報サイトです。「牛乳アレルギーの子どもにはどんなメニューが良いか？」など豊富な記載あり。

7) 日本アレルギー学会：一般の皆さまへ. [http://www.jsa-pr.jp/html/faq.html] ☞わかりやすい市民向けのQ&A。「赤ちゃんのアレルギー予防のためには母乳がよいか人工乳がよいか」などのFAQが記載されています。

8) m3.com臨床ニュース：食物アレルギーに画期的な治療薬が登場か. [https://www.m3.com/clinical/open/news/1196081]

9) Du Toit G, et al：Early consumption of peanuts in infancy is associated with a low prevalence of peanut allergy. J Allergy Clin Immunol. 2008；122(5)：984-91.

10) Lack G：Epidemiologic risks for food allergy. J Allergy Clin Immunol. 2008；121(6)：1331-6.

11) Greer FR, et al：Effects of early nutritional interventions on the development of atopic disease in infants and children：the role of maternal dietary restriction, breastfeeding, timing of introduction of complementary foods, and hydrolyzed formulas. Pediatrics. 2008；121(1)：183-91.

VI 食物アレルギー・アナフィラキシー・蕁麻疹・薬疹
② 蕁麻疹

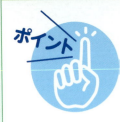

- 蕁麻疹とは膨疹を生じる皮膚疾患。感染症，食物，非アレルギーによる機序などが推測されている。外来で経験する蕁麻疹は，ほとんどが「原因が特定できない」蕁麻疹。
- 小児は慢性化することはあまりない。治療は抗ヒスタミン薬内服の継続となる。
- 膨疹が既になく，外来で「痒かった。すごかった」と保護者が大騒ぎするだけのことがある。「痒かった，でも今は何もない」という場合，蕁麻疹を疑う。

分類・診断

- 蕁麻疹の分類は皮膚科の教科書を10種類以上読んでも完全には理解できません。読めば読むほど，奥の深いことがわかります。どんどん深みにはまると，深すぎて理解できなくなります。では，どのように「理解」すればよいでしょうか？
- 蕁麻疹は膨疹の出る疾患です。その膨疹がどのような形かで，まず分けます。

形からの分類

決まった形がなく，地図状，円形，不整形などメチャクチャな膨疹

- これが「普通の」蕁麻疹（図1）です。この中には原因があるもの，ないもの，いろいろ入っています。しかし，ほとんどが「原因が特定できない」蕁麻疹です。そして外来に来る小児は大抵こんな膨疹です。9割がこれだと思って下さい。

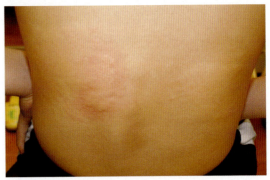

図1 「普通の」蕁麻疹

特色のある形の蕁麻疹

- 診察室で一瞥しただけで診断できる種類です。物理性蕁麻疹がやや多い印象はあります（表1）。

表1 特色のある形の蕁麻疹

コリン性蕁麻疹	かなり小さな膨疹が多発します。稀です。汗に反応します（図2）
機械的摩擦で生じる物理性蕁麻疹	外来ではときどき経験します。擦ったところにのみ現れる膨疹です（図3）
血管性浮腫（クインケ）	口唇が異様に膨らむタイプです（図4）。これもたまに経験します
接触蕁麻疹	植物などが触れたところに蕁麻疹が出現します。見ればわかります（図5）

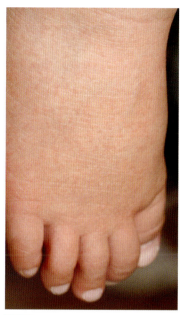
図2 コリン性蕁麻疹

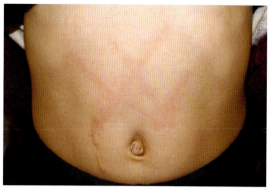
図3 機械的摩擦で生じる物理性蕁麻疹

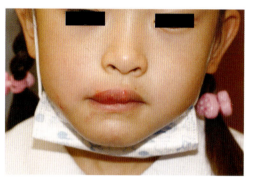
図4 血管性浮腫（クインケ）：口唇

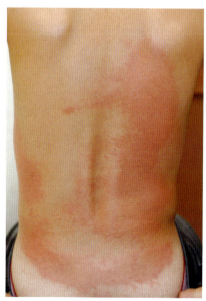
図5 植物による接触蕁麻疹

原因からの分類

- 次に原因でわけます。先述の形のことは忘れて下さい。以下は原因だけの世界です。

原因不明

- 膨疹が，何らきっかけがなく突然現れては消え，そしてまたすぐ現れます。1つの膨疹は30分～3時間程度続いて消えるようです。つまり，きっかけはわからないけれども，膨疹が出る，という場合です。これはどんな分類でしょうか？
- 答えは「特発性（＝原因不明）蕁麻疹」です。発症して4週間以内で外来に来ると特発性急性蕁麻疹，4週間以上続いていれば，特発性慢性蕁麻疹になります。成人では慢性が多いのに対し，小児では圧倒的に急性のまま終わってしまう例が多いです。「特発性」という言葉は「原因不明の」と言うほうがしっくりくるでしょう。「原因不明の急性蕁麻疹」ですな。

原因がある

- 膨疹が，ある特別な理由・刺激で必ず誘発される場合は，「刺激により誘発される蕁麻疹」に分類されます。刺激には7種類あります（表2）。眠くなりますが，我慢して覚えましょう。ここまで覚えられた読者は優秀です。
- さて，形からの分類，原因からの分類。当然，互いにダブリがあり，何が何だかわからなくなりましたね。それくらい蕁麻疹は複雑なのです。

表2 刺激の種類

①アレルギー物質	IgEを介する，皆さんご存知の1型アレルギー。食べ物で出る蕁麻疹など
②食物依存性運動誘発アナフィラキシー	ある食べ物を食べた後に運動をした，そんなときだけ蕁麻疹が出て，アナフィラキシーになる。危険なタイプ。救急車を呼ばなければならない場合が多い
③非アレルギー性	IgEを介さないタイプ。ヒスタミンを多く含んだ物質を体内に取り入れてしまった場合。虫刺され，蜂刺され，蛾の毒など
④アスピリン摂取による蕁麻疹	その名の通り
⑤物理性蕁麻疹	特殊な分類となる。圧迫などの刺激があったときにのみ，その場所に膨疹が出現する。診察室で再現できる。特定の刺激のはず……しかし原因不明である。圧迫を受けると膨疹を生じる蕁麻疹。寒冷刺激，温熱刺激，日光の影響，水に触れるなどがある（筆者の医院に「不愉快な友達が近くに寄ると必ず蕁麻疹が出る」という中学生が来たが，この分類に入るのか？）
⑥コリン性蕁麻疹	汗の刺激。小さな丘疹のような膨疹が密集する（鳥肌のような膨疹）という特殊な臨床のため，独立した分類となっている。時間の経過で消失する。形からタイプがわかるめずらしいタイプ
⑦接触蕁麻疹	ラテックスアレルギーで有名。ただし，小児ではなかなか経験しない。うるし，マンゴーなどの「痒み」は外来でよく経験するが，蕁麻疹までは進まないか？

● これ以外にも，膠原病・自己免疫疾患が疑われる蕁麻疹，血管炎が背景にある蕁麻疹様血管炎など，話は四方八方に広がっていきます。まるで「すべての疾患は蕁麻疹に通ずる」とでも言いたくなるような展開になってしまうのです。

9割以上は「原因不明」な「普通の蕁麻疹」

● いろいろ説明してきましたが，実際はどうなのでしょう？ 実は，小児皮膚科外来では9割以上が「普通の蕁麻疹」で，しかもそのほとんどが「原因不明」です。小児は大人と異なり，すぐ治ります。つまり急性蕁麻疹が実に多いのです。

● 成人の場合，インターネットで「7割が原因不明」なんて書いてあるのを見かけます。これ，実は大学病院でのデータです。大学病院は，特殊なもの，血管炎様，膠原病，遺伝性のものなど，かなり複雑な疾患の患者で溢れています。検査やスタッフも優秀です。原因がある程度判明した患者も3割はいることになります。

● 一方，何も基礎疾患がない，健康で，蕁麻疹だけが出てほかに異常がない，そして「原因不明です」という患児は一見多く，この中には「実は原因があるのに，それがわからない院長のもとに通院している患児の悲劇」という場合もあるかもしれません。筆者の医院もそのような患児がたくさんいるのかな？ 統計のトリックですね。反省して，明日から蕁麻疹の原因探しをやらないといけませんね。

● 検 査

● 膨疹を誘発する皮膚描記症という方法は有名ですね。ナマクラな棒で小児の皮膚を擦ると膨疹が出てくる検査です。アトピー性皮膚炎では血管が収縮して白くなります。蕁麻疹では赤くなり，さらに膨れてきます。ただ，これは主として物理性蕁麻疹の話です。

●血液検査をむやみに行っても結果は出ません。医院の診療報酬は増えますが，患者の利益にはなりません。

それでも原因不明の「原因」は？

●その場合，おそらくウイルス・細菌の感染症がきっかけであろうとされています。蕁麻疹の後にウイルス抗体価が上昇していた，などの報告が1つの根拠となっているようです。外来でも「風邪をひいた後に蕁麻疹が出ました」などの病歴を聞くことが多いのです。う歯（虫歯），扁桃の炎症，中耳炎などの感染症もきっかけとなることがあります。ただし，推測の域を出ません。

鑑別診断

●皮膚瘙痒症では，膨疹は出現しません。
●コリン性蕁麻疹の場合，汗疹，光沢苔癬などが鑑別疾患として挙げられます。時間的経過で鑑別しましょう。
●血管性浮腫は蕁麻疹の特殊形で，口唇が腫脹する独特の症状です（図4）。2～5日間持続するので，びっくりします。口唇周囲は刺激が大変多く，接触皮膚炎（☞p136），舌なめ皮膚炎（☞p167）などが頻発する部位です。「湿疹皮膚炎」（☞p135）を区別しないといけません。

合併症

●膠原病（めったにありませんが），その他，蕁麻疹を生じる疾患は無数にあります。

治療

●これだけ多数のタイプがあるものの，治療は単純，抗ヒスタミン薬内服です。
●なお，喉頭浮腫，ショックなどの重症児は救命治療ですので，詳細は省きます。

抗ヒスタミン薬と年齢

●とても複雑な小児の抗ヒスタミン薬の適応年齢です。
- ザイザル®シロップ[1]：6カ月以上
- ザイザル®錠5mg[2]：7歳以上
- アレグラ®錠30mg[3]：7歳以上12歳未満
- アレグラ®錠60mg[3]：12歳以上
- ジルテック®ドライシロップ[4]1.25％：2歳以上
- ジルテック®錠5mg[5]：7歳以上15歳未満
- アレジオン®ドライシロップ[6]：3歳以上
- アレロック®顆粒[7]：2歳以上
- アレロック®錠5mg[8]：7歳以上
- クラリチン®ドライシロップ[9]：3歳以上
- クラリチン®錠10mg[10]：7歳以上
- ルパフィン®錠10mg：12歳以上[11]
- デザレックス®錠5mg：12歳以上[12]

※用法用量は添付文書を参照してください。年齢により回数や用量など，実に複雑です。適当に処方すると保険上減点されます。
- 小児の蕁麻疹はほとんどが急性の範囲におさまります。つまり，1～4週間以内に治癒する例がほとんどです。慢性化した場合は前述の抗ヒスタミン薬の内服を継続します。蕁麻疹は膨疹が出現していないときでも活動性は失われていない，という説が有力です。膨疹のないときこそ内服を続け，ヒスタミンの反応を抑えつけます。

いつまで内服？

- でもちょっと待って。慢性か否かの違いは「期間」でしたね。日本では4週間です（国際的には6週間）。いきなり来院した子どもには何週間飲ませたら慢性化しないですむのでしょうか？ 基準はありませんが，まず4～5日内服してもらい，再診する。膨疹が完全に抑制され効果があれば，そのまま1週間程度続け終了とする。効果がなければ他の抗ヒスタミン薬に変更し，1～2週間効果を見る。といった方針がよいでしょう。成人は3カ月内服などの提言がありますが，小児はそこまで内服させなくても治癒する例が多い印象があります。

外用薬

- 外用薬は補助的です。ジフェンヒドラミン塩酸塩（レスタミン®コーワ）クリームなどで十分でしょう。ステロイド外用薬は膨疹には無効です。ただし，搔破した二次的な湿疹には効果があります。診察室のやり取りでは，保護者は外用薬を望む傾向が強いです。医院経営上はレスタミン®コーワクリームなどを処方するほうが有利ですし，保護者に「ウケ」ます。

重症例

- 膨疹が全身に生じ，かなりの重症感がある場合，成人ではワクシニアウイルス接種家兎炎症皮膚抽出液（ノイロトロピン®）注射，グリチルリチン製剤（強力ネオミノファーゲンシー®）静脈注射，d-クロルフェニラミンマレイン酸塩（ポララミン®）注射などが行われます。どうでしょう？ 小児の場合，何が起こるかわかりません。注射の最中・直後に意識消失などもありえます。筆者の医院では，入院施設のある病院で行うように保護者に勧めています。

副腎皮質ホルモン薬の内服

- 小児では，より慎重になるべきです。原則として自己免疫的機序が疑われるときのみの適応です。どうしても疑いがあり，内服させたくなったら，しかるべき施設に紹介しましょう。

新薬について

- 特発性慢性蕁麻疹という病名でヒト化抗ヒトIgEモノクローナル抗体製剤のオマリズマブ（ゾレア®）という注射薬が使えます。日本では12歳以上で，既存の治療で治らない症例に対してのみ適応があります。1回75～600mgを2または4週間ごとに皮下注射します。このシリンジ1本で6万円少々（2025年1月現在）ですので，びっくり薬価ですよね。小児には自治体補助があり自己負担が少額ですので，安易に使用しないことが大切です。

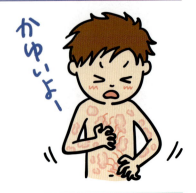

保護者への 3 分間説明

● 蕁麻疹は風邪をひいたり，風邪やおなかのウイルス感染などで発症する場合が多い印象があります。実はそのほとんどが原因不明です。子どもの場合はおおむね1週間から，長くても4週間でほぼ治る場合が多いようです。治療は抗ヒスタミン薬という飲み薬が効果的です。だいたいこれで治ります。1〜2週間程度飲み続けましょう。

● 痒みを抑える外用薬も一緒に処方しておきましょうね。ただし，外用薬のみでは病気がダラダラ続き，治りが遅くなる場合がありますので，必ず飲み薬も飲ませて下さい。

● 稀ですけれども，慢性化する場合があります。その場合は，抗ヒスタミン薬の内服を続けます。通常量より多めになることもあります。蕁麻疹が完全に出なくなった状態でもしばらく飲み続けます。まずは1カ月飲み続けましょう。

● 口唇が腫れたり，赤みが何日も続く，食事と運動で発症する，息ができなくなるなどの特殊な蕁麻疹を生じることがあります。通常の治療薬でうまく治らないときは，専門の施設に紹介します。

● 程度の問題ですが，顔面に膨疹がある場合は，喉頭浮腫，ショックも心配なので学校などは休ませましょう。運動刺激は増悪させることが多いので，制限させます。それ以外は問題ありません。

● いろいろ治療してもなかなか治らない場合，「モノクローナル抗体」という注射があります。蕁麻疹治療の切り札となるものですけれども，いろいろ条件があります。

参考文献

1) グラクソ・スミスクライン：ザイザル®シロップ0.05％添付文書. [https://www.pmda.go.jp/PmdaSearch/iyakuDetail/ResultDataSetPDF/340278_4490028Q1028_1_09]

2) グラクソ・スミスクライン：ザイザル®錠5mg添付文書. [https://www.pmda.go.jp/PmdaSearch/iyakuDetail/ResultDataSetPDF/340278_4490028F1027_1_10]

3) サノフィ：アレグラ®錠30mg／60mg添付文書. [https://www.pmda.go.jp/PmdaSearch/iyakuDetail/ResultDataSetPDF/780069_4490023F1024_1_25]

4) ユーシービージャパン：ジルテック®ドライシロップ1.25％添付文書. [https://www.pmda.go.jp/PmdaSearch/iyakuDetail/ResultDataSetPDF/820110_4490020R1027_1_12]

5) ユーシービージャパン：ジルテック®錠5／10添付文書. [https://www.pmda.go.jp/PmdaSearch/iyakuDetail/ResultDataSetPDF/820110_4490020F1020_2_24]

6) 日本ベーリンガーインゲルハイム：アレジオン®ドライシロップ1％添付文書. [https://s3-ap-northeast-1.amazonaws.com/medley-medicine/prescriptionpdf/650168_4490014R1021_1_12.pdf]

7) 協和キリン：アレロック®顆粒0.5％添付文書. [https://www.pmda.go.jp/PmdaSearch/iyakuDetail/ResultDataSetPDF/230124_4490025D1022_1_08]

8) 協和キリン：アレロック®錠2.5／5添付文書. [https://www.pmda.go.jp/PmdaSearch/iyakuDetail/ResultDataSetPDF/230124_4490025F1023_1_31]

9) バイエル薬品：クラリチン®ドライシロップ1％添付文書. [https://www.pmda.go.jp/PmdaSearch/iyakuDetail/ResultDataSetPDF/630004_4490027R1029_4_06]

10) バイエル薬品：クラリチン®錠10mg／クラリチン®レディタブ®錠10mg添付文書. [https://www.pmda.go.jp/PmdaSearch/iyakuDetail/ResultDataSetPDF/630004_4490027F1022_4_07]

11) 田辺三菱製薬：ルパフィン®錠10mg添付文書. [https://medical.mt-pharma.co.jp/di/file/dc/rpa_a.pdf]

12) 杏林製薬：デザレックス®錠5mg添付文書. [https://www.kyorin-pharm.co.jp/prodinfo/medicine/pdf/a_desalex.pdf]

・日本皮膚科学会蕁麻疹診療ガイドライン改定委員会：日本皮膚科学会ガイドライン蕁麻疹診療ガイドライン2018. 日皮会誌. 2018；128(12)：2503-624. [https://www.dermatol.or.jp/uploads/uploads/files/guideline/urticaria_GL2018.pdf]

VI 食物アレルギー・アナフィラキシー・蕁麻疹・薬疹

③ 薬 疹

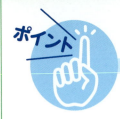

- 小児の薬疹は経験上，稀と言ってよい。「○○○○○で薬疹が出ました」と保護者が宣言しても，それを鵜呑みにしないこと。「薬疹」と診断された症例のうち，かなりの部分がウイルス感染症の可能性がある。
- 微生物と薬疹は相互に絡み合っているのではないか？ と言われ，薬剤内服後，人間に生じているウイルスなどの反応については現在研究途上である。

病態・症状

- 薬剤内服中にパラパラ全身に何か出てきた，あるいは体の一部に何か出てきた，などと言われると，「すわっ！ 薬疹かな？」と考えがちです。でも小児の薬疹は稀。まず「めったにナイ」と考えることが重要です。ほとんどがウイルス感染そのものか，蕁麻疹，湿疹の類であることが多いのです。
- 検査の前に，内服している薬剤を中止します。これは当然です。プレドニン®を処方することが昔は多かったと思います。しかしながら，小児への安易なプレドニン®の投与は体への負担を考えると控えたほうがよいでしょう。重症でプレドニン®内服かな？ と思ったら基幹病院へ紹介したほうがよいと思います。多くは軽症の症例ですので，抗ヒスタミン薬の内服で様子を見ましょう。
- その後，発疹が消褪していけば「薬疹の可能性はまだ残る」とし，発疹が続くならば「薬疹ではない」か，あるいは「重症型の薬疹の初期」を考えます。重症型とは，皆さん，あの有名な薬剤性過敏症候群（DIHS：drug-induced hypersensitivity syndrome），中毒性表皮壊死症（TEN：toxic epidermal necrolysis），Stevens-Johnson症候群などです。粘膜病変，水疱形成，高熱を伴い，ショック状態などを呈します。これらの場合はどんどん増悪しますから，その時点で，ボーッとしていないで大学病院クラスの皮膚科に即紹介となります。「緊急だ！」と判断したら救急車ですよ。
- 難しいのは中間型でしょう。さほど軽くもなく，かといって重症でもなく，多形紅斑のような形で，薬剤を中止しても，消えているのかどうかわからん！ という場合です。
- 薬剤によるリンパ球刺激試験（DLST）という検査があり，有名です。今のところ安全に施行できる薬疹の血液検査です。ただし，偽陽性・偽陰性などの問題点があります。確定診断は現在のところ「内服テスト」や，それが不可能な場合は「薬剤内服と発疹の出現までの客観的状況」のようです。参考程度にとどめておきましょう。

発疹の型は？（図1, 2）

- およそ皮膚科で扱うあらゆる発疹型がある，と言っても過言ではありません。症状から分類すると固定薬疹型（図1），蕁麻疹型（図2），播種状紅斑丘疹型，多形紅斑型，急性汎発性発疹性膿疱症，などいろいろあります。発疹型のみでも1冊の本ができあがってしまいます。「すべての発疹はイチオウ薬疹を疑う」と覚えましょう。

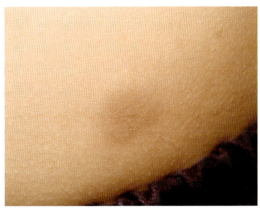
図1 固定薬疹型

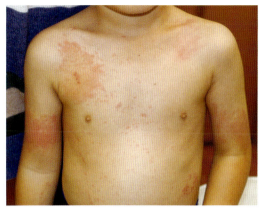
図2 蕁麻疹型

重症型の薬疹の初発症状

- 最前線の小さな診療所にも，稀ですが小児の重症型はあるのです。TEN，Stevens-Johnson症候群などの始まりは，どんな症状で来院するのでしょう？ どうやって見抜けばよいのでしょうか？ それは「眼」です。
- 重症型はだいたい，粘膜，特に眼周囲から生じるらしいのです。診断基準がどうのこうの，多形紅斑がどうだ，発熱がどうのこうの，とグルグル頭を回転させていても，「ウイルス性疾患？」「リケッチア？」「溶連菌？」など鑑別疾患が無数にあり，優柔不断となります。基幹病院に紹介するタイミングを逸して，患者が粘膜病変の重症化で失明したら大変です。
- まず粘膜がどうか，よく見ましょう。口腔内，眼球結膜，眼瞼結膜，真っ赤でおかしくなっていないでしょうか？ 「おかしい」と感じたら，即紹介です。
- 普通の薬疹だと思い，薬剤を中止しても症状がダラダラと続く場合は，潜伏ウイルスの再活性化（DIHS）もありえます。これ，ウイルス感染と薬疹が合併したような複雑な疾患で，重症化します。だいたい発熱，全身の多形紅斑，さらには水疱形成など尋常でない症状が認められます。くり返しますけれども，粘膜症状を見逃すと失明に至るまで進行するので注意しましょう。

鑑別診断

- 伝染性単核球症におけるペニシリン系の薬疹や，麻疹，風疹，川崎病の発疹，あるいは薬剤内服中に偶然生じたジベルバラ色粃糠疹なども考えられます。それこそ無数にあります。
- 「遭遇するのが稀」ということは，ある程度は存在するということです。完全には否定しないで，あいまいにするほかはありません。はっきりしないことは「はっきりしない」と，「はっきり」患者に告げるべきです。

開業医が果たすべき役割

- 薬疹か否か？ 重症型薬疹か否か？ あまりにも情報が多いので，本当に疲れます。まず，重症型薬疹をいかに早く発見し，基幹病院に紹介できるかが重要です。「ウイルス感染かDIHS型薬疹かわからないけど」のような場合でも，重症と判断します。細かいところまで調べている余裕はありません。すぐ紹介します。

薬剤内服から発疹までの期間

●薬疹の診断で重要なのが，この内服開始と発疹出現の時期です。安易に「セフェム系の薬疹」などと結論を出さないで，内服の開始と発疹の発生日を詳しく調べましょう。T細胞の感作まで，通常は5日間あります。初めての薬剤ならば内服してから5日以上で感作が成立し，その日以降，だいたい1〜2週間で薬疹が出ます。既に感作されている場合は，再内服後2日程度で発疹が出ます。重症型はカルバマゼピンなど抗痙攣薬に多いので，薬剤の種類も頭に入れておく必要があります。

処方した医師への診療情報提供

●「薬疹だ」「薬剤の中止だ」と言っても，その系統の薬剤をどうしても内服しなければならない場合もあります。処方した主治医になんと伝えればよいのでしょう？　その文書も大変です。
「当医院としては薬疹を疑っております。今のところ，最近処方された○○を原因として考えております。恐縮ですが，貴科的に支障のない範囲にて薬剤の変更・中止等ご検討頂けたら幸甚です」などと診療情報提供をしましょう。

● 治　療

●小児の場合，開業医でコントロールできるのは軽症のみです。原因薬剤の中止と抗ヒスタミン薬の内服のみで，普通は治ります。瘙痒感が強ければmedium〜strongレベルのステロイド外用を行います。問題はプレドニン®の内服です。筆者はそこまでやるような重症例は基幹病院に紹介したほうがよいと判断します。

●薬疹の確定診断は大変困難です。市中開業医がどこまでやるか……。原因薬剤の同定，そして治療はどうするか？　現場では「ウイルス感染か？」「薬疹か？」「あるいは両者のoverlapか？」と混乱します。日本皮膚科学会の症例報告などから察すると，結局「内服試験」が最も確実なのです。しかし，患者を危険にさらす試験でもあり*in vitro*，すなわち血液検査などによる検査法の進歩が望まれます。

> **処方例**
> セチリジン塩酸塩（ジルテック®）ドライシロップ0.8g　1日2回
> プレドニゾロン吉草酸エステル酢酸エステル（リドメックス®コーワ）軟膏

Column

川崎病

川崎病は主として1歳未満，おおむね4歳以下の乳幼児に発症する全身性の血管炎です。中小動脈がダメージを受けます。日本では年間1万人程度罹患するそうです。最大のポイントは冠動脈の病変です。これが予後を決定します。感染症・外傷・熱傷などをきっかけに免疫担当細胞が異常なサイトカインを出してしまい，血管が損傷されます。これをSIRS (systemic inflammatory response syndrome) と言います。

これらをざっと理解したら，あとは「どんな症状で皮膚科に来るの？」という疑問です。診断したら小児科のある総合病院へ紹介となりますので，皮膚科としては，初期病変をいかに見逃さないかが重要ですね。表[1]は川崎病に特徴的な初期病変ですが，これらの所見はそろわないことも多く，常に疑ってみることが必要です。

診断基準を厳格に適用することはありません。発熱が続き，眼球結膜充血，頸部リンパ節腫脹，発疹がある，などの段階で早めに基幹病院へ紹介しましょう。いろいろ検査しようと迷っている間に心血管病変に何か生じたら一大事です。

表 川崎病に特徴的な初期病変

- 5日以上続く発熱
- 眼球結膜の充血（麻疹と異なり眼脂がない）
- 頸部リンパ節腫脹
- 不定形発疹
- 口唇のいちご舌
- 水疱・痂皮は伴わないあるいは皮膚症状のない場合も多い（重要です！）
- 眼球結膜の充血

（文献1をもとに作成）

参考文献

1）日本川崎病学会, 他：川崎病診断の手引き. 改訂第6版.（2019年5月）[https://jskd.jp/wp-content/uploads/2022/10/tebiki201906.pdf]

VII

母斑，色素斑，先天性疾患，腫瘍など

●小児の母斑と腫瘍について

ちょっと頭を整理しましょう。

母斑とは「様々な年齢にて，皮膚に発症する限局性の皮膚奇形」です。生下時から存在するか，だいぶ後に発生するか，いずれにしてもきわめて緩徐に増大するものです。その構成細胞の種類により，メラノサイト系などにわかれています。ほれほれ，ここから延々と分類が始まります。メラノサイト系では母斑細胞母斑，血管系では幼児血管腫（イチゴ状血管腫），単純性血管腫，表皮系では表皮母斑，間葉細胞系では軟骨母斑などが代表的です。「母斑」と言っても幼児血管腫のように「腫瘍」に分類されているものもあります。急速に増大するその臨床像は「腫瘍」に近いのです。分類があって疾患があるのではなく，疾患があって，人間が勝手に分類しているため，どちらの性格も持つ病変があるのですね。

一方，腫瘍とは腫瘍細胞の増殖です。これはわかりますよね。小児では毛母腫（石灰化上皮腫）が有名です。「奇形」ではなく，「増えていくね」というようなイメージです。

もちろん教科書にはその他膨大な種類の腫瘍が掲載されています。しかし，開業医の日常外来で経験する小児の腫瘍は非常に種類が少ないので，あまり焦る必要はありません。

母斑と腫瘍。ここでは代表的な疾患（表1）について，簡単にそのポイントを解説します。双方ともその裾野には膨大な種類があるので，お忘れなく。本書に記載してあるのは代表的な疾患，それもホンの一部です。

表1 代表的な母斑・腫瘍

メラノサイト系母斑
- 母斑細胞母斑（☞p198）
- 太田母斑（☞p203）
- カフェオレ斑（☞p205），扁平母斑（☞p205）

血管系母斑
- 幼児血管腫（イチゴ状血管腫）（☞p207）
- 単純性血管腫（ポートワイン母斑，サーモンパッチ，ウンナ母斑）（☞p209）

表皮系母斑
- 脂腺母斑（☞p211）

腫瘍はこんな感じ……。

よくある腫瘍
- 毛母腫（石灰化上皮種）（☞p213）
- 幼児血管腫（イチゴ状血管腫）（☞p207）
- 稗粒腫（☞p217）
- 化膿性肉芽腫（血管拡張性肉芽腫）（☞p217）
- 肥厚性瘢痕，ケロイド
- 類表皮嚢腫（アテローム）（☞p15）
- 脂肪腫

知らないと恥をかく腫瘍
- 肥満細胞腫（☞p215）
- 黄色肉芽腫

口腔粘膜，指趾などに生じる
- 粘液嚢腫

この他にも膨大な種類の良性腫瘍があります。一般的には緩徐に発育しますので，経過を見ながら基幹病院に紹介するとよいでしょう。

どれが「よくある腫瘍」で，どれが「稀な腫瘍」なの？　実際には地域の事情や医院の規模により異なるかもしれません。なので，「オレのところにはこんな腫瘍がよく来るけど，一覧表に入ってないよ！」と思うかもしれません。ごめんなさいね。

※特殊な疾患を除き，健常な小児によく発症する皮膚の悪性腫瘍はありません。悪性腫瘍はとても稀なのです。

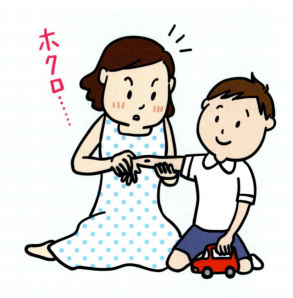

VII 母斑，色素斑，先天性疾患，腫瘍など

1 普通のホクロ
（母斑細胞母斑はメラノーマになるのか？）

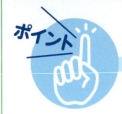

ポイント
- これは「母斑」の中の「メラノサイト系母斑」である。
- 最も普通にみられる「ホクロ」とほぼ同一と考えてよい。母斑細胞（＝神経堤由来細胞）からメラノサイトに分化する前の，中間的な細胞が増殖する疾患である。

組織学的な特徴

- 母斑細胞母斑（NCN：nevus cell nevus）は母斑細胞の増殖によるものです。表皮・真皮のどこに発生し，どのようなタイプかでいろいろな名前がついています。臨床的には「見た目」でミーシャ型（図1, 2），ウンナ型（図3, 4），クラーク型，スピッツ型，単純黒子（図5）など，実に様々な名称にわかれています。ほとんどのNCNは，成長するにつれて変化するようです。特に顔面でははっきりわかります。「初めは小さな色素斑であったものが，徐々に半球状に盛り上がってミーシャ型となり，高齢になると色が抜けてウンナ型になるのではないか」と言われています。時期によってNCNの病理学的な存在場所がより深部になり，見た目には違うタイプのものに変わるという側面があるようです（図6）。もちろん，生下時から小さなホクロとして存在し，そのまま変わらないタイプのものもあります。本当に，人生いろいろ，ホクロもいろいろですね。

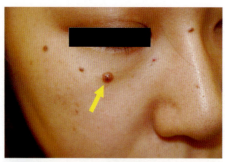

図1 ミーシャ型（※成人例）

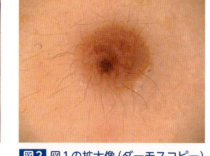

図2 図1の拡大像（ダーモスコピー）

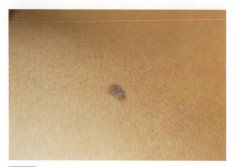

図3 ウンナ型
体幹部に生じたもの。

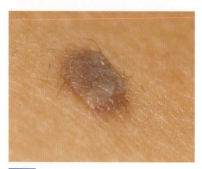

図4 図3の拡大像
表面はやや隆起し，乳頭腫のような凹凸がある。触ると柔らかい。実際はいろいろなパターンがあるようだ。

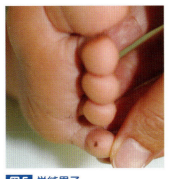
図5 単純黒子

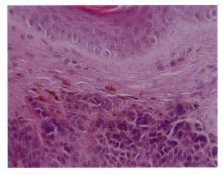
図6 病理

発症年齢，性差など

- 生下時からあるもの，乳幼児期に発症するものなど，様々です。

発症部位

- それこそ，どこにでも出現します。

大きさ，色調，境界

- これも，とてもバリエーションに富んでいます。色調はその母斑細胞が，どの程度深いか浅いかにより，黒〜青色まであるのです。「色によってホクロの深さがわかる」のですね（図7）。特別な大きさのものは点状集簇性母斑，獣皮様母斑などの名称があります。

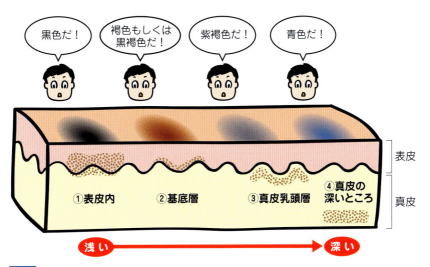
図7 メラニンの深さによる色調の変化

自然経過，合併症，治療

- 上記のように，NCNは小児の成長とともに増大します。自然消褪はありません。しかし，色が抜けることはあります。ホクロが多発したような場合，Peutz-Jeghers syndrome, Cronkhite-Canada syndromeなどが有名です。詳細は専門書を熟読しましょう。これらの疾患は病理学的には「基底層のメラニン・メラノサイトの増加」であり，NCNではないようです。

発癌の可能性があるか？

- この母斑，最大の問題は「癌ではないか」という保護者の心配です。NCNを分類して名称を当てても，保護者には何の利益もありません。「顔面ミーシャ型だから何なのよ！」と言われるだけです。問題は悪性化するか（＝メラノーマになるか？）ということで，「普通のホクロ（＝母斑細胞母斑）はメラノーマになるのか？」という重大なテーマと向き合わなければなりません（図8）。

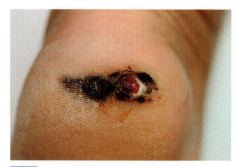

図8 メラノーマ：足底（※成人例）

- どうやら，メラノーマは母斑細胞とは異なる素地から発生するようです。その昔，クラークは「dysplastic nevus」という言葉を使って「メラノーマに転化しうる母斑細胞がある」という意見でした。しかしその後の研究で，どうもそうではない……という雰囲気になってきているようです。すなわち，小児の頃の母斑細胞はすべて母斑細胞であり，メラノーマになる予定の「危険な細胞」はない。大人になってからメラノーマが発症するとすれば，それは母斑細胞とは関係なく発症している。つまり「メラノーマは，初めからメラノーマなのだ」という見解です[1]。研究者の間では未決着の問題なので，ここで結論を出すことはできません。

- しかし，小児のメラノーマが極端に少ないこと，ダーモスコピーでメラノーマと間違えるような所見（小児の爪のHutchinson徴候など）があっても，それがメラノーマになることはないなどの事実から，少なくとも小児の母斑細胞は，そのまま母斑細胞で生涯貫くのではないか，と考えられます。

保護者からのFAQ

- 先述のように，NCNに対し保護者は「癌ではないか」という不安を抱えがちです。ここでは保護者からのよくある質問とその回答例を示します。

Q1：この子のホクロが大きくなっています。心配です。

A1：子どものときのホクロは，小さければ，まず癌にはなりません

ホクロは「母斑細胞」という，特殊な良性の細胞の集まりです。成長するにつれて大きくなるものもあります。「ホクロの一生」とでも申しましょうか……。でもご心配には及びません。最近の研究では，子どものときのホクロは大きさが小さければ，まず癌にはならないということがわかってきました。ご心配なら半年あるいは1年に1回程度，来院して下さい。

Q2：この子の爪に黒い線があります。癌ではないでしょうか？

A2：子どもの色素線条は，まず癌にはなりません

小児の爪に色素線条と言って黒いスジが走ることがあります。赤坂虎の門クリニックの大原國章という有名な先生が，そういった小児のスジがどうなるかについて詳細に調べたそうです[2]。スジは爪の根本（爪母と言います）にある母斑細胞が原因です。その細胞による線条（スジ）を長期間調べたのです。その結果，「子どもの色素線条は癌になることはない」と結論づけておられます。もちろん何事

も例外はありますので，ご心配ならいつでも来院して下さい。

Q3：ホクロから癌になることがあると聞きました。心配です。

A3：現時点で，専門家の見解としてはホクロの良性な細胞は癌細胞に変化することはないようです

「ホクロのような癌」のことを「メラノーマ」と言います。小さなホクロが成長するにつれてメラノーマに発展するという考えは，その昔，クラークという学者が唱えました。もともと「メラノーマになりやすいホクロ」というものがあり，それがゆっくりと癌（＝メラノーマ）になるという考えです。一方，ホクロはあくまでもホクロであり，メラノーマになることはない……という意見もありました。こちらは信州大学名誉教授の斎田俊明先生が唱えたものです[3]。医師の間でこの2説を巡って長い間「こっちが正しい」「あっちが正しい」と論争になりました。

しかし2013年，メイヨー・クリニックという米国の有名な病院のHocker医師が論文を出しました[4]。「ちょっといびつな，メラノーマになるのではないか，と昔々思われていたホクロからは癌（＝メラノーマ）はできない」という衝撃的なデータが発表され，この論争は今のところ，「ホクロはホクロであり，メラノーマ（＝癌）になることはない」という見解が圧倒的に有利となっていて，斎田先生の説の通りになってきています。つまり，普通のホクロからはメラノーマはできず，メラノーマは最初からメラノーマで皮膚の表面にコソコソ隠れていて，それがある日突然増殖し，凶悪な細胞を増やすようです。

また，巨大なホクロ（巨大色素性母斑，獣皮様母斑などと命名されています）の内部にはこのような「最初からメラノーマ」の細胞が隠れていると言われています。ですから，大きいホクロは早めに取ってしまったほうがよいのです。保険診療で対応できます。「癌になる可能性のある大きなホクロは病気」ということです。

それにしても，「（普通の）ホクロは癌になることはない！」と言い切った斎田先生には頭が下がります。感謝しなければなりませんね。

保護者への 3 分間説明

- NCN（母斑細胞母斑）を診察して「これは将来癌になるかもしれません」と保護者に宣告する必要はないと言ってよいでしょう。「まぁ，定期的に診てみましょう」ぐらいの「甘い」説明で十分です（先述のFAQも参照して下さい）。

参考文献

1）斎田俊明：dysplastic nevusとは何か，メラノーマとの関係は？. メラノーマ・母斑の診断アトラス　臨床・ダーモスコピー・病理組織. 文光堂，2014，p63.

2）大原國章：小児の爪甲色素線条. 大原アトラス 1ダーモスコピー. Gakken，2014，p223.

3）斎田俊明：メラノーマ診断の基本とコツ. 日本皮膚科学会西部支部企画講習会. 高松，2014年11月7日.

4）Hocker TL, et al：Favorable long-term outcomes in patients with histologically dysplastic nevi that approach a specimen border. J Am Acad Dermatol. 2013；68（4）：545-51. [https://www.jaad.org/article/S0190-9622(12)01036-5/abstract]

Column 母斑と母斑細胞は異なります

暗記していくと奇妙な分類に気がつきます。あれれ，母斑の分類の中に「母斑細胞」が入っている？ 混乱します。実は母斑細胞とは，神経堤由来の細胞のことです。神経堤からメラノサイトかシュワン細胞に分化する予定なのですが，そこまで分化しないで「途中下車」してしまったのが母斑細胞です（図）。この母斑細胞からできた細胞群が母斑細胞母斑ということになります。「どの細胞の概念にもあてはまらない奇形的な細胞」とでも覚えましょう。「母斑細胞母斑＝メラノサイト系細胞の増殖，あるいはメラノサイト系の良性腫瘍」であり，決して「メラノサイトそのもの」ではないことをお忘れなく……。詳細は『みき先生の皮膚病理診断ABC ③メラノサイト系病変』[1]を参照して下さい。

　通常，よくあるホクロは母斑細胞母斑です。つまり，母斑細胞が（程度はいろいろですが）集団で増殖している状態です。ところが太田母斑の「母斑」は真皮にメラノサイトが増殖した状態です。また，脂腺母斑は皮膚脂腺を含むいろいろな成分の奇形的増殖です。母斑細胞はありません。

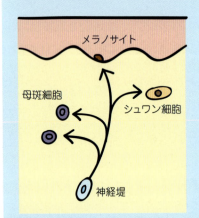

図 母斑細胞

参考文献

1）泉　美貴：みき先生の皮膚病理診断ABC ③メラノサイト系病変．Gakken, 2009．

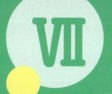

母斑，色素斑，先天性疾患，腫瘍など
② 太田母斑

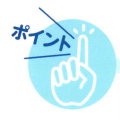

- これは「母斑」の中の「メラノサイト系母斑」である。
- 真皮メラノサイトの増殖と基底層のメラニン沈着が組織学的な基本。病理は何もないような気がするけれども，皮膚症状は顔面に出現して，その小児の人生を決めてしまうかと思うほど特異な所見となる。Qスイッチレーザー（ルビー，アレキサンドライト）による治療が保険適用となったため，ほぼ完全に治癒できる。

- これこそ「外見」が問題となる母斑です（図1）。「ヒトは外見では判断できない」などと呑気なことを言っている場合ではありません。外見は重要なのです。外来では女性が多いと感じます。実際には男性もいますが，このような色素斑は類似疾患も含め，女性の受診率が男性に比べて圧倒的に高いのです。統計的には，どうしても「女性に好発する」ということになります。

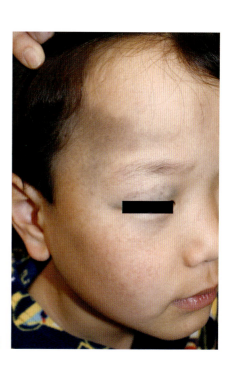

図1 太田母斑

組織学的な特徴

- 真皮のメラノサイト増殖と表皮基底層のメラニン沈着です。メラノサイトが真皮の深いところに多いと青色に見え，浅いところに多いと褐色調です。

発症年齢，性差など

- 生下時は目立たず，思春期にかけて著明となります。外来では女性に好発するように思えます。

発症部位

- 三叉神経1，2枝領域に発症します。

203

大きさ，色調，境界

●色調は淡褐色から青褐色です。一様な色調ではなく青，褐，赤などの色が混在します。

自然経過，合併症，治療

●Qスイッチレーザーの照射が保険で認められています。皮膚科専門医へ紹介します。

発癌の可能性があるか？

●発癌の可能性はありません。

保護者への3分間説明

● 太田母斑は今やレーザーで治る時代です。保険診療で可能です。レーザー機器を置いている医療機関が限られていますので，通院しやすい医院を紹介します。

● 1回で治るものではなく，照射を数カ月間隔で行う場合もあり，満足のいく状態になるまで数年ないしそれ以上の年数を要することがあります。

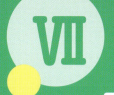

母斑，色素斑，先天性疾患，腫瘍など
③ カフェオレ斑，扁平母斑

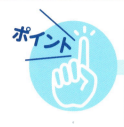

- これは「母斑」の中の「メラノサイト系母斑」である。
- カフェオレ斑とは基底層におけるメラニン顆粒の増加を指す。これは世界共通。ところが，扁平母斑については日本と世界で定義が異なるので混乱する。……日本では「基礎疾患のない，つまりレックリングハウゼン病などを認めない孤発性のカフェオレ斑」のこと。世界では「日本で言うトコロの点状集簇性母斑」となる。

● 組織学的な特徴

- カフェオレ斑（図1）は基底層でのメラニン顆粒増加です。「メラノサイト系母斑細胞」はありません。ですからこれを「扁平母斑」と言うと定義に反します。国際的には母斑細胞があるものを「扁平母斑」と言い，日本で言う「点状集簇性母斑」と同一です（図2）。国際的な基準で頭の中を整理しましょう。ちなみに，日本ではミルクコーヒー色の斑について，その分類を「基礎疾患のないものを扁平母斑，神経線維腫症Ⅰ型などの基礎疾患のあるものをカフェオレ斑，内部に色調の濃い母斑細胞が混じるものを点状集簇性母斑」としています。

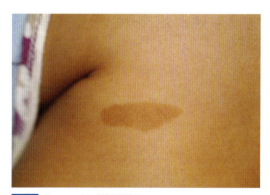

図1 カフェオレ斑（背部）
基底層でのメラニン増加（＝母斑細胞はない）

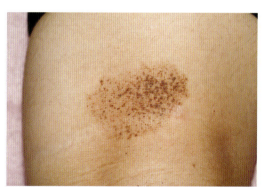

図2 世界の「扁平母斑」＝日本の「点状集簇性母斑」
（※成人例）

● 発症年齢，性差など

- 生下時に発症します。2〜3歳頃まではにはっきりします。

● 発症部位

- どこにでも発症します。

大きさ，色調，境界

● 種々です。

自然経過，合併症，治療

● 自然消褪はしません。レーザー治療でいったん消褪するものの，すぐ再発します。直径1.5cm以上のカフェオレ斑が6個以上あると神経線維腫症Ⅰ型（レックリングハウゼン病）を疑います。

● よく似ている疾患があります。Becker母斑です。Becker母斑は肩，腰臀部に発症し，カフェオレ斑に似ているものの色調が濃いので区別できます。基底層のメラニン増生のほかに平滑筋線維の増生を伴い，平滑筋性過誤腫とも言われています。この母斑はレーザーによく反応します。

発癌の可能性があるか？

● 発癌の可能性はありません。ただし，レックリングハウゼン病は稀に生じます。

保護者への ③ 分間説明

● この色素斑は少ない個数でしたら問題ありませんが，やや大きめのもの（直径1.5cm以上）が6個以上ある場合は「レックリングハウゼン病」という病気を疑わなければなりません。今の医学ではこの病気を完全に抑え込む治療法はありません。「神経線維腫」などの腫瘍が多発することが考えられるので，しかるべき病院に紹介いたします。

● 少ない個数でしたら，放置してもよいと思います。どうしても色を消したいという場合には，Qスイッチレーザーという機械で治療を行います。しかし，カフェオレ斑，扁平母斑はとても再発しやすいものです。施術しても元通りになってしまう場合が多いのでご理解下さい。

参考文献
- 五十嵐　隆, 他, 編：小児科臨床ピクシス17. 年代別子どもの皮膚疾患. 中山書店, 2010, p30-1.
- 清水　宏：あたらしい皮膚科学. 第3版. 中山書店, 2018.

母斑，色素斑，先天性疾患，腫瘍など
4 幼児血管腫（イチゴ状血管腫）

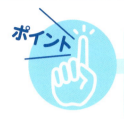

- これは母斑の中の「血管系母斑」であるとともに「血管系腫瘍」の性格もある。
- 診療所に来院する頻度の高い血管系の病変。毛細血管の内皮細胞が増殖する。派手な臨床像の割に，発症初期は地味である。かつては「経過観察」であったが，今は早期に発見し色素レーザーにて治療する方向となっている。

●なぜこの幼児血管腫が問題なのでしょうか？　それは，たとえ自然消褪する症例でも顔面に発症した場合は瘢痕を残すからです。新生児の頃はあまりはっきりしませんが，みるみる増大するという特徴があります。大きくなってからではレーザー治療が難しく，「小さいうちに叩く」必要があります。

組織学的な特徴

●毛細血管内皮細胞の良性増殖です。一部に皮下型もあるので，海綿状血管腫との鑑別が問題となる場合があります（図1～4）。

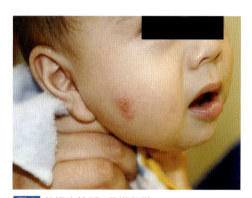

図1　幼児血管腫：早期段階

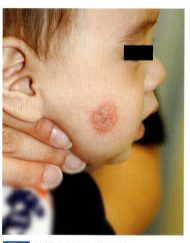

図2　幼児血管腫：増悪時

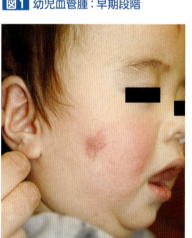

図3　幼児血管腫：レーザー治療前

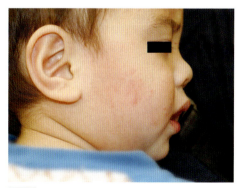

図4　幼児血管腫：レーザー治療後
初診から半年後にはほぼ治癒した。

発症年齢，性差など

●生下時にははっきりせず，徐々に増大してきます。1歳頃にピークを迎えます。ピークを迎えてからでは遅いので，できるだけ早期の段階で診断できるようにしましょう。

発症部位

●顔面，上肢など。ほかの部位にも多く……まぁどこにでもできます。口唇，目の周囲は日常生活上の問題から要注意です。

大きさ，色調，境界

●イチゴを半分に割って，皮膚に置いたような外観です。色は当然，真っ赤（＝鮮紅色），大きさは種々あります。あまりに巨大なものはKasabach-Merritt症候群を考えます。

自然経過，合併症，治療

●1歳頃にはピークとなり，以後徐々に消褪します。学童期前には消褪する例が多いと言われています。消褪後，瘢痕が目立つ症例が多いので，現在では診断早期に色素レーザー（Vbeam®など）を照射する傾向です。
●プロプラノロール塩酸塩（ご存じ，β遮断薬）の内服が有効なのです。2016年から本邦でも承認されました。専門医レベルですので，早めに皮膚科専門医のいる基幹病院へ紹介しましょう。また，緑内障で点眼液として使用されているβ遮断薬の外用薬（チモロールマレイン酸塩）も効果があるとの情報があります。この点眼液は保険適用外です。念のため。

発癌の可能性があるか？

●発癌の可能性はまずありません。

保護者への 3 分間説明

●一般的には「イチゴ状血管腫」と呼ばれています。血管がどんどん増生してしまう病気です。やがて自然に消えていきますが，中には傷跡のように残ってしまう場合もあります。できるだけ早期に色素レーザーという機械で治療します。
●プロプラノロールの内服という方法も近年認められるようになりました。

VII 母斑, 色素斑, 先天性疾患, 腫瘍など
5 単純性血管腫（ポートワイン母斑, サーモンパッチ, ウンナ母斑）

ポイント

- 「赤あざ」と通称されている毛細血管奇形, つまり「母斑」である。
- 大きくわけて3種類ある。生涯消えず, 成人になり隆起することがあるポートワイン母斑（図1）, 顔面, 特に額部の正中部などに好発し, 自然消褪が期待できるサーモンパッチ（図2）, 後頭部, 項部に発症し, 消えたり復活したりするウンナ母斑（図3）。
- 「消えるか, 消えないか？」「将来どうなるか？」が保護者の注目点だ。答えられるかな？
- なお, 欧米ではウンナ母斑は「項部に生じたサーモンパッチ」という表現となっているようだ。混乱しないように。

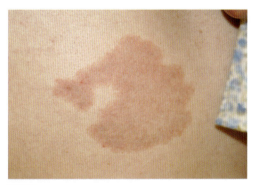

図1 ポートワイン母斑（※成人例）

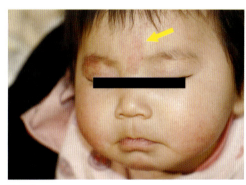

図2 サーモンパッチ

組織学的な特徴

- 毛細血管奇形です。毛細血管の機能異常などと言われています。幼児血管腫のようにあれよあれよと増殖することはありません。

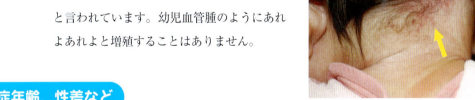

図3 ウンナ母斑

発症年齢, 性差など

- 出生時より発症します。

発症部位

- サーモンパッチは顔面正中部, ウンナ母斑は後頭部から項部にかけて発症します。
- ポートワイン母斑は, 片側性, 分節性であることが多いようです。

大きさ，色調，境界

- サーモンパッチ，ウンナ母斑はやや不明瞭です。赤い色調ですが，少々ムラがあります。
- ポートワイン母斑は境界明瞭です。

自然経過，合併症，治療

- サーモンパッチは2歳頃までには自然治癒します。ウンナ母斑はいったん消失しますが，成人になるとまたスルスルと出現するようです。しかし，被髪頭部なので整容的にあまり問題とならないので，皮膚科も受診しないようです。美容院か床屋さんなどのほうがこの疾患，詳しいかもしれませんね。もしかしたら自然消褪しない例があるかもしれません。何事にも例外があります。教科書通りに病気はつくられておりません。
- ポートワイン母斑の場合は自然消褪しません。その際は経過を慎重に観察し，色素レーザー治療を行います。なぜか？ 成人になって盛り上がる症例があるからです（図4）。将来盛り上がるか否か……。これはわかりません。ここが「赤あざ」の難しいところです。「心配ないよ」と断言できないので，保護者は不安になります。色素レーザーのない時代は大変苦労しました。しかし，今は違います。このレーザーのある施設に積極的に紹介するようにしましょう。
- 顔面三叉神経領域のポートワイン母斑はSturge-Weber症候群を疑います。これは脳血管障害を伴い，てんかん発作を生じます。四肢のものはKlippel-Trenaunay-Weber症候群（骨・皮下組織の肥大など。発音できますか？ クリッペルトレノニーウエーバーむじゃむじゃ……）の合併に注意します。
- なお，「サーモンパッチ」と「ウンナ母斑」は用語が混乱しています。ウンナ母斑はホクロの名称，後天性色素細胞母斑のウンナ型としても使われています。全然別の疾患なのに……。したがって欧米では発症部位が正中部でも，項部でも，双方「サーモンパッチ」と表現しているようです。

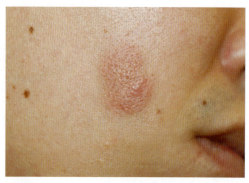

図4 隆起したポートワイン母斑（※成人例）

発癌の可能性があるか？

- 発癌の可能性はありません。

保護者への3分間説明

- サーモンパッチは2歳頃までには自然に治ります。ご心配いりません。ウンナ母斑は治癒は難しく，成人しても残る場合もありますが，髪の毛で隠れているのでそれほど気になることはないでしょう。ただ，ポートワイン母斑（単純性血管腫）と呼ばれるものは自然に消えず，成人になると盛り上がる場合もあるため，慎重に経過を見て，レーザー治療などを行います。

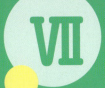

母斑，色素斑，先天性疾患，腫瘍など
6 脂腺母斑

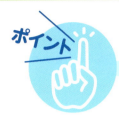

- これは「母斑」の中の「表皮系母斑」である。
- 頭部の黄色調脱毛斑で発見される。「脂腺」という名が誤解のもとであり，「類器官母斑」と表現するのが妥当。教科書には「将来，基底細胞癌が発症？」と記載はあるものの，ほとんどの症例では大した問題は生じないようだ。
- ここから生じる代表的な良性腫瘍が乳頭状汗管嚢胞腺腫（syringocystadenoma papilliferum）。カンファレンスで舌をかまないように。

組織学的な特徴

- 「脂腺母斑」という言葉が混乱のもとです。「類器官母斑」という表現もあり，皮膚のほぼすべての要素の奇形的疾患（＝母斑）です。初期は毛囊の奇形的増殖があります。そのうち種々の要素，汗腺表皮脂腺などが増殖してきます。20歳以降の成人では皮脂腺が顕著に増殖し，高齢になると皮脂腺はおとなしくなります（図1）。

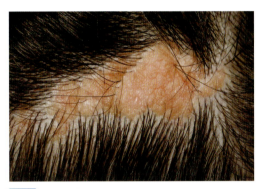

図1 脂腺母斑

発症年齢，性差など

- 男女差はありません。

発症部位

- 頭部，顔面などです。

大きさ，色調，境界

- 多くは頭部の脱毛斑として認められます。黄色からちょっとオレンジ色のような色調です。

自然経過，合併症，治療

- 良性腫瘍の発生する確率は15％程度と言われています。それ以外は大したことなく，そのまま高齢を迎えることになります。ただし，高齢者での腫瘍発生はもうちょいと多いようです。とまぁ，いろい

211

ろ気になることの多い腫瘍です。保護者との相談で切除するか否か検討することになります。「腫瘍の可能性」という不安要素に加え，脱毛斑という精神的負担もあります。筆者としては，幼少時から思春期のいずれかの時期に全部取り切ってしまったほうがよいような気もします。

発癌の可能性があるか？

●脂腺母斑から生じる腫瘍の代表は乳頭状汗管嚢胞腺腫（syringocystadenoma papilliferum），毛芽腫（trichoblastoma）などの良性腫瘍が多く，悪性腫瘍は1%以下と言われています。かつては基底細胞癌が発症すると言われていましたが，現在では悪性度の低い腫瘍の発生がほとんどであることがわかってきました。ですから，全摘出については，慌てず，騒がず，じっくりと時期を見てもよいでしょう。

保護者への 3 分間説明

● この病気からの腫瘍は，歳をとると発生率が上昇します。発癌は稀です。ですから，現在は必ずしも切除する必要はないとの意見が主流です。頭の脱毛斑も気になるようであれば，適当な時期に全部切り取ってしまうのもよいかと思います。じっくりとご検討なさって下さい。

参考文献
- 泉　美貴：みき先生の皮膚病理診断ABC ①表皮系病変．改訂第2版．Gakken，2021．
（あらゆる病理関係の書籍の中で最もわかりやすく，かつ詳細に脂腺母斑のことがわかる本です）

VII 母斑，色素斑，先天性疾患，腫瘍など
7 毛母腫（石灰化上皮腫）

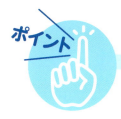

ポイント
- これは腫瘍である。
- 小児の目の周囲に好発する硬い腫瘤。毛母由来の良性腫瘍である。

- 外来で頻繁に経験する小児の腫瘍です。表皮嚢腫，皮様嚢腫，外毛根鞘嚢腫などとよく似ている嚢腫です。「文字も似ているし，同じ嚢腫で外観もそっくり，区別してはたして意味があるか？」などと思ったりもしました。病理をやると，これらの区別は歴然としています。「彼，見た目は同じようにカッコイイけど，あなたとは中身が違うのよ」と彼女から言われたことはありませんか（関係ないか……）？

組織学的な特徴

- 「毛母腫」（図1，2）と言われるように，毛母由来です。組織学，覚えていますか？ 毛母はN/C比が高く，好塩基性ですね。ですから好塩基性の紫色のカタマリが見えます。そして当然，「毛」に分化しようとしますので，好酸性の陰影細胞も見えます。つまり，紫一色の部分と真っ赤っかのベタッとした均質な部分，この2つが隣り合っている腫瘍塊が毛母腫ということになります。
- 細胞分裂が盛んな毛母細胞から由来しているので，悪性腫瘍そっくりです。困ります。ですが臨床所見では，悪性腫瘍とは異なり触ったときに皮膚の下で移動するという点で良性であるとはっきりわかるので，病理結果に慌てないようにしましょう（図3）。
- 表皮嚢腫（図4）は毛包漏斗部の拡張による袋です。この漏斗部が表皮と大変似ているため，「表皮が内部に陥入した」と思われがちです。組織は毛嚢漏斗部の像です。また毛包の陥入から生じる正常表皮の嚢腫です。

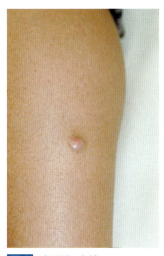

図1 毛母腫：上腕

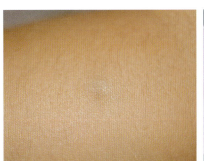

図2 毛母腫：前腕の腫瘤

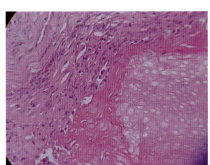

図3 毛母腫（病理写真）

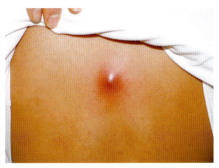

図4 表皮嚢腫（炎症性アテローム）（背部）

- 皮様嚢腫は内部嚢腫壁が多彩な要素からなる奇形腫です。外毛根鞘嚢腫（図5）は毛包峡部（isthmus）由来の嚢腫で顆粒層を介さない外毛根鞘角化を示します。ほとんどが頭部に発生します。
- 表皮嚢腫，皮様嚢腫，外毛根鞘嚢腫は大変似ている名称で，臨床像がそっくりさんですので，注意します。それにしても，病理の話になるとついていけませんね。特に毛包の話はとても微細顆粒状で，頭がバラバラになりそう……。

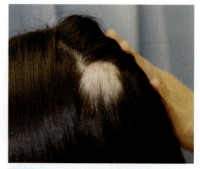

図5 頭部の外毛根鞘嚢腫

発症年齢，性差など

- 幼児，小学生などに多く，男女差はないようです。

発症部位

- 顔面，上肢に多いことは確か。眼の周囲に特に多いので手術の際には困ります。

大きさ，色調，境界，鑑別診断

- 直径1〜2cmまでの骨様硬の皮下腫瘍で多少ゴツゴツしています。常色，青白色に見えるときもあります。
- 眼の周囲では真菌症のスポロトリコーシスを否定する必要があります。

自然経過，合併症，治療

- 全摘出のみです。これが大変。幼児だと麻酔をどうするかで大騒ぎとなります。麻酔医のいる基幹病院への紹介となることも多いです。

発癌の可能性があるか？

- 「稀に癌化」と教科書には記載があります。いじくり回して炎症を繰り返すと，あまり良いことはありません。早めに摘出するほうがよいでしょう。

保護者への3分間説明

- 硬いできものです。毛包という毛の成分の良性腫瘍ですので，全部取れば，まず問題ありません。麻酔がちょっと大変かもしれませんので，局所麻酔ではできないような場合は，成長して我慢できる年頃になるのを待つか，麻酔専門医のいる病院での手術にするか，検討しましょう。

参考文献

- 泉　美貴：みき先生の皮膚病理診断ABC ②付属器系病変．Gakken, 2007, p24-5, p88-91.

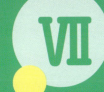

母斑，色素斑，先天性疾患，腫瘍など
8 肥満細胞腫，肥満細胞症

ポイント
- 肥満細胞の「腫瘍性」増殖……と，わかったような，わからないような定義。
- 色素性蕁麻疹という別名もある。となると，蕁麻疹の一種？ 腫瘍の一種？ 謎である。

- これらの疾患，よくわかりませんよね。「"稀"だから，あまり考えなくてもいいや」と思いがちですが，実はさほど稀でもないのです。外来では「蕁麻疹＋慢性湿疹」と誤診されている例が大変多いので，痒みが強い小児で慢性湿疹のような病変がある場合は，この肥満細胞腫を疑います。一般開業医のところにも来ますから気をつけないといけません。いつのまにか治ってしまうので，診断しないうちにそのまま時が過ぎていく，という「めでたい症例」がほとんどです。
- この系統は肥満細胞腫（皮膚限局で単発性），肥満細胞症（皮膚限局のもの一般），全身性肥満細胞症（内臓病変にも認めるもの）の分類があります。市中でよくお目にかかるタイプは単発性のもの，つまり肥満細胞腫です[1]。

組織学的な特徴
- 肥満細胞の腫瘍性増殖です。トルイジンブルー染色で紫色に染まる異染性を示すmast cellがどっと見えます。

発症年齢，性差など
- 生後1歳までの小児です。

発症部位
- 顔面，体幹部です。

大きさ，色調，境界
- 直径1cm大までの円形ないしは楕円形，紡錘形の褐色斑です。やや盛り上がることもあります。有名なDarier徴候（図1）で確定です。つまり，擦過した部位に膨疹を生じます。この褐色斑，よくわかりません。湿疹後の色素沈着程度の，あまり問題なさそうな病変です。

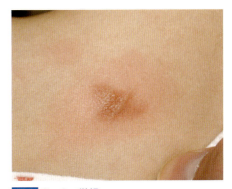

図1 Darier徴候

自然経過，合併症，治療

- 「蕁麻疹だね」と思っていた小児に突然，呼吸困難やショックなどの発作が生じた場合，肥満細胞腫，肥満細胞症も考えなければなりません。成人発症は慢性化することが多いようですが，小児発症の場合はほとんどが自然治癒します。保護者はインターネットで調査し，心配します。きちんと説明しましょう。
- 蕁麻疹の治療は通常の抗ヒスタミン薬となります。セチリジン塩酸塩（ジルテック®）ドライシロップ1.25%，レボセチリジン塩酸塩（ザイザル®）シロップなどの処方です。かなり長期間の内服となります。蕁麻疹（☞ p179）を参照して下さい。

発癌の可能性があるか？

- 「稀に白血病化する」と教科書に記載があります。私は経験がありませんが……。あまり保護者を脅かさないようにしましょう。「経過をしっかり見させて下さい」で十分です。

保護者への 3 分間説明

- 肥満細胞という細胞の増殖で発症します。
- 蕁麻疹の発作が生じることがあります。普通の蕁麻疹と異なるのは，それがいつまでも続いてしまうということです。抗ヒスタミン薬を飲み続ける必要があります。幸いなことに，この病気は自然に治る例がほとんどですので，ご心配なく。

参考文献

1）清水　宏：あたらしい皮膚科学. 第3版. 中山書店, 2018.

VII 母斑，色素斑，先天性疾患，腫瘍など
9 その他

副 耳

- 先天奇形です（図1）。
- 先天性疾患でよく経験するものです。間違って手術しないことです。

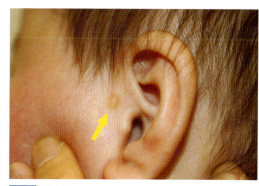

図1 副 耳

血管拡張性肉芽腫

- 腫瘍です（図2）。
- 血管の病的増殖です。手術で全摘出することをお勧めします。液体窒素療法も試みることがあります。

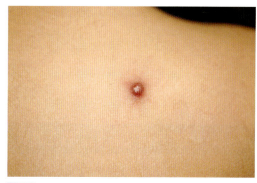

図2 血管拡張性肉芽腫

稗粒腫

- 腫瘍です（図3）。
- よくある白い嚢腫です。軟毛の表皮嚢腫と言われています。放置でかまいません。どうしても切除するならば18～23Gの針でつついて内容物を取り出します。が，顔面に多いので，危険な処置となります。「やらないこと」をお勧めします。

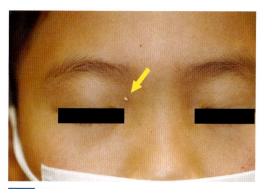

図3 稗粒腫

爪の線条

- メラノサイト系母斑です（図4）。
- 小児の色素線条は「ほぼすべて良性と言ってよく，定期的な経過観察でよい」と，日本皮膚科学会で発表がありました（赤坂虎の門クリニックの大原國章先生）。

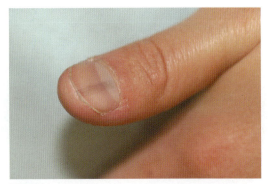

図4 爪の線条

表皮母斑

- 母斑の中の「表皮系母斑」です（図5）。
- 表皮成分を主とする奇形です。美容目的の切除ならば炭酸ガスレーザーが有効です。

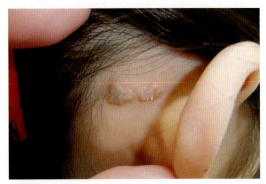

図5 表皮母斑

毛細血管拡張症（星芒状血管腫）

- 母斑の中の「血管系母斑」です（図6）。
- 顔面に好発する血管拡張です。色素レーザーが著効します。

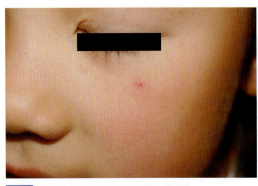

図6 毛細血管拡張症（星芒状血管腫）

異所性蒙古斑（図7），青色母斑（図8）

- メラノサイト系母斑です。
- 真皮に存在するメラノサイトが増殖した状態です。蒙古斑は通常消褪します。ところが，異所性で色調の濃いものは消褪しないことがあります。Qスイッチ（ルビーあるいはアレキサンドライト）レーザーで治療します。青色母斑も真皮メラノサイトです。しかも，これが「腫瘍性」にどんどん増殖した状態です。経過観察のみで十分です。

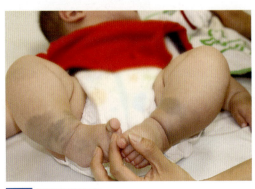

図7 異所性蒙古斑

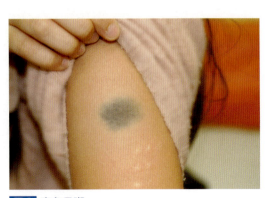

図8 青色母斑

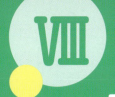

その他
① 尋常性白斑

ポイント
- 尋常性白斑の治療はかなり難しい。エキシマライトによる紫外線治療が有効と言われている。
- はたけとの鑑別に注意する。
- 治療が無効な場合，最終的には植皮かカモフラージュメイクを患者に勧めることになる。

- 「ごめんなさい，治せません！」と敗北宣言するか，「いやいや，いろんな治療がありますよ」と抵抗するか，あなたはどちらを選びますか？ 皮膚科医最大の難敵，尋常性白斑はどうする？
- 日常的に外来に患者が来る疾患で「治せない」モノはそれほどありません。再発はありますが大抵は治せます。一応，姑息的でも治せる……，それが皮膚科医の矜持でした。
- しかし，この尋常性白斑は結果のまったく出ない患者がいます。しかも白斑は患者にとって，非常に不愉快な状態です。

病態

- 全世界では人口の0.5～1％が罹患していると言われる，ごく一般的な皮膚疾患です。メラノサイト，あるいはメラニンに対する自己免疫疾患です。そのため色素産生が不可能となり，白斑を生じます。
- 皮膚の神経支配領域に沿って出現する分節型と，それとは関係なくランダムに出現する非分節型にわけられます。非分節型はさらに，全身にバッと出る汎発型と，手の末端や顔面に症状が出る型などにわけられます。
- この疾患の問題点は，「治らない」ことです。しかも困ったことに，あれよあれよとどんどん拡大する患者がいるのです。
- メラニンの代謝経路は，チロシン→ドーパ→ドーパキノン→ユーメラニン（黒メラニン），フェオメラニン（黄色メラニン）です（図1）。尋常性白斑の場合，メラノサイトそのもののダメージも含め，それらのどこかで，おそらく自己免疫反応による変化が生じています。それは確かです。しかし，それからがわからないのです。

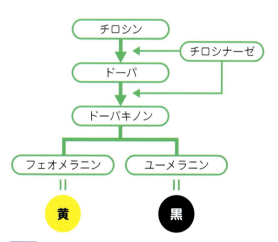

図1 メラニンの代謝経路

症状・診断

- 境界が明瞭な脱色素斑です（図2）。周囲に軽度の色素増強を伴う場合があります。ほぼ完全な脱色素斑なので，不完全な脱色素斑は他の疾患を疑います。頭部にできると白髪となるので，「シラガ」と言われ，子どもは傷つきます。
- 血液検査，皮膚のナントカ検査での診断，要するにdigitalな診断はできません。皮膚科医の眼による「経験と勘」的な診断に頼らざるをえません。つまりanalogの世界です。思春期頃の発症が多いのです。しかし，幼児の患者もたくさん来院します。

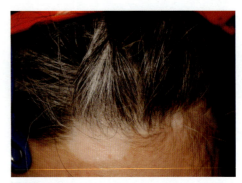

図2 尋常性白斑：白毛を伴う中学生の例

合併症

各種内臓疾患

- 甲状腺疾患（機能亢進，機能低下）の合併は最も多いので，除外する必要があります。抗甲状腺抗体も調べたほうがよいでしょう。

悪性貧血，糖尿病

- 合併すると言われますが，稀です。

鑑別診断

単純性粃糠疹（はたけ）（図3）

- 小児の場合，これが大変問題となるそっくりさんです。本当に似ています。単純性粃糠疹は境界があいまいです。それに「粃糠疹」という言葉のごとく，多少とも鱗屑の付着を伴い，乾燥肌があります。また，ほとんどの症例は顔面に出現します。
- 単純性粃糠疹はアトピー性皮膚炎や乾燥肌の男児に多く，1年〜数年で自然に消褪してしまいます。皮膚科の「経過的診断」という，ちょいといい加減な方法が役に立つときもあります。原因は諸説あります。炎症後脱色素沈着，角層の紫外線フィルター説，乾燥による角層のターンオーバー亢進説など。よくわかっていないのです。

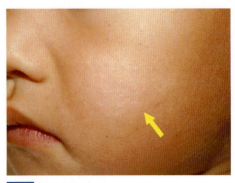

図3 単純性粃糠疹

貧血母斑（図4）

- 血管の反応のため，消えたり現れたりするのですぐ鑑別できます。

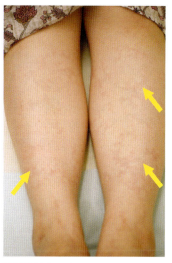

図4 貧血母斑

脱色素性母斑（図5）

- 終生不変で，縮小も拡大もなく，いろいろな形のものがあります。生検するとメラノサイトの数に異常はなく，メラノサイトの機能低下（＝メラノサイトが真面目に仕事しない）が原因と言われています。しかし，いきなり見せられると鑑別できません。生下時にすぐ尋常性白斑が生じることは（筆者の経験では）ないので，「生まれたとき，あるいは生まれてしばらくしてから生じたか」がポイントです。

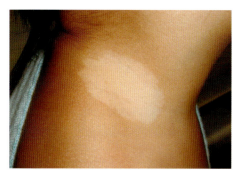

図5 脱色素性母斑：頸部

水痘などの感染症，あるいは炎症後の脱色素斑（図6，7）

- 水痘のあとに炎症後脱色素斑が生じます。通常は数mm大の小型なので，間違えないでしょう。
- 癜風の白斑も注意します。通常は擦過すると多数の鱗屑を伴います。
- しかし，長期間経過し，鱗屑が認められず，白斑のみ残存していると鑑別は困難になることがあります。外傷後の脱色素斑も，何も説明がないと紛らわしい場合があります。そんなときは「ケガの後ですか？それともキッカケがないのにフワフワと出現しましたか？」と聞きましょう。

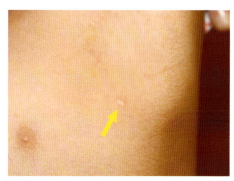

図6 水痘後の脱色素斑

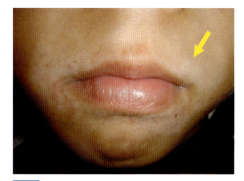

図7 炎症後の脱色素斑

● 治　療

●詳細は日本皮膚科学会「尋常性白斑診療ガイドライン」[1]および，学会ウェブサイトの「皮膚科Q＆A」[2]に記載されています。インターネットでも公開され，自由に閲覧できます。その中で「推奨度A，B」の治療は**表1**[1]の通りです。

表1 尋常性白斑診療ガイドラインにおける推奨度A，Bの治療

治療薬・治療法		備　考
ステロイド外用薬		保険診療ではフルオシノニド（トプシム®）のみ。very strongレベルなので小児には長期連続外用が難しい
小児の場合：タクロリムス水和物（プロトピック®軟膏小児用）		保険適用外なので注意
紫外線療法	psoralen+UVA（PUVA）療法	プロトピック®軟膏小児用との併用は日本では禁忌。外国では行っているところもある
	ナローバンドUVB（NBUVB）照射療法	
手術療法		外来では不可能。皮膚移植はA〜C1の推奨度

(文献1をもとに作成)

● 検討が必要な治療

■ ステロイド薬内服

●開業医において小児に対してお勧めできない治療が，ステロイド薬の内服です。常識のある医師なら躊躇しますよね。あまりに白斑の治療に拘泥すると，その子の未来を奪いかねないので気をつけて下さい。どうしても内服させたい場合は，基幹病院に紹介しましょう。

■ エキシマライトを購入する？　誘惑と発癌リスク

●外用治療だけで効果のない場合，紫外線，中でも最近はエキシマライトが注目されています。これでやっと効果の出る場合も確かにあります。患者も喜びます。

●エキシマライトの購入は数百万円という価格が壁となります（☞p9）。医院にとっては「元を回収しなければならない」機械ですので，どんどん治療を行わないと購入代金を回収できません。収入は，中波紫外線療法として340点（3,400円）（2025年1月現在）です。小児の場合，ほとんどの自治体で公費助成があり，保護者の負担は限りなくゼロに近いため，何回やってもあまり文句を言われません。

●一方，白斑部はメラニンがないので，当然，紫外線照射による発癌リスクがかなりあるはずです。この分野，しっかりとしたエビデンスのあるデータが乏しいのが実情です。この装置が医療現場に導入されてからまだ日も浅く，データ自体が少ないようです。今のところ，「エキシマライト照射による悪性腫瘍の発生」という明らかな症例はない，と考えてよいでしょう。

●この高額な機器を購入すると，医院にとっては「購入代金を取り戻す治療」という側面ができてしまいます。そして，患者にとっては「（ある程度）リスクのある治療」でもあります。きわどい選択肢が脳裏をよぎります。治療効果を優先させるか，発癌リスクの危険を考えるべきか。購入機器の代金負担も重いし，それが問題だ……。

最終手段：植皮とカモフラージュメイク

●さて，**表1**[1]のようにいろいろな治療がありますが，残念なことに，何をやっても治らない患児がいます。つまり，尋常性白斑は「治る白斑」と「治らない白斑」に分類されるのです。治らない白斑の患児は，どうしても少しずつ白斑が増加します。手指の末端に生じるタイプ，顔面に生じるタイプなど，いくつかのタイプが皮膚科医の間で有名です。治らないタイプはさほど多くありませんが，繰り返し来院するので「治らない尋常性白斑の患児ばかりオレは診ているんだ！」という印象を持つ皮膚科医は多いはずです。

●それでも効果のない患児の場合，最終手段は植皮です。でも「植皮ムニャムニャ……」の話題を出すと，ほとんどの患児（保護者）は遠慮してしまいます。

●植皮をやらない場合，最終手段はカモフラージュメイク（保険適用外）となります。つまりメイクです。この疾患，全国の皮膚科医があの手この手で色素を出そうと奮闘しています。しかし，「治らない白斑」の患者にとっての決定的な最終治療は今のところ，植皮かカモフラージュメイクしかないようです。カモフラージュメイクの化粧品は代表的なものが2社から出ています[3,4]。

植皮もカモフラージュメイクも嫌だ！　と言われたら？　…新薬を待つ

●米国FDAはJAK阻害薬である外用薬のルキソリチニブクリームを認可しました。尋常性白斑に有効であるとのことでした。日本でも発売の計画があると思います。アトピー性皮膚炎でも画期的な薬剤でコントロールが可能になったのと同様，この疾患も新薬の登場で「治る」時代が目の前に来ています。もうほんの少しです。「待つこと」が重要です。

● ロドデノールと尋常性白斑の関連

●お化粧をする成人女性において，化粧品に含まれる「ロドデノール」という成分で白斑が生じるという問題がかつて生じました。日本皮膚科学会のウェブサイトにも詳細が記されています[5]。そこに下記のような文章があります。

「しかし，臨床像および病理組織学的所見から尋常性白斑とロドデノール誘発性脱色素斑を鑑別することは困難な場合があり，診断には細心の注意が必要である」。

●つまり，ロドデノールによる白斑が，尋常性白斑と区別がつかないほどよく似ている，あるいは一時的に尋常性白斑が生じているのかと見まがうような症状であったとのことです。薬剤によるチロシンの代謝経路の破たんなのかどうか，現在，専門家が叡智を結集して解析中です[6]。

●実は非常に意外ですが，この「白斑」は尋常性白斑と同じ治療で色素が出てくる患者が多いのです。また，最初は薬剤による白斑と思われていた患者が，薬剤を中止した後も白斑が治らないなどの報告があります[7]。薬剤性の白斑と，それとは関係ないはずの尋常性白斑とは何か共通点があるのでしょうか。薬剤による白斑被害が，せめて尋常性白斑の病態解明につながるとよいのですが。

● たかが見た目

●尋常性白斑の患者を診ていると「正常な皮膚とは何か？」を改めて思い知らされます。肌の色がすべ

て一様ならば「正常」です。自己免疫でメラニンがなくなってしまう状態は，白色の皮膚が一部にできてしまうということです。たったそれだけで，かなり異様な外観になります。「たかが見た目」と言いますが，患者にとっては，「たかが見た目」がとても重く心にのしかかります。外見は重要です。とてつもなく重要なのです。

保護者への❸分間説明

- お子さんは尋常性白斑という疾患です。皮膚の色をつくる細胞のことを「メラノサイト」と言います。この細胞を自分の白血球が攻撃してしまっているらしいのです。その結果，色が抜けてしまいます。

- 似たような白斑に，いまだ原因不明の「はたけ」があります。ときどき紛らわしいので注意が必要です。こちらは，おそらくある部分の皮膚が紫外線を通さないような特殊な変化が生じるらしく，数カ月〜数年で治ります。皮膚の中の細胞がダメージを受けることはありません。

- しかし，尋常性白斑は細胞自体の変化が生じ，なかなか治りません。なぜこうなるか？　おそらく自己免疫機序というちょっと難しい理由があるのです。しかし，まだよくわかっていません。

- 治療はステロイド外用，紫外線照射などがあります。お子さんの状況に合わせて，種々の治療を組み合わせて行います。人前に出ることに抵抗がある場合は「カモフラージュメイク」をお勧めします。専用の化粧品を紹介しますのでご利用下さい。

- 新薬も発売準備されているようです。期待しましょう。

参考文献

1) 鈴木民夫, 他：日本皮膚科学会ガイドライン 尋常性白斑診療ガイドライン. 日皮会誌. 2012；122(7)：1725-40. [https://www.dermatol.or.jp/uploads/uploads/files/guideline/guideline_vv.pdf]

2) 日本皮膚科学会：皮膚科Q&A 尋常性白斑 Q10 どのような基準で治療法が選択されますか？ [https://www.dermatol.or.jp/qa/qa20/s1_q10.html]

3) 資生堂：LIFE QUALITY MAKEUP. [https://corp.shiseido.com/slqm/jp/]

4) グラファ ラボラトリーズ：ダドレス. [https://www.grafa.jp/medicalmakeup/dhadress/]

5) 日本皮膚科学会：ロドデノール誘発性脱色素斑 医療者（皮膚科医）向けの診療の手引き. [https://www.dermatol.or.jp/uploads/uploads/files/news/1405558264_1.pdf]

6) 日本皮膚科学会 ロドデノール含有化粧品の安全性に関する特別委員会：ロドデノール誘発性脱色素斑症例における一次全国疫学調査結果. 日皮会誌. 2014；124(11)：2095-109. [https://www.dermatol.or.jp/uploads/uploads/files/news/1413797244_1.pdf]

7) 松永佳代子：ロドデノールによる健康被害. 第30回日本臨床皮膚科医会三ブロック合同学術集会. 2014年11月30日，品川.

VIII その他
2 尋常性痤瘡

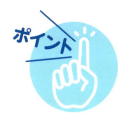

- 痤瘡は思春期の疾患である。毛包の閉塞，皮脂の分泌過剰，*Propionibacterium acnes* などの菌の繁殖，炎症の惹起などで増悪する（図1）。
- 小学生より発症することも多く，小学3～4年生の小児が来院することもある。思春期前後に「大発症」する。
- 罹患人口が多いので医院経営学的には皮膚科の重要疾患（？）である。
- 尋常性痤瘡の治療は，アダパレン外用薬（ディフェリン®ゲル），過酸化ベンゾイル（BPO）外用薬（ベピオ®ゲル）の参入などにより，劇的に変化している。日本の皮膚科診療はこれまでの「抗菌薬内服・外用」一辺倒の凡庸な治療から，世界標準の治療へと変化しつつある。

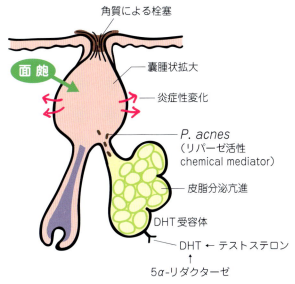

図1 尋常性痤瘡の発症機序

症状・診断

- 小学生では軽度で，中学生になると重症化する患者が多くなります。通常の痤瘡ならば日本皮膚科学会の『尋常性痤瘡・酒皶治療ガイドライン2023』[1]に従って診断すればよいでしょう。インターネットで検索すると閲覧できます。
- 診療所の外来では，小児の痤瘡と言えば軽症なものがほとんどです。面皰がチョコチョコある程度の患者が多いのです（図2）。しかし，下記のようなものもあります。

①**体幹部にできる丘疹・膿疱が主なもの：マラセチア毛包炎**（図3）

小児というより，若者の上背部などに好発します。一般的に瘙痒感が強いので苦労する疾患です。ケトコナゾール（ニゾラール®）クリーム・ローションなどの抗真菌薬外用を行います。

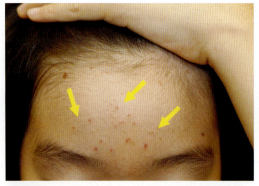
図2 面皰

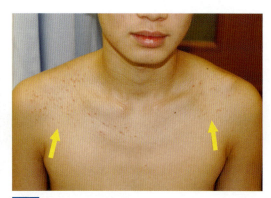
図3 マラセチア毛包炎

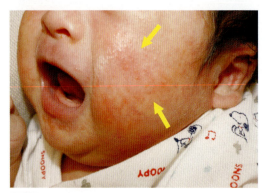
図4 新生児痤瘡

②顔面の痤瘡で毛包虫が原因のもの

　毛包虫とは毛包に常在する虫です。それがステロイド外用薬がきっかけで増加します。小児ではそれほどありません。成人女性に出現することが多いようです。念のため頭に入れておきます。イオウ・カンフルローションを使用します。

③新生児に生じたもの：新生児痤瘡（図4）

　健常児の20％に生じるありきたりの疾患で，2～3カ月で自然に消退します。この疾患は治療しません。母親へのリップサービスで十分です。「この痤瘡は母体からのホルモンが影響していて，2割くらいの赤ちゃんがこうなります。何もしなくても数カ月で消えてしまいます。消えなければ（脂漏性皮膚炎など）別の疾患を合併していることもあるので，診せて下さいね」など，説明にはいろいろなバリエーションがあるので工夫して下さい。

注意！ 好酸球性毛包炎は痤瘡とそっくりです。インドメタシン内服が著効します。好酸球が増加する不思議な状態です。小児では……あるかなぁ？　私は経験がないので，わかりません。まぁあまり気にしなくて大丈夫でしょう。

●原因，治療，患児（保護者）への説明などはほぼ完成されています。いろいろ書籍を調べるより，MRさんに一声かければ解説パンフレット[2]をたくさん持ってきてくれます。

治療

●12歳という年齢を境に，医療保険上，治療内容が異なるので注意が必要です（2025年1月現在）。
●小児の痤瘡は軽症の場合は外用薬のみで行うのが基本です。近年は，①BPO外用薬（ベピオ®ゲル2.5％），②アダパレンゲル（ディフェリン®ゲル0.1％）が登場し，③BPOとアダパレンの合剤（エピデュオ®ゲル）など，外用薬の選択肢が豊かになったのも追い風です。したがって一般医は上記①～③の

いずれかを処方することが基本となります。

> **処方例**
>
> **炎症性丘疹（つまり赤みの強い場合）**：抗菌薬の外用です。クリンダマイシン1％と過酸化ベンゾイル3％の合剤であるデュアック®配合ゲルが近年主流です。ほかにダラシン®Tゲル/ローション、あるいはアクアチム®クリーム/ローション、ゼビアックス®ローション/油性クリームなどがあります。耐性菌の問題がありますので2〜3カ月の使用にとどめ、その後は①ベピオ®ゲル2.5％、②ディフェリン®ゲル0.1％、③エピデュオ®ゲルの外用薬に変更します。
>
> **面皰（つまり常色の小さな丘疹が主体の場合）**：①②③のいずれかを処方します。
>
> ▶①のベピオ®ゲルは国際的に有名な外用薬です。面皰にも有効だし、抗菌作用もあるという便利なモノ。刺激が強いので注意しながら使用しましょう。
>
> ▶その他、イオウ・カンフルローションがあります。これは経験的に使用されている古い外用薬で、毛包虫性痤瘡に有効だと言われています。

問題点

●さて、尋常性痤瘡の治療にはいくつかの問題点があります。以下、解説します。

問題点その1：痤瘡に内服薬？

●成長期の小児に長期間の抗菌薬内服はどうなのでしょうか？ 炎症性の丘疹が多発している「重症例」。中学生になるとこのタイプが増加します（図5）。問題は治療で、抗菌薬内服が必要となるのです。通常2カ月程度内服をします。いわゆる「コウセイブッシツ」を長期間内服するということについて、保護者の理解を得なければなりません。もともと、痤瘡に対する抗菌薬内服の作用機序は、抗菌作用のみではなく抗炎症作用なども目的としているので複雑です。ここらへんはちょっとややこしい話なのです。

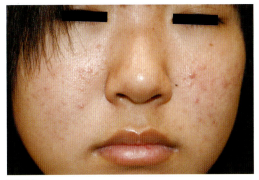

図5 炎症性痤瘡

●抗菌薬内服は小児には添付文書上制限があります。しかしながら重症感のある患者には使用しても経験上問題ないようです。問題はその種類です。成人では日本皮膚科学会の『尋常性痤瘡・酒皶治療ガイドライン』[1]において、推奨度Aとして「ミノサイクリン塩酸塩（ミノマイシン®）、ドキシサイクリン塩酸塩水和物（ビブラマイシン®）」などが挙がっています。しかしながらこれらの系統、小・中学生に用いるのは何かと胸騒ぎがします。「8歳以上なので歯牙黄染は気にしなくていいかな？ 本当に大丈夫かな？」「濫用すると世の中にテトラサイクリン系に対する耐性菌が増加して、ノチノチ困らないかな？」などなど、色々なことを考えてしまいます。そんな心配のある読者には推奨度Bのロキシスロマイシン（ルリッド®）、ファロペネムナトリウム（ファロム®錠150mg/200mg）がお勧めです。筆者はよく処方しています。「ルリッド®錠150　2錠・2×」など。これを最長で約1〜2カ月間続けます。しかしながら、これらの薬剤にも耐性菌の問題は大いにあるので、なるべく短期間が良いでしょう。

●なお、抗菌薬内服を考えるとき、病名は「痤瘡（化膿性炎症を伴うもの）」でなければなりません。と

ころが，上記ガイドラインで推奨度AないしBで挙がっている薬剤の中でこの病名があるものは，な，な，なんとロキシスロマイシン，ファロペネムだけなのです。ミノサイクリン塩酸塩，ドキシサイクリン塩酸塩水和物（いずれも推奨度A）は保険診療上，「痤瘡（化膿性炎症を伴うもの）」の適応はありません。これらは成人において習慣的に頻用される「おなじみの薬」です。しかし，保険診療上は適応がないという……。驚きですね。筆者は「表在性皮膚感染症」という病名をレセプトに記載しています。

●抗菌薬内服の推奨度Cではレボフロキサシン水和物（クラビット®）などがあります。ほかにもいろいろあります。これらの薬剤，痤瘡以外にもよく使用されている抗菌薬です。濫用すると他科の医師からの批判が気になるところです。私はあまり使用しません。重症感のある小児には使用してもいいかな，とも思いますが，正直……ちょっと迷います。今後，適応のある抗菌薬が発売されるかもしれません。周りの様子にアンテナを立てながら，慎重に使用するようにしましょう。

●また，抗菌薬以外の内服薬で使用しやすいものはあるのか？　と思うなら，炎症を抑制すると言われているハイチオール®錠80（2錠・2×）をお勧めします。痤瘡の保険適用があり，小児にも使えます。

●漢方薬では清上防風湯，荊芥連翹湯，十味敗毒湯の3つが有名です。しかし，小・中学生にはまったくと言っていいほど人気がありません。まずくて飲めないようです。確かに変な味です……。筆者は小児には処方しません。経験上，内服してくれないとわかっているので。

問題点その2：①ベピオ®，②ディフェリン®，③エピデュオ®の使い分けと12歳の壁

●12歳未満の痤瘡は面皰が主体のことが多いので，本来は①ベピオ®，②ディフェリン®，③エピデュオ®の外用薬を使用したくなります。筆者は12歳未満には洗顔を励行させるのみでした。でも近年，痤瘡発症年齢の低年齢化により12歳未満でも（今のところ）①〜③の処方は可能なようです。

●①〜③の外用の使い分けは，これまでの経験では，最初は①ベピオ®，②ディフェリン®から用い，無効ならば③エピデュオ®にするという使い方が一般的なようです。しかしながら，筆者の感覚では患者ごとの個人差が激しく①〜③とも優劣つけがたいと思われます。

問題点その3：待ち時間の長さ

●痤瘡患者は一般用医薬品（OTC）を気軽に購入します。一番有名なものはニキビ治療クリームのクレアラシル®でしょう[3]。ビタミンCも含有していて，いかにも痤瘡に効果がありそうです。

●しかし，皮膚科を訪れる患者は，これらのOTCを使用しても治らないので来院するのです。皮膚科医としては，OTC薬に流れず，初めから医院の扉を開けてほしい限りです。なぜ最初から医院に来ないか？　それは「待ち時間が長い」「メンドクサイ」からです。ではどうするか？

(1) 待つのは皮膚科医院の宿命。「待たせなさい。待つのが嫌なら来なければよいのです」と割り切り，マイペースを保つ。……イヤイヤこれはまずいでしょう。

(2) 日本の場合，小児痤瘡の患者は軽症が多い。思春期一歩手前の難しい年頃なのです。そのような患者はできるだけ待ち時間が少なくなるような工夫，あるいは受付での対応をフレンドリーなものにする工夫などが必須です。

たとえば，毎月の処方は簡単な診察のみで，順番を速く回すなどの制度を取り入れます。混雑していても軽症痤瘡の患児は早く診てあげる。ただし，そのような患児でも増悪時はじっくり診察する，などの配慮が必要です。もちろん他の疾患は普通に診察します。

●さーて，どうするか？　各医院の判断にお任せします。ちなみに当院では子どもの軽微な痤瘡患者は混雑していてもなるべく早く診るようにしています。

228

問題点その4：外用薬……耐性菌の出現は？

●痤瘡では外用の抗菌薬を長期間使用します。小児の段階でジャバジャバ使用すると「耐性菌は大丈夫なの？」という疑問が浮かびます。どうしますか？

(1)「外用抗菌薬は耐性菌が生じない」と割り切って使い続ける。……イヤイヤこれはまずいでしょう。

(2) 内服と外用の双方が使用されている環境では耐性菌を生じることがあります。欧米ではダラシン®Tローション，同Tゲルなどの外用抗菌薬が早くから使用され，耐性菌が増加しているのです。使用を控え，非ステロイド系の外用薬，たとえば保険扱いのイブプロフェンピコノール（スタデルム®）クリームや，イオウ・カンフルローションなどで対処します。ただし刺激性接触皮膚炎にご注意。

(3)「痤瘡治療における抗菌薬の"濫用"は耐性菌の増加をまねくことは必定。今後はできるだけ使用を抑制し，抗菌薬以外の外用薬による治療がよいのではないか」という論文が既に出ていました[4]。よって，頑としてベピオ®，ディフェリン®，エピデュオ®の薬剤を主として用いる……場合もありなのでしょう。

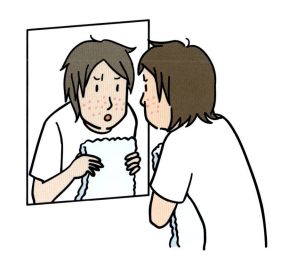

保護者への 3 分間説明

● ニキビの治療は小児の場合，炎症が激しいときは抗菌薬外用を主として行い，重症度により短期間，内服を行う場合もあります。落ち着いたら面皰対策という①ベピオ®，②ディフェリン®，③エピデュオ®の外用が主となります。これらは刺激感があるものの効果が良いです。今は12歳以上の適応です。12歳未満の場合でも，症状により使用する場合もあります。

● 洗顔は大変重要です。ただし擦り過ぎに注意します。

参考文献

1) 尋常性痤瘡・酒皶治療ガイドライン策定委員会：日本皮膚科学会ガイドライン尋常性痤瘡・酒皶治療ガイドライン2023. 日皮会誌. 2023;133(3):407-50. [https://www.dermatol.or.jp/uploads/uploads/files/guideline/zasou2023.pdf]

2) マルホ医療関係者向けサイト：ディフェリンゲル0.1％. [https://www.maruho.co.jp/medical/products/differin/index.html]

3) レキットベンキーザー・ジャパン：クレアラシル. [https://www.clearasil.jp]

4) Thiboutot D, et al：New insights into the management of acne：an update from the Global Alliance to Improve Outcomes in Acne group. J Am Acad Dermatol. 2009;60(5 Suppl):S1-50. [https://www.eblue.org/article/S0190-9622(09)00082-6/abstract]

VIII　その他
③ 円形脱毛症

> **ポイント**
> - 2023年6月にJAK阻害薬のリトレシチニブが保険適用となり，難治性円形脱毛症は「ゲームチェンジ」となった。つまり治療が劇的に変化した。
> - まず外用療法，内服療法，紫外線療法などを行い，無効ならば皮膚科専門医にJAK阻害薬どうでしょう？　と紹介するパターンとなる。

診断・病態

- 小児の脱毛と言えば円形脱毛症（図1）です。本当に「円形」です。四角くあるいは三角形に脱毛してもよいような気もしますが，ほぼ円形に脱毛します。もちろん多少のバリエーションはあります。脱毛部内には外見上，毛髪がほぼ完全にない例がほとんどです。治癒の経過で，中央に細いうぶ毛（lanugo）の発毛を認める場合もあります。
- 不思議な疾患です。わかりません，本当にわかりません。なぜ丸くハゲル……いや失礼！「エンケイニダツモウ」するのか？　そして，なぜ多くの患児が治ってしまうのか？　そして，なぜ再発するのか？　なぜ一部の患児はどんどん脱毛が拡大し，全頭脱毛になってしまうのか？
- なぜ？　なぜ？　なぜ？　のオンパレードです。本当にわかりません。病因も，自然治癒の理由も何もかも。そんな疾患が円形脱毛症です。
- 近年，この疾患の発症機序としては「成長期毛包の"免疫寛容"が破綻して自己免疫反応の悪循環が繰り返される」という説が有力です。免疫寛容……つまり自分の免疫細胞による攻撃を免除されるというシステムが毛髪にあるべきなのですが，それが何らかの原因……ストレス？　遺伝？　アトピー素因？　ワクチン接種？　あるいは新型コロナ感染症？　などなどで破綻してしまうのではないか，という推論です。
- 通常，この疾患は毛球部に対し自己免疫が働き，発症すると言われます。一方，毛は毛包の幹細胞（皮脂腺付着部のバルジあたり）からつくられます。毛球がT細胞により破壊されてもバルジの幹細胞は健在なのでまた毛が生えてくるという説が，説得力はあります[1]。

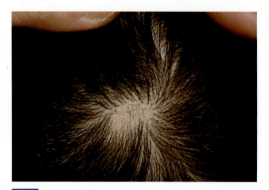

図1 円形脱毛症

- ではなぜ治癒するのか。これは、「ヒトには自己免疫による行き過ぎた炎症を押しとどめる都合のよいシステムがある」との説があります。Treg（regulatory T cell）というT細胞がその役割を果たします。接触皮膚炎で激しいかぶれを起こしても、自然治癒することがありますね。これはTregが行き過ぎたアレルギー反応を抑制するからであると言われています。
- このように、毛球に対する自己免疫→脱毛→Tregによる炎症の抑制→バルジより毛包の再生の順序で、円形脱毛症は発症し、治っていくという説が有力です（図2）。以上、いろいろ筆者の見解を記載しましたが、この疾患、まだまだ不明な点も多く、今後新たな知見が公開される可能性があります。最新情報に注目しましょう。

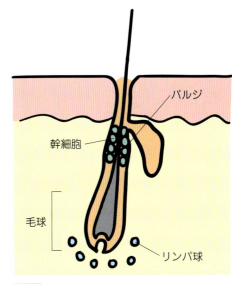

図2 円形脱毛症の毛包部
円形脱毛症では毛球部の細胞がダメージを受ける。そして脱毛となる。しかし、それより上部の幹細胞で毛球部の細胞は生まれる。したがって、いずれ毛は復活する……これが多くの症例で円形脱毛症が治ってしまう理由である。

治療

外用薬・内服薬

- カルプロニウム塩化物水和物（フロジン®）外用液という、血流促進効果を持つ外用薬があります。グリチルリチン製剤（グリチロン®）、セファランチン（セファランチン®）（成人のみ）の内服などもあります。これらは抗アレルギー作用、血流促進作用、免疫機能増強作用などと言われています。成書や添付文書を何回読んでも、これらの薬剤がなぜ効果的なのか、わかりません。しかし、保険診療上では投与が認められています。
- それではもし、何も処方しなかったらどうなるか？ 円形脱毛症を放置していた患者をときどき経験します。再発を繰り返すので、薬剤内服時と放置時との「自己比較」ができるのです。その人たち十数人に「薬を使っていたときと、使っていなかったときとを比較して効果はいかに？」と質問すると、ほぼ全員が「使っても使わなくても同じでした」と答えました。これらの薬剤はあまりエビデンスがないように思えてなりません。つまり、
セファランチン®、グリチロン®、フロジン®外用液などの薬剤について：「すべてインチキである」
おっとっと、ちょいと乱暴でした。
「それらの薬剤はすべてエビデンスがない。プラセボの域を出ない」
うーん、ちょっとインパクトに欠けますね。
「それらの薬剤は、治っている気分にさせる良い手段であるかもしれないですね」
これならわかりやすいかもしれません。
- 「ちょっと待って！ それは言い過ぎでしょ！ 円形脱毛症の治療と言えばセファランチン®、グリチロン®、それにフロジン®外用液の外用が『定番』ですよ。なんだかバカにされたみたい」
「おれもそう思う！ 円形脱毛症の患者が来院し、フロジン®外用液とグリチロン®を処方する。この立派な皮膚科の伝統儀式を、貴兄は否定するおつもりか！」
うーん、そのようなご意見の読者も多いとは思います……。

> **処方例**
>
> グリチロン®配合錠　1回1錠　1日3回
>
> セファランチン®（小児に対する安全性は確認できていないので処方は難しい？）
>
> フロジン®外用液（5％）　1日2～3回　外用
>
> トプシム®ローション　1日2回　外用

難治性円形脱毛症の患者について

●ついにJAK阻害薬が使えるようになりました。JAK3/TECファミリーキナーゼ阻害薬のリトレシチニブトシル酸塩（リットフーロ®）です。この系統の薬剤は免疫をメチャクチャいじります。JAK阻害薬についてはアトピー性皮膚炎の項目などを参照してください（☞p23, ☞p140）。簡単に言うと，円形脱毛症を生じさせる悪玉・黒ゴジラを抑える一方，正常免疫・白ゴジラも抑えてしまう可能性があります。つまり各種感染症，免疫抑制薬の有害事象を生じさせてしまう可能性，あるいは精神に対する深刻な影響を及ぼす可能性などなど問題点はたくさんあるようです。この薬剤の使用は専門医のみ可能です。『円形脱毛症診療ガイドライン2024』[2]に詳細が記載されています。webで読めますので参照してください。

紫外線治療

●エキシマライトなどによる治療は上記ガイドラインで推奨度Bとなっています。しかしながら，主として成人例の円形脱毛症における評価です。小児例は長期の照射は推奨していないようです。高価な機械ですので，皮膚科専門医レベルとなります。

保護者への **3** 分間説明

● 円形脱毛症は毛の深いところ（毛球）に対して，お子さん自身の「免疫」という防御機構が行き過ぎた反応を起こしてしまった結果です。今のところ，なぜこのような「免疫の狂い」が生じるのかはわかっていません。なりやすい体質がある，とか，ウイルス感染がきっかけ，などの説があります。

● 飲み薬と外用薬を処方します。不思議なことに，自然に治るケースが多いので，お薬は補助的と考えたほうがいいかもしれません。治ったり，またできたり，と繰り返すことが多いのも円形脱毛症の特徴です。

● どんどん悪化する場合は「リットフーロ®」という特別な内服薬があります。大学病院など，専門的な医療機関でしか処方できませんので紹介となります。

参考文献

1）大山　学：脱毛症update—最新知見と臨床の実際. Derma. 2012；189：34-9.

2）円形脱毛症診療ガイドライン策定委員会：日本皮膚科学会ガイドライン：円形脱毛症診療ガイドライン2024. 2024.
　[https://www.dermatol.or.jp/uploads/uploads/files/guideline/AAGL2024.pdf]

・日本円形脱毛症コミュニケーションウェブサイト. [https://www.jaac.page/]
　（円形脱毛症患者有志と医師とが治療についての悩みや日常生活の困難を乗り越える，という目標を掲げ，2007年に設立された団体）

その他

4 抜毛癖（抜毛症）

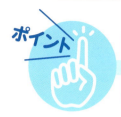

ポイント
- 自分で自分の毛髪を抜いてしまう疾患である。円形脱毛症との鑑別が重要。
- 黙って話を聞いてあげることが良い治療となる。「聞き上手」を心がける。しかし，その何と難しいことか……。

- 抜毛癖（図1）は自分で自分の毛髪を抜いてしまう疾患で，100％精神科の管轄です。しかし，患児は保護者とともに皮膚科に来院します。精神科の知識など，同期会での宴会時に友人の精神科医師から聞きかじる程度である医師にとっては，「にわか精神科」医師に早変わりするというのは無理な話です。

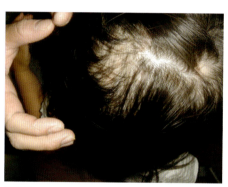

図1 抜毛癖

診断

- 円形脱毛症（図2）との鑑別が重要です。円形脱毛症はみごとに円形の脱毛斑があります。それに対し，抜毛癖は境界がギザギザした脱毛斑です。それでは，「厳密には円形でない円形脱毛症」とはどう見わけるか？ 抜毛癖の場合は利き手側の前頭部，側頭部に脱毛斑を認めることが多いようです。毛髪は強引に引っ張られていて，病的な毛は存在しません。一方，円形脱毛症は病的な脱毛がみられ，周辺の毛髪は容易に抜けることがあります（表1）。
- ダーモスコピーを使用しての鑑別が研究されています。しかし，普段から見慣れていないと難しく，にわか知識では見れば見るほど混乱することがあるので，参考程度にとどめておくのがよいでしょう。

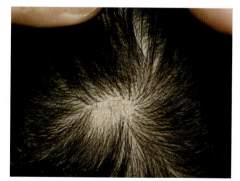

図2 円形脱毛症

表1 円形脱毛症との鑑別

	形	部位	毛髪	病的な脱毛
抜毛癖	境界がギザギザ	主として頭部。利き手側の前頭部，側頭部など	強引に引っ張られている	なし
円形脱毛症	主に円形	頭部を含むあらゆる発毛部	周辺の毛髪は容易に抜ける	あり

治　療

精神科受診を勧める

● 「キミ，髪の毛抜いてるでしょう」と本人に聞いても100%否定されます。隣で仁王立ちしている保護者が怖いから？　自覚なく頭髪を抜く神経症的問題？　あるいは他の要因がある？　よくわかりません。とにかく，何の問題もなく頭髪を抜いているとは考えにくいですね。やはり程度の差こそあれ，この小児は保護者あるいは学校，友人との間に問題を抱えています。自分の行為を隠したがる側面もあるので，診察室では配慮が必要です。

● 「精神科に行きなさい」と言いたくなりますが，そんなことを言うと保護者は戸惑います。自分の子どもの頭髪が抜け，皮膚科に行ったら「オマエは精神科に行かないとダメだ」なんて言われた。ひょっとして何か深刻な疾患に罹ったのか？　と誤解します。日本では「精神科」なる言葉に対し抵抗が強く，まだ敷居が高いようです。場合によっては保護者が子どもに心理的負担を与えることにもなります。

● この疾患は精神科のテリトリーなので，そのことを理解しないと，治療が混乱してきます。大学病院などでは皮膚科の外来に精神科医が来てくれることもあるので，患児にとっては良いでしょう。

精神科に紹介できない場合はどうしたらいい？

● しかし，開業医の現場ではそうはできません。精神科にどうしても紹介できないときは自分の診察室で解決するしかありません。まず基本を理解することから始めましょう。

● 抜毛癖の小児は心を病んでいます。その結果，自分の毛を抜くことで，精神状態の均衡を保っている，と考えましょう。心がどのように病んでいて，原因が何か，などは個人によりまったく異なるし，精神科の奥深き問題なので，深く突っ込むことはできません。

● 原因は実にいろいろあります。

・保護者が子どもに期待しすぎている。

・友人の間で「いじめ」の対象になっている。

・子どもへの「過剰なしつけ」で親子間が緊張していて，子どもは自分の心を休める余裕がない。

その他いろいろあります……。

診察室での具体的対応

● さて，診察室で保護者あるいは患児に向かって何と言いますか？　具体例を挙げてみましょう。以下は過去に実際に私が行った説明です。どれを選びますか？

①かっこつけて，何か保護者・患児にとって素晴らしいことを言ってあげようと思っても，「名言」を思いつくのはなかなか大変。だから黙って話を聞くことに専念する。

②髪の毛を抜いて，保護者の注目を得ようとしているらしいので，ズバリそのことを宣告し，抜毛癖の正体はこの私のような名医の前では隠し通せるものではない，と圧力を加える。

③昔，テレビドラマで「3年B組金八先生」が流行りましたね。たしか100年くらい前に（ウソだろ）。自分もドラマの主人公になったつもりで，「人生は感動だ」「苦難は人を強くする」「若いうちの苦労は税込み110円でも買え！（2025年現在の消費税込み価格。ちょっと違うかな？）」などなど，かっこいいセリフを死にもの狂いで探し，患児・保護者受けの良い言葉を連発する。

④「人生はマイペースで良いのだよ。自然でいるのが一番良い。無理に自分を変えようとするのが悪

いのよ」と老荘思想の教えを論す。

⑤「私の経験では大丈夫！　このような髪の毛を抜く癖は必ず治る」とはっきり言って，暗示にかける。言葉のプラセボ療法。何気なく，当たり前のように言うことがコツ。

●筆者も今までいろいろやってきました。治った子どもにretrospectiveに尋ねると，なんと，①「黙って話を聞いてあげた」が最も良かったようです。子どもは「話を聞いてくれる人」を求めていたのですね。いろいろうるさく言われるのにうんざりしていたようです。挫折，屈辱を経験し，傷ついた心には，話を聞いてくれる人がいるだけでもありがたいことなのでしょう。

●医学部を卒業した医師の中には，義務教育，高校生活を通して，成績はトップクラス，親の期待通りに成長した方も多いでしょう。医師はある意味では「エリート」です。下手にアドバイスしても子どもからは反発されるだけかもしれません。「聞き上手」が良いのです。でも，うまく話を引き出すことはとても難しいのです。心の悩みに応えることは至難の業ですね。

保護者への **3** 分間説明

● お子さんはそうとう参っているみたいです。子どもだっていろいろ大変なことが多いですよね。こんなときは相談に乗ってくれる医師が必要だと思います。知り合いの精神科医に○○というのがおります。この疾患は得意ですので，ご紹介しましょう。精神科という診療科は「心の病を気軽に相談する」ところと考えましょう。あまり深く考えず，軽く相談する程度のお気持ちで，お子さんと受診されるのはどうでしょうか。

※最近は「心療内科」という看板も目につきます。ほとんどが「精神科」の医師のようです。「精神科」よりは敷居が低いようですね。「では心療内科の先生を紹介しましょう」でもよいでしょう。

● 抜毛癖は大変デリケートな問題です。まずはお子さんのお話をよく聞くことから始めるとよいでしょう。髪の毛の問題ではなく心の問題ですので，焦らず，時間をかけて，お子さんと対話するようにして下さい。

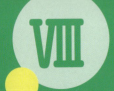

その他
5 熱傷，外傷の処置

- 熱傷処置，外傷処置ともに，①異物・壊死組織の徹底除去，②湿潤療法，③医師の目によるチェック，が大切。
- 近年，一般用医薬品（OTC）で購入し，家庭で処置できる湿潤療法可能なドレッシング材が発売されている。

治療

- 熱傷，外傷の処置は「消毒し，乾燥させ，ガーゼ保護」という石器時代からの治療（ちょっと言い過ぎかな？）が今まで幅を利かせてきました。なんせ，30年ほど前までの常識でしたからね。傷は乾燥させたほうがいいか，湿潤させたほうがいいか，1962年にWinter博士という方が，動物実験で確認したそうです[1]。その結果「湿潤したほうがキズは早く治る」との結論でした。しかし，何事もそうですが，石器時代（？）からの常識はなかなか突き崩すことはできず，上記のようなエビデンスがあるにもかかわらず「傷は乾かせ」が支配的でした。それが覆った理由は，「褥瘡は乾燥させると治らない，ジクジクさせると治りが良い」という現場からの声であったようです。
- かつて，褥瘡はどこの現場でもポビドンヨード（イソジン®）をべったりつけて，本当に効果があるのかないのか不明であやしげな抗菌薬軟膏……大抵，ゲンタマイシン硫酸塩（ゲンタシン®軟膏）などを薄くのばし，ガーゼ保護していました。当然，治りません。患者が感染症で死んでしまいます。これはえらいこっちゃ，どうにかしないと……ということで日本の医師・看護師ががんばって行ったのが湿潤療法の再認識でした。その後，この分野は「日本褥瘡学会」として独立し，年1回の学術大会はいまや大盛況のイベントとなっています。褥瘡における治療法を理解することは小児の熱傷，外傷の処置を行う上で，大変重要なのです。
- 小児の場合の，外来でよく出会うような処置について考えました。基本は3つです（表1）。

表1 小児の外来で行う熱傷，外傷の処置

①異物・壊死組織の徹底除去：洗浄，デブリードマン，抗菌薬外用，（必要に応じて）内服
②湿潤療法：OTCで購入できるドレッシング材を用いた湿潤療法で，治癒を促進させる
③通院：医師の診察を受ける

①異物・壊死組織の徹底除去

- 洗浄は今や常識ですね。びらん面があればまず洗浄です。
- 消毒は感染徴候があれば当然ですが，消毒の後，やはり洗浄するとよいです。
- 次に，創面の状態に応じた問題です。外来での軽微な外傷では異物の混入が問題となります。しっかりデブリードマンをしなければなりません。場合によっては局所麻酔にて切開が必要な場合も多々あります。湯たんぽ熱傷のように深い場合は，黄色ないしは黒色壊死組織の除去が必要になります。小さな範囲の壊死組織であれば，蛋白分解作用のあるブロメライン軟膏を使用すると良いでしょう。軟

- 膏処置で汚い組織を除去できます。異物も壊死組織も創傷治癒を妨害しますので徹底して除去します。
- その後の外用薬は，ナジフロキサシン（アクアチム®）クリーム・軟膏，あるいはフシジン酸ナトリウム（フシジンレオ®）軟膏なども使います。周囲の腫脹等，感染症が顕著ならば当然内服も行います。創面の明らかな感染を認めるとき，被覆材については湿潤療法のドレッシング材ではなく通常のガーゼ保護で対処しましょう。まずは感染の制御です。感染症が治まったら次は肉芽形成促進の段階です。ガーゼをいつまでも使うと細菌感染がかえって増悪し，新しい皮膚の再生も阻害します。湿潤療法の段階に移行します。その場合はブクラデシンナトリウム（アクトシン®）軟膏などを使用すると良いでしょう。

②湿潤療法

- 新しい皮膚の再生は創面を湿潤させることで促進されます。そのため創傷に使用できるドレッシング材は多種発売されています。表2はスタンダードな被覆材の一例です。感染症が治まったと判断したら必ず使用します。

表2 OTCで購入できるドレッシング材の一例

ガーゼ	メロリン®（スミス・アンド・ネフュー）
外科用ガーゼ	モイスキンパッド®（白十字）
救急絆創膏	スキンキュアパッド®（Livedo）

注：これは「ほんの一例」，今後も増加すると思われる。

- 市販のドレッシング材で盛んに宣伝している密閉タイプのハイドロコロイドドレッシング材（商品名はあえて記載しませんが……）を使用して傷の感染症が増悪する症例が皮膚科の外来では良く見受けられます。この商品は「感染した創面には使用しないこと」と記載があります。まぁケガの当初，感染を生じていない創面など，実際はごく軽傷を除いてあまり見受けられませんので，傷の処置の最初の一歩は抗菌薬外用とガーゼ保護ですね。ひたすら感染症の治療です。ある程度感染が治まり，創面が安定してきたら湿潤療法の開始と心得ておきましょう[2]。
- 筆者の医院では「湿潤療法」として，アルケアより販売されているエスアイエイド®というドレッシング材を使用しています（図1）。創面を乾燥させず，浸軟させず，ほどよい状態に保ちつつ皮膚の新生を助けてくれるので重宝しています。もともとは院内用でした。調べた範囲ではOTCではなく，Amazonなどの通販で購入できます。

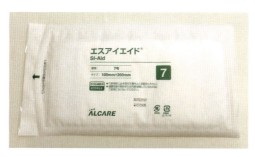

図1 エスアイエイド®

たいした処置もしない患者の例

- 20年以上前ですが，私も開業してすぐ，毎日消毒してガーゼ交換する患者よりも，湿らせておくだけで，たいした処置もしていない患者のほうが傷の治りが良いことにびっくりしました。「消毒と乾燥は処置のとき激痛が走ります。だから通院をやめました。毎日お風呂に入って，傷口をゆっくりと浸して，軟膏をべたんとつけて，そっと覆っていました。そしたら治りました」と言われたときは，「なんだ，皮膚科医は無力だね。患者さんは自分で治す方法を自然と探るものだね」と思いました。

③通院：医師の目によるチェック

- 「よかったよかった，ドレッシング材を購入しましょう」と説明し，自宅で処置を続けてもらいます。しかし，そこで「落とし穴」があります。保護者は「湿潤させるとよい」とだけ，頭に叩き込んでいます。すると，外来に来なくなる患者がいるのです。「先生から指導されたからもう安心」と思い込み，仕事は忙しい，子どもは塾で忙しい，旦那は夜遅いし，医院に行く時間がない……てなことで，来院しません。来院しないと，浸軟と感染症が生じます（図2）。

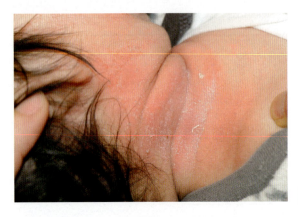

図2 浸軟して感染症を生じた創面：頸部

- 浸軟は，湿潤しすぎて創面周囲が白くふやけることです。表皮のダメージなので，上皮化が進みません。適度に乾燥させることが大切です。
- 感染症は，どうしても不潔になることで発症し，発赤腫脹で痛々しくなり再診となります。こんなことがないように，できるだけ来院させる指導が重要となります。ということで，通院がきわめて重要となります。医師の目によるチェックが大切であると文献[3]にも記載されています。

◎

- 熱傷も外傷も，処置の基本は変わりません。熱傷の場合は広範囲の受傷が問題です。一方，範囲が小さくても低温熱傷のように植皮が必要な場合もあり，なるべく早い段階での病院への紹介が必要になることがあります。
- 一般に診療所では軽微な熱傷・外傷が多いので，感染対策と，異物，壊死組織対策を行えば「適当な」処置でも治ります。湿潤療法以前にも，子どもたちは「乾燥療法」で治っていました。人間の治癒能力は乾燥にもめげずにその力を，石器時代，恐竜時代，あるいはそれ以前より発揮していたのかもしれませんね（おっとっと……！ ダイタイ恐竜時代に人類いないシ……）。

保護者への❸分間説明

- 熱傷・外傷は汚い異物や腐った皮膚を取り除くことが大切です。その上でよく洗います。消毒は必ずしも必要ありません。よく洗うことが最も大切です。そのあとにアクアチム®クリーム・軟膏などの抗菌外用薬，あるいは傷の治癒を促すアクトシン®軟膏などを使用します。
- 問題はお薬を塗った後です。ケガの後の傷など，ばい菌がまだまだいっぱいいる状態では傷を密閉させず，適切なドレッシング材を使用します。感染がひどいときはガーゼも用います。まずしっかり感染症を治します。その後，傷の状況により外用薬やドレッシング材を変えていきますので，通院をお願いします。

参考文献

1) Winter GD：Formation of the scab and the rate of epithelization of superficial wounds in the skin of the young domestic pig. Nature. 1962；193：293-4.

2) 創傷・褥瘡・熱傷ガイドライン策定委員会（創傷一般グループ）：日本皮膚科学会ガイドライン 創傷・褥瘡・熱傷ガイドライン（2023）－1 創傷一般（第3版）. 日皮会誌. 2023；133(11)：2519-64. [https://www.dermatol.or.jp/uploads/uploads/files/guideline/sousyou2023.pdf]

3) 宮地良樹, 編：まるわかり創傷治療のキホン. 南山堂, 2014.

Column

衝撃本『まるわかり創傷治療のキホン』[1)]の読み方

こ の本は「創傷とは何か」について記載されています。「えっ？ キズはキズでしょ……。消毒して ガーゼ保護でしょ。それだけでしょ。何が言いタイの？」と簡単に考えていたあなたへ。キズができることで皮膚の細胞や免疫系のシステムがどのように連携を取り，押し寄せる細菌などの外敵にどう対処し，崩れた要塞をどのように修復しているのか，あいまいに理解していませんでしたか？

先述の通り，結論としてキズは乾燥させるのではなく，湿潤させたほうが治癒効果が高まります。そのため，皮膚の再生を促すときは，覆うドレッシング材を慎重に選びます。また，消毒は皮膚欠損部の再生過程において再生システムを妨害することもありうるので，明確な感染症が疑われる場合を除いては使用しません。……などなど，この本はその基本から応用まで，すべてを順序立てて解説しています。使用する外用薬，ドレッシング類，それぞれの使用タイミングやその理由なども記載されています。「この本を知らずに創傷の処置を行うことなかれ」とでも言いましょうか。

参考文献

1) 宮地良樹, 編：まるわかり創傷治療のキホン. 南山堂, 2014.

VIII その他

6 陥入爪，巻き爪―間違いだらけの治療法をしていませんか？

> **ポイント**
> - 陥入爪は，爪母・爪床（爪の下の皮膚との接点。抜爪するとここを痛める）を傷つけるような治療はしないように！
> - あまりに食い込みが激しいときは新しい矯正器具（巻き爪マイスター®）が使われている。ただし自費になる。

病態・診断

- 爪がくい込んだり，巻くのはなぜか？ 理由を挙げて下さい。

  理由1：靴が足に合っていないのです。ぴったりした靴を履いていれば大丈夫，絶対に生じない。
  理由2：歩き方が悪い。正しい歩き方をすれば巻き爪などにはならない。
  理由3：靴が小さいから，あるいは靴が大きすぎるから。爪が圧迫を受けたり，靴の中で動いたりすると，爪が丸くなる。

- 以上3つの理由は陥入爪，巻き爪の原因の一部や増悪因子にはなります。だから，○ではなく△です。最大の理由ではありません。最大の理由は下記の通りです。

  最大の理由：深爪。要するに，爪のエッジ（両端）を斜めに切っているから（図1）。

- 爪は何もしなくても皮膚の肉を抑え込んで，足趾・手指の先端を固定・安定化しています。グイグイめり込んで，指先がフニャフニャにならないようにしているのですね。「手足をよく使ってちょうだい。そしたら適当な爪の形になって，くい込むことはないよ」というわけです。その爪の端を切ると，切った「切れ端」が肉にくい込むようになります[1]。何？ わからん？ では読者の皆さん，今すぐ自分の足趾，どれでもいいから斜めに切ってごらんなさい。さっそく明日の朝ぐらいから爪がくい込んできます。痛いですよ！ 私は自分で実験してエライ目にあいました。

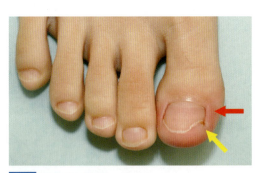

図1 爪のくい込み
黄色矢印は「深爪」，赤矢印は「くい込み」

治療

- さて，どのような治療がよいでしょうか。考えてみましょう。
  - 爪母を液状フェノールで処理し，二度と爪がくい込まないようにする……………………×です。
  - 抜爪する……………………………………………………………………………………………×です。
  - 抗菌薬内服。ゲンタマイシン硫酸塩（ゲンタシン®軟膏）を外用し，ガーゼ保護…………△です。
  - マルホの発売している巻き爪マイスター®を使用する………○です。このキットが優れています。

フェノール法，抜爪，抗菌薬

- フェノール法や抜爪は，私が陥入爪について何も知らなかったその昔，教科書にも記載がありました。数百年前の中世の時代に行われていた（かと思われるほど），古典的かつ残酷な方法です。
- 爪母・爪床を傷つけるこのような処置を受けた患者からは，「爪が細くなり，足に力が入らない」「かなり昔に爪がくい込み，爪を抜いてもらいました。そうしたら分厚い爪になってしまいました」との訴えが実に多いのです。爪母・爪床は陥入爪とは関係ないですよ。関係のない部位の治療をして，「治った治った！」と喜んでいると，深刻な後遺症が発症して大変なことになります。爪母と爪床（図2）は大切に[2]。
- ところで，ほとんどの医師が行う抗菌薬の外用・内服，これは感染症をある程度抑えます。しかし対症療法に過ぎません。陥入爪は爪の「くい込み」から発症します。つまり「根っからの感染症」ではないのです。蚊が沼地で大発生しているのに，発生源の対策には目もくれず，ひたすら蚊取り線香を焚いているようなものです。当然，症状は改善しないので，すぐ他の医師に相談されてしまいます。

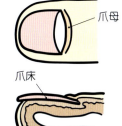

図2 爪の構造

巻き爪マイスター®

- 近年，マルホからこの商品が発売されました。食い込んだ爪をワイヤーで矯正する方法です。webで詳細な資料が掲載されています[3]。施術の動画もあり，「やってみようかな」という気を起こさせてくれます。これからはこの方法が主流になるものと思われます。ただし残念ながら自費での治療となります。治療をするには医院サイドでこの「マイスター」セットを購入しなければなりません。自分の医院で行うことが難しければ，マルホの営業さんに施術している近隣の医療機関を紹介してもらいましょう。

安価な治療法

- 外来で可能な，安価な治療方法はないものか？ いろいろ探すとあるようです。3つご紹介しましょう（表1）[2]。
- ②と③は外来では時間がかかるため，かなりの疼痛がある場合に行います。小児の場合はほとんど①の方法で十分です。

表1 陥入爪・巻き爪の安価な治療法

①アンカーテーピング法（図3）：テーピングのみで痛みを取る魔法の方法。費用はテープ代400円程度
②アクリル人工爪：アクリルを使って人工爪をつくり，深爪部位に取りつけ，くい込みを解除する。ネイルサロンで使用しているものを利用する。男性医師もネイルサロンに行けば人工爪は体験できる。「アクリル人工爪，激安」などで検索すれば，インターネットでも購入可能。残念ながら，近年はあまり聞かれなくなった方法
③ガター法（図4, 5）：点滴チューブを切って，くい込んだ爪に挿入する。原価はタダに近い。チューブの接着に上記のアクリル人工爪を使用すると便利。市販されているネイルキットに使用法が記載されている。アクリルは紫外線照射などにより瞬時に固まる。それを利用して固定する

（文献2をもとに作成）

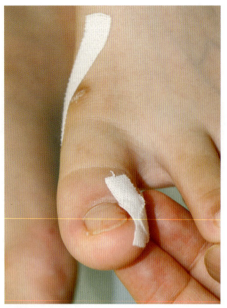

図3 アンカーテーピング法

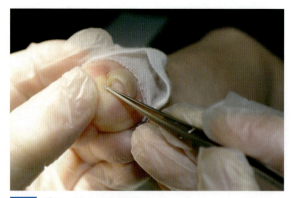

図4 ガター法（※成人例）
陥入している部位にチューブを挿入する。鑷子で慎重に行うこと。局所麻酔を使用することもある。

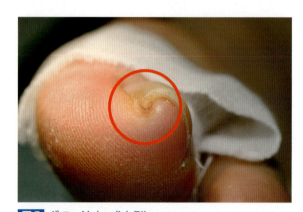

図5 ガター法（※成人例）
陥入部位にチューブを入れたところ。その後はアクリルで固定する。アクリルはチューブと爪の境界部に塗布する。市販のネイルセットで十分。瞬時に固定できる。接着剤でチューブと爪を密着させる方法もある。

こんな陥入爪はどうする？

●ところで，病的肉芽のある陥入爪（図6）に外来でよくお目にかかります。読者の皆さん，どうしますか？
　①抗菌薬の外用・内服のみ
　②手術で爪を縦にバッサリ切り取る
　③液体窒素で冷凍凝固
　④強力なステロイド外用薬を使用する（リンデロン®-V軟膏など）
　⑤アンカーテーピング法のみで乗り切る
●①の抗菌薬の外用・内服はどうでしょうか？ ほとんどの医師が行っております。でも無効です。先述の通り，感染症ではないのですから。爪が肉にくい込み，病的な反応を生じているにすぎません。②も先述の理由で不可ですね。爪母・爪床を傷つけてはなりません。
●この病的な反応を和らげるには，まず⑤のテーピングがよいのです。その際，抗菌薬の外用は不要です。外用するとテープが付着しません。周囲に感染症の所見があれば，

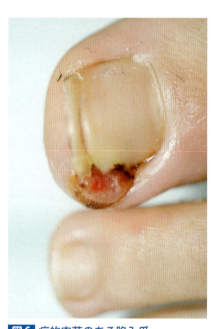

図6 病的肉芽のある陥入爪

242

抗菌薬の内服もよいでしょう。それも第1世代のセフェム系などで十分です。細菌検査もせず，いきなり第3世代セフェム系はやめて下さいね（☞p56）。また，テーピングの前に③の液体窒素で肉芽を処置しておくと軽快する場合がありますので，やってみましょう。

●④のステロイド外用薬は，アンカーテーピングと併用するとテープが固定できなくなります。テープで固定した後に，はみ出た赤い肉芽に外用するとよいでしょう。ステロイド外用薬の力で病的血管の縮小を認めることがあります。ただし，ステロイド外用薬の使用は感染症の増悪がありうるので，通院できる患者に限ります。あまりに増悪するときは手術で肉芽を切除するのが良いでしょう。外科的処置になりますので，形成外科あるいは皮膚外科の専門医レベルになります。

保護者への3分間説明

- 陥入爪は，深爪が主な原因です。深爪をしないように，爪は「ほとんど四角形」，あるいは「ほとんど正方形」に切りましょう（図）。
- 軽い場合，治療はテーピングです。くい込んだ爪を解除するようにテーピングして下さい。毎日お風呂上がりに1回行いましょう。1カ月程度で爪が伸びて治ります。深爪しすぎた場合は2～3カ月を要します。
- 陥入爪は爪の根本や爪自体に問題はないのです。爪を抜いたり，爪の横を切り取る治療は深刻な場合を除き，お勧めしておりません。
- 赤い盛り上がりがあるときは液体窒素を用いたり，外科的処置が必要になることがあります。
- 爪の食い込みが激しいときは，自費ですが，特殊な金属で陥入爪・巻き爪を矯正する方法があります。「巻き爪マイスター®」という商品です。この処置ができる施設は限られておりますので紹介となります。

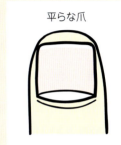

図 正しい爪の切り方

参考文献

1) 東 禹彦：爪—基礎から臨床まで. 改訂第2版. 金原出版, 2016.
2) 新井裕子, 他：陥入爪, 巻き爪の治療法 アクリル固定ガター法, アンカーテーピング法および形状記憶合金（Cu-Al-Mn）爪クリップの応用. Derma. 2011;184:108-19.
3) マルホ 医療関係者向けサイト：巻き爪マイスター製品の特徴. [https://www.maruho.co.jp/medical/articles/makizume/feature/index.html]

第 ⑤ 章

よく出会う
外来実践問題演習

よく出会う　外来実践問題演習

　ここまで小児皮膚科の話をしてきました。当然……実際の外来ではどうするの？　という疑問がわいてきます。

　小さなお子さんを連れた美人ママ，イケメンお父さん，こんな保護者から絶賛されたら，貴方の医院はもう繁盛間違いなしです。「門前市をなす」です。逆に嫌われたら……誰も来ませんよ。「門前雀羅を張る」……。怖いことに，皮膚科の実力がある医師でも，ひとたび美人（イケメン）保護者に嫌われると，奈落の底に突き落とされます。大変です。この年齢層の保護者は地域社会での「横の連携」がとても強く「ウワサ千里を走る」のです。「あのセンセ，有名な大学の○○という役職まで上り詰めたそうだけど，診断できないんだって」「研究室で実験ばかりやっていて，皮膚のこと知らないんじゃないの？」などなど。たとえどんな失敗，誤診でも，やってしまうと後が怖いのです。

　そうです，小児皮膚科で成功したければ，まず保護者を味方につけよ。そのためには「正確な診断」と「自信を持って診断した時でも，万一の鑑別診断をしっかりすること」が大切です。伝染性軟属腫？石灰化上皮腫？　アトピー性皮膚炎？　蕁麻疹？　と，皮膚を診たら診断できる疾患はヤマほどあります。でも，ひょっとしたら……。「伝染性軟属腫に見えて，扁平疣贅？」「石灰化上皮腫に見えて，スポロトリコーシス？」「アトピー性皮膚炎に見えて，実は処方した外用薬の接触皮膚炎だった」「蕁麻疹の痒みだと思ったら，疥癬だった」などなど，小児皮膚科は「危険がいっぱい」なのです。同じような臨床所見でもいろいろあります。さっそく「演習」してみましょう。

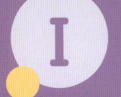

診断クイズ

その前に，小児皮膚科における鑑別診断のポイントをおさらいしておきます。ここに示す流れは簡略化したものですので，詳細は☞p34を参照して下さい。

鑑別診断の手順1

まず，よくある感染症を除外せよ。下記の4つが診療所レベルでは必須です。
①疥癬，アタマジラミなどの虫によるもの
②単純ヘルペス，水痘などのヘルペスウイルス関係
③溶連菌，黄色ブドウ球菌などの細菌感染。最も多いのは伝染性膿痂疹
④真菌。圧倒的に多いのは白癬菌。ただし，臀部・陰部などではカンジダ症

えっ！ コクシジオイデスは？ 梅毒は？ ……もちろんほかにも膨大な感染症があります。しかし，重要なのは「日常的に鑑別しなければならないものは何か？」という基本姿勢です。

鑑別診断の手順2

次に稀ではあるけれども，緊急性のある危険な疾患です。
①ウイルス感染では何と言っても，麻疹。
②血管炎では心疾患が問題となる川崎病。
③薬疹では中毒性表皮壊死症（TEN：toxic epidermal necrolysis）や皮膚粘膜眼症候群などの重症型。
④重症細菌感染症，悪性腫瘍

鑑別診断の手順3

手順1と2がクリアできれば，その他の「よくある疾患」を念頭に置き，バシバシ診断して下さい。本書第3章（☞p42），第4章（☞p56）を熟読して下さいね。

それでも診断がわからなければ，さらに詳細な問診を行います。患児の年齢は？ 病変の部位は？ 偏在は？ 季節は？ 地域特性（ツツガムシが多い地域，結核の発症が多い地域，等々）は？ などを考慮します。必死に分厚い教科書と格闘することになります。普段の学習が大事である，ということです。いろいろな月刊誌，いろいろな学会にどれだけ親しんでいるかがここで問われます。

● 鑑別診断の手順 4

その結果，どうにも手に負えないと考えたら紹介する，ということになります。
さて，診断クイズに挑戦しましょう。

Quiz 1 　小水疱，小丘疹が生じている症例

外来では小さな水疱，丘疹は日常的にお目にかかります。さて，以下の7つの症例の診断は何でしょうか。

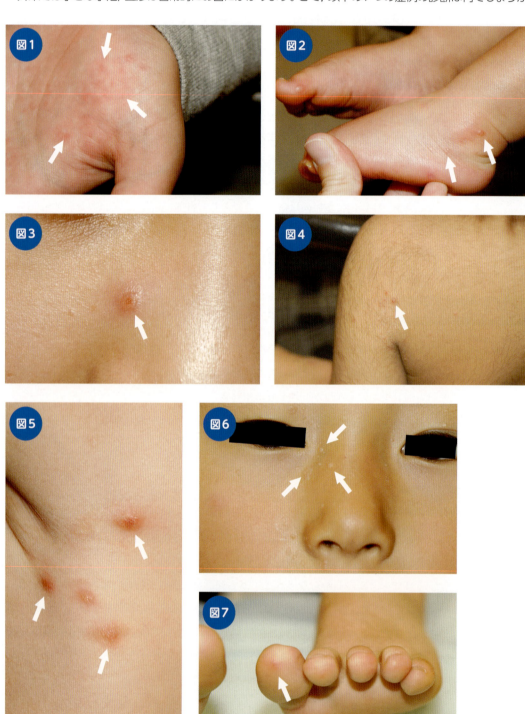

解説

水疱ときたらウイルス感染症を考えます。

水痘は，種々の段階の水疱が混在し，ほぼ全身に散布するという臨床像が特徴です。

帯状疱疹は，ご存知，帯状に並ぶきわめて特徴的な水疱なので簡単に除外できます。

単純ヘルペスは通常，孤立性に水疱が認めることは考えなくていいでしょう。

手足口病はその名の通り，手足口＋臀部に小水疱が散布します。

伝染性軟属腫は時として水疱のように見えます。光沢のある小型丘疹で，境界がはっきりしているものはコレ。

これらの疾患は，水疱の大きさや分布などで除外できると考えたら大間違いです。疾患の完成期に除外するのは簡単ですが，その水疱が病初期の「最初の一歩」だとしたら上記のどれに変化していくのでしょうか？　これらはかなりきわどい選択になりますね。注意しましょう。

疥癬はどうでしょうか。これが実は難しい。たとえば，たった1つの小水疱が指に認められたとしましょう。通常は瘙痒感が強い。しかし，瘙痒感のある水疱性疾患はタクサンありますよ。子どもが偶発的に疥癬に罹患することはちょっと考えられないので，家族歴を聞き出し，保護者が高齢者介護施設に勤務していないかなどを確認する作業が必要です。この場合はダーモスコピーによる疥癬トンネルの発見以外に鑑別方法はありません。ダーモスコピー（☞p4）……持っていますか？

そのほかにも感染症の鑑別ならたくさんあります。上記の代表的疾患を考え，どうしても当てはまらないときに考慮しましょう。

やれやれ，感染症はひとまず関係なさそうだ。となると，次は緊急性のある危険な疾患の除外ですね。水疱形成の薬疹，たとえばTENは全身の激烈な水疱やびらん，眼脂が特徴的。固定薬疹も水疱形成が認められることはあるものの，単独では小さな水疱を形成することはなく，普通は1cm以上の紫紅色斑なのですね。小児の薬疹は非常に稀です。しかし，この程度の知識は必要なので，記憶しましょう。

手指に生じる1mmほどの小さな緊満性の小水疱は「汗疱」でしたね。それに発赤や瘙痒感が加われば異汗性湿疹です。手指に亀裂が入っていたり，鱗屑が顕著ならば，手湿疹ないしは接触皮膚炎を考えます。広範囲な紅斑で境界が比較的明瞭ならば，アレルギー性接触皮膚炎もありえます。

感染症でもない，湿疹皮膚炎でもない，となれば循環器障害？　その場合は，水疱周囲の色調がヒントになります。凍瘡は水疱ができる場合があるものの，周囲に暗赤色の紅斑を伴います。糖尿病性水疱？　糖尿病性の水疱は小児では稀なので，あまり考えなくていいかもしれません。

正解　というわけで，これらの皮膚病変は下記の通りです。

図1：手掌に認められた汗疱

非常に小さな水疱です。この写真のように炎症を伴って発赤を生じていることもあれば，常色で水疱のみという場合もあります。

図2：手足口病

一般的な「足底足趾の水疱」は保護者が気づかないことがあります。こんなところにも水疱が生じますので注意。

図3：水痘

中央に陥凹を認める水疱です。これのみの訴えで来院することがあります。もちろんこの患児，ほかにも水疱が散在していました。

図4：伝染性軟属腫
　　ご存知，ミズイボです。外来最頻出です。写真は周囲にモルスクム反応を認め，「痒み」で来院した小児です。保護者は「ミズイボ」には気がついておりませんでした。当然か……。
図5：疥癬
　　腋の下の痒疹です。こんなときは陰部も診ましょう。疥癬の丘疹があります。
図6：ウイルス性乳頭腫（扁平疣贅）
　　紛らわしいのはこんな所見でしょうね。もう少し年齢が進み，小学校の高学年になると痤瘡と誤診することがあります。
図7：凍瘡に生じた，あたかも水疱のように見受けられる病変
　　凍瘡は真冬には案外少なく，気温の変化が激しい11月頃や3月頃に来院する症例が多いようです。これを診て手足口病と診断しないように。

Quiz 2　びらんが生じている疾患

図8～11は一定の範囲に生じた湿疹・皮膚炎で，よく誤診する症例です。

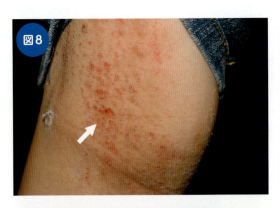
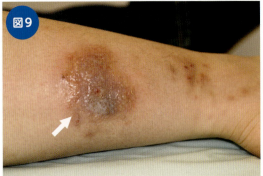
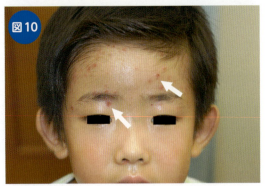

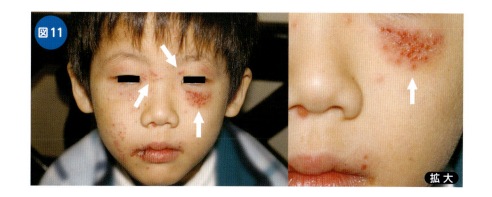

解説

　湿疹皮膚炎の診断は，ある程度典型的な臨床像を頭に叩き込まなければできません。

　アトピー性皮膚炎の掻破はとても激しく，時としてカポジ水痘様発疹症や伝染性膿痂疹を合併します。ただし，単なる掻破のみの場合もあります。この場合は，情けないことに「カポジ水痘様発疹症でも伝染性膿痂疹でもなさそうだ」という消極的な診断となります。診断に迷うときは常にカポジ水痘様発疹症，伝染性膿痂疹の可能性を考えて下さい。

　カポジ水痘様発疹症は単純疱疹のウイルスですので抗原検査キット（☞p102）で診断可能です。伝染性膿痂疹は，厳密にはグラム染色を行って感染症であることを証明しなければなりません。忙しい外来では実際にそこまで踏み込めません。ということは，貨幣状湿疹などとはまったく区別が不可能な場合もあります。

　伝染性膿痂疹（水疱性膿痂疹の場合）の場合はどこかに水疱があること，周囲にびらんが散布していることがヒントになります。貨幣状湿疹は，びらん面はあるものの水疱を形成するような臨床ではありません。あくまでも患部を掻破した結果生じた病変です。

正解

図8：アトピー性皮膚炎の掻破によるびらん
　搔破痕のびらんは患者が痒みを強く訴えます。びらんは軽微で，掻破部位のみに認められます。

図9：貨幣状湿疹
　繰り返しの掻破刺激で生じます。一般的に掻破することによる「快感」を伴います。

図10：伝染性膿痂疹
　膿痂疹はびらん部が周囲に「飛び散る」臨床です。瘙痒感はさほど強くない症例が多いようです。矢印部位に小さな水疱が認められます。

図11：カポジ水痘様発疹症
　危険な感染症です。小びらんが集簇します。保護者は子どものことを「熱っぽい」「ぐったり」している，などと説明します。

Quiz 3 　虫刺されに似た疾患

　子どもと言えば「虫刺され」，あるいは「虫刺され様」の臨床で来院します。全部虫刺されではないのですね。さて，どうでしょう？

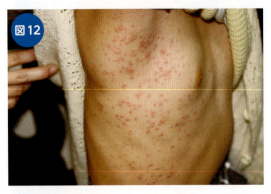
図12

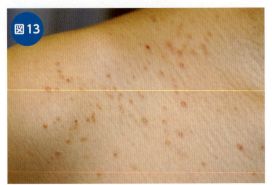
図13

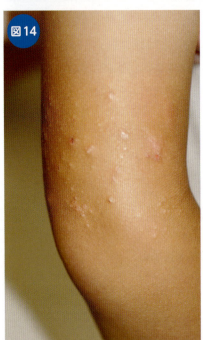
図14

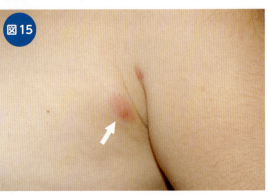
図15

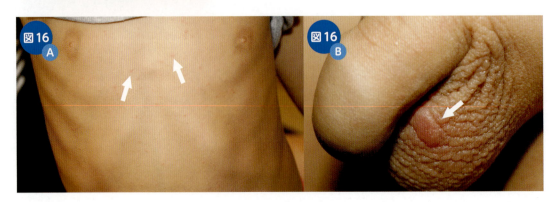
図16 A　　図16 B

> **解 説**

　毎年6月・9月頃，体幹部や腋窩などにやや大きい虫刺されが集簇したら，まずチャドクガ皮膚炎です。1個1個が小さな蕁麻疹のように見える場合もあります。

　あまり症例は多くはありませんが，体幹部にチャドクガ皮膚炎よりは疎らな分布で発疹し，個疹は頂点が膿のような黄色調となることがあります。これは毛包炎で，多発することが多いのでチャドクガ皮膚炎との鑑別に苦労します。若者の胸部には常在菌のマラセチアが増殖することがあります。ステロイド外用で生じることが多いようです。毛包のマラセチア菌が毛包一致性に，同時に（シンクロ）増殖したことによります。「規則正しく分布した，一様な丘疹」となることが多いのです。

　顔面・四肢・関節部，手背・足背などに丘疹が多数認められたらジアノッティ・クロスティ症候群を考えます。

　水痘の初期は虫刺されと酷似しており，頸部リンパ節をよく調べて診断を下す必要があります。初期には口腔内や頭部には病変がありません。注意しましょう。

　疥癬は単なる虫刺されとして来院します。「それを疑う違う目」で診断しないといけません。

> **正解**
>
> 図12：**チャドクガ皮膚炎**
> 　チャドクガは毒針毛をまき散らして皮膚に害を与えます。独特の臨床です。
>
> 図13：**毛包炎（マラセチア毛包炎）**
> 　「思春期の若者」「一様な丘疹」「面皰の散布」「ちょっと痒い」などで診断します。
>
> 図14：**ジアノッティ・クロスティ症候群**
> 　1年中あります。夏に来院するとややこしい……。特に四肢の一部のみに症状があるというような患児が紛らわしいようです。
>
> 図15：**水痘**
> 　水痘と虫刺されは，水疱が存在しない場合，つまり初期ではまず鑑別不可能です。リンパ節を触れますか？
>
> 図16：**疥癬**
> 　陰嚢の丘疹は，ほぼすべて疥癬であると思ってもいいほどです。

Quiz 4　体に生じる不思議な紅斑

　円盤状，環状の不思議な紅斑……これはやっぱり不思議ですよね。こんな症例を経験したらどうしますか？

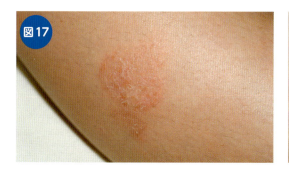
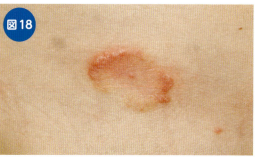

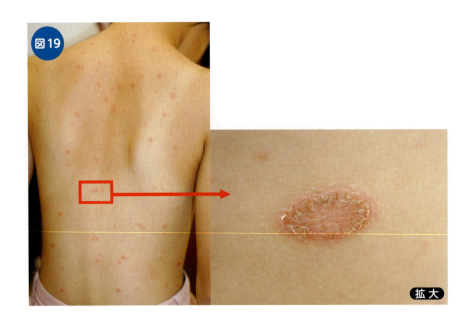

解説

　これらの症例は脂漏性皮膚炎，体部白癬，ジベルバラ色粃糠疹の3つのうちのどれかです。

　脂漏性皮膚炎は非皮膚科医が最も診断に苦労するものです。体部白癬と酷似しているのでよく誤診します。脂漏性皮膚炎は境界が比較的明瞭でほぼ平坦なことが多く，辺縁はギザギザしていないことが多いのです。

　白癬は境界が明瞭なものの，辺縁が不整であることが多く，よーく見ると盛り上がっています。ただし，現場では白癬そっくりの脂漏性皮膚炎や脂漏性皮膚炎そっくりの白癬もあります。特に他の医院でステロイド外用を行っていた場合には混乱します。最終的には真菌顕微鏡検査で決着する以外にはありません。

　ジベルバラ色粃糠疹は体幹部・四肢に生じる独特の紅斑です。紅斑の中央にきれいな環状の鱗屑が付着します。個々の発疹も重要です。同時に発疹の分布状況も重要なヒントになります。顔面，手足末端には生じないことが特徴で，これは多くの患者に共通です。体幹部の紅斑はクリスマスツリーのようにきれいに配列するなどの特徴があると言われていますが，実際はそんなにうまく出現する患者は稀で，多くの患者はイレギュラーな分布です。ただしこの疾患，小児にはあまり認められないようです。多くは思春期前後の若者に生じます。

正解

図17：脂漏性皮膚炎（真菌顕微鏡検査は白癬陰性）

図18：体部白癬（真菌顕微鏡検査は白癬陽性）

　図17, 18の脂漏性皮膚炎と体部白癬は，結局顕微鏡検査となります。ステロイド外用で修飾されていると，まったく区別がつかないことがあります。

図19：ジベルバラ色粃糠疹

　主として，体幹部に「クリスマスツリー状」に分布する小さな紅斑で……，個々の紅斑は中央に環状の鱗屑を認め……，鼠径部や腋の下には大型の初発疹……とまぁ，こんな典型的な患児ばかりだとうれしいな。実際はいろいろなバリエーションがあるので，難しい！！！

II 症例から学ぶ難しいケースの対処法

ここでは実際の症例を例に，難しいケースへの対処法を解説します。

CASE 1

「アトピー性皮膚炎が治りません」と保護者が訴えてきました。ステロイド外用薬，保湿薬，抗ヒスタミン薬，コレクチム®軟膏など新薬も含めて前医にてきちんと処方されていました。搔破が激しく，保護者は「処方された外用薬をつけても痒みがおさまりません」と訴えています(図1)。

どうしたらいいでしょうか？

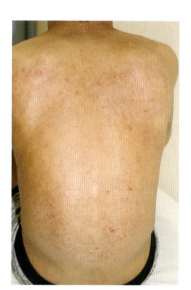

図1 搔破の激しい体幹部の病変

解決法

外用薬を処方する際，実際の外用方法をきちんと説明していますか？ 保護者は「自己流」で子どもに外用します。ほとんどの場合は，ごく少量をつけて，薄くのばしています。しかも適当です。ムラもあります。十分な量の薬剤は浸透しません。また，ゴシゴシ摩擦を加えながら擦り込むこともあります。かえって瘙痒感が増悪します。つまり，処方した外用薬の使用方法を保護者の目の前で実践しているか否かが問題なのです。

外用はたっぷりと行いましょう。擦り込む必要はありません。優しく皮膚にのせるだけでいいのです。軟膏の量の目安としてはFTU (finger tip unit)の説明が重要です。これはチューブから絞り出した軟膏は人差し指第一関節までの量が手のひら2枚分という意味です。標準的なチューブで0.5gほどの量です。

しかし，病変部の症状により使用量は変化してきます。病変部が比較的平坦ならば薬剤は少量ですみますが，炎症が激しく，病変部の凹凸が激しいときは薬剤の量も多くなります。また，チューブによっては口径が小さいために，1FTUが0.5gより少ない場合もあります。このような場合は「とにかく大量に，皮膚にそっとのせるように」と説明します。

> **教訓**
>
> **外用薬　処方のみでは効果なし　たっぷり外用　そっとのせるだけ**
>
> さあ，保護者の目の前で実践してみましょう。

CASE 2

おむつ皮膚炎（図2）だと思い，ステロイド外用を行いましたが，再診日には増悪していました。培養を外注検査会社に依頼したところ，カンジダ陽性でした。乳児寄生菌性紅斑（カンジダ症）を考えて抗真菌薬を処方しましたが，ますます増悪しました。どうしたらよいですか？

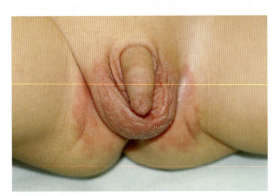

図2 おむつ皮膚炎

解決法

ステロイド外用薬をおむつ皮膚炎に安易に使用しないことです。当初は炎症を抑制して，一見解決したように見えます。しかし短期間で終了とせずダラダラ使用していると，他の感染症の引き金になったり，皮膚の脆弱化をまねいて少しの刺激で出血するようになったり，とかくトラブルは多いのです。このような「複合トラブル」の場合，1週間ほどdry upのみの経過観察とし，再診時に自分の目で再度確認します。大抵の場合は真菌の感染が怖いので，顕微鏡検査を行います。その結果，たとえばカンジダ陽性ならば抗真菌薬の軟膏タイプの外用を行います。白鮮菌，カンジダ菌，膿痂疹，（稀に）疥癬などの感染症を否定できれば「擦らないこと」のみで，さらに1〜2週間様子を見ます。「下痢をしている。びらんが著しく痛々しい」などの場合は亜鉛華（単）軟膏などで病変部を保護するように指導します。

おむつ皮膚炎は原因を探ることが重要です。最も頻度の高い原因はなんと擦りすぎ。次に自己判断の外用薬〔市販の一般用医療薬（OTC）など〕による刺激性接触皮膚炎。これでほとんどの症例が説明できます。紙おむつの高機能化で，カンジダが繁殖することは今やあまり経験しません。どうしても理解してもらえない場合は「お母さん，お化粧を落とすときにウエットティッシュでゴシゴシ擦りますか？"泡洗顔"つまり泡で皮膚を包むようにして，そっと落としますよね。赤ちゃんのお尻もお母さんの顔だと思って下さい」と説明して下さい。

教訓

おむつ皮膚炎　いきなり使うなステロイド　まずは擦らず　そっと亜鉛華

CASE 3

小児の体幹・四肢に発症した，瘙痒感の強いびらん面（図3）。伝染性膿痂疹か単なる接触皮膚炎の二次感染か，よくわからないので抗菌薬の内服・外用を行っていましたが，一向に良くなりません。どうしたらいいでしょうか？

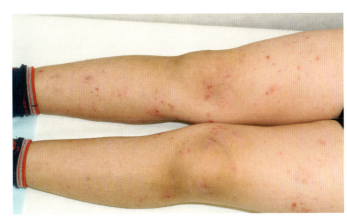

図3 搔破の激しい下肢の病変（11歳，男児）

解決法

　これは成人にもよくある症例です。小児でもよく経験します。アトピー性皮膚炎でも，単なる皮脂欠乏性湿疹でも生じます。「感染症なら抗菌薬でしょう……」と抗菌薬の内服のみを行う医師が多いのです。抗菌薬とステロイド外用薬を同時に使用することは「治療方針の相反」と考えて尻込みしてしまうことが多いと思います。でも，このような症例では，そのような「相反治療」を躊躇することなく行います。アレルギー炎症と皮膚の表在性の感染症が同時に生じているのですから，致し方ありません。どうしても納得できない方はどちらか一方の治療を選択し，2〜3日の経過で他方の治療を追加するのもよいかもしれません。

　ただし，外用薬で抗菌薬とステロイドを混合するのは一般的ではありません。それに加えて，外用薬の混合は混ぜる段階で種々の問題が生じます（☞p21）。感染症治療は内服で行い，局所のアレルギー反応はステロイドを使用することが現在，皮膚科医では一般的に行われています。ただし，小児に対してステロイドの内服は重症の場合を除き控えましょう。

教訓

① 困ったな　アレルギー？　感染症？
　　　　　どちらもありと　内服・外用でわけ合うべし

② おっとっと　外用薬の混合は
　　　　　何が起こるかわからない　やめましょう

CASE 4

しまった！ 疣贅（いぼ）の液体窒素療法で巨大な水疱が生じてしまいました（図4, 5）。保護者にどう説明をしたらいいでしょうか？

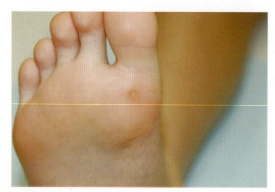

図4 疣 贅

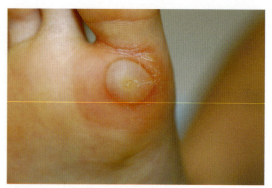

図5 液体窒素療法の結果生じてしまった水疱

解決法

　いぼの液体窒素療法は痛いものです。しかし，強く冷却すればするほど効果があるようなので，ついつい過激になってしまいがちです。よくあるトラブルに水疱，血疱を生じてしまうことがあります。実はこのような状態になるといぼが一挙に消失することもあるので，一概に「失敗！」とは言えません。慌てないことです。保護者に対して，事前に「水疱が生じることもありますよ」と説明することも大切です。問題はそのような説明をしなかった，あるいは保護者が説明をよく聞いていなかった，という場合です。

　液体窒素による水疱・血疱はさほど問題にはなりません。水疱・血疱ができても皮膚潰瘍を生じて治療に何カ月もかかった，などの経験，筆者はありませんのでご安心を。

　治療はまず，水疱・血疱部位を穿刺・吸引し，内部の滲出液貯留による疼痛を和らげます。その後は，通常の創傷処置，抗菌薬軟膏の外用，ガーゼ保護で十分です。1～2週間で新しい皮膚が再生します。とにかく，慌てないことですね。

　どうしても心配な方は，液体窒素の噴霧あるいは綿棒で圧する秒数を控えめにするとよいでしょう。スプレー噴霧法では手指で1～2秒，足底で2～3秒程度，綿棒では手指で2～3秒，足底で5秒程度から開始し，保護者の了承を得て時間を少しずつ長くすることをお勧めします。治療効果を焦って冒険的な治療をしないことが肝要です。

教 訓

しまったな　いぼの治療で大きなチマメ　慌てず騒がず　冷静に

索引

欧文

A
α-gal ☞ 糖鎖galactose-α
　-1,3-galactose allergy component
A群β溶血性連鎖球菌 **56**

B
BPO外用薬 ☞ 過酸化ベンゾイル外
　用薬

D
Darier徴候 **215**

E
EBウイルス **83, 85**
enterovirus 71 **90**
exfoliative toxin ☞ 表皮剝奪毒素

F
Forchheimer spots **78**

G
γ-グロブリン **75**

H
HBウイルス **83**
HHV6 **80**
HHV7 **80**
HPV-B19 **87**

J
JAK阻害薬 **23, 26, 150, 232**

K
Koplik斑 **74**

L
lattice-like pattern **7**

M
MRSA **56**

N
NCN（nevus cell nevus）☞ 母斑細胞
　母斑
NTED（neonatal toxic shock
　syndrome-like exanthematous
　disease）**71**

O
O／W型 **21**

P
parallel furrow pattern **7**
pigment network **7**
proactive療法 **146**

Q
Qスイッチレーザー **11, 218**

R
regular fibrillar pattern **7**

S
SSSS（staphylococcal scalded skin
　syndrome）**69**
Stevens-Johnson症候群 **192**
STSS（streptococcal toxic shock
　syndrome）**71**

T
TEN（toxic epidermal necrolysis）
　192
Th1細胞 **141**
Th2細胞 **141**
trichoblastoma ☞ 毛芽腫
TSS（toxic shock syndrome）**71**
Tzanck test **102**

W
W／O型 **21**

和文

あ
あせも ☞ 汗疹
アシクロビル **96, 99, 104**
アスピリン摂取による蕁麻疹 **188**
アタマジラミ **129**
アトピー性皮膚炎 **140, 251, 255**
アナフィラキシー **179**
アポクリン汗腺 **172, 173**
アモキシシリン水和物 **56**
アルクロメタゾンプロピオン酸エス
　テル **138, 171**
アレルギー **144, 169**
アレルギー性接触皮膚炎 **136**
アレルギー反応 **140**
アレルギー物質 **188**
アンカーテーピング法 **241**
亜鉛華（単）軟膏 **157, 166, 256**
赤あざ **209**
赤鬼様顔貌 **18**
足白癬 **116**
汗の関与する湿疹皮膚炎 **172**

い
いぼ **106, 258**
イエダニ **133**
イチゴ状血管腫 **207**
異汗性湿疹 **174**
異型白癬 **117**
異所性蒙古斑 **218**
陰囊 **126**

う
ウイルス感染症 **72**
ウイルス性乳頭腫 **106, 250**
ウオノメ **106**
ウンナ母斑 **198, 209**

え
エキシマライト **9, 146, 232**
エクステ **168**
エクリン汗腺 **172, 173**

259

エンテロウイルス71 ☞ enterovirus71
液体窒素療法 9, 108, 258
円形脱毛症 230, 233

お
おしゃれ皮膚炎 167
おむつカンジダ症 121
おむつ皮膚炎 121, 156, 256
黄色ブドウ球菌 56, 58, 64, 69
太田母斑 203

か
カフェオレ斑 205
カポジ水痘様発疹症 101, 251
カルプロニウム塩化物水和物 231
カンジダ症 121
蚊 131
蚊アレルギー 132
過酸化ベンゾイル外用薬 225, 227
化膿性汗腺炎 65
化膿性連鎖球菌 58
痂皮性膿痂疹 58
貨幣状湿疹 18, 164, 251
疥癬 126, 250, 253
外傷 236
外毛根鞘嚢腫 214
顔白癬 117
顔面のじくじくした病変 151
顔面の平手打ち様紅斑 87
牡蠣殻状鱗屑 18
角膜ヘルペス 105
川崎病 195
汗疹 64, 173
汗腺 172
汗疱 172, 249
乾燥肌 142, 161, 166, 174, 220
陥入爪 240

き
ギムザ染色 102
魚鱗癬 18

く
クラーク型母斑 198
クレナフィン 119
黒いぼ 106

け
ケルスス禿瘡 117
毛虫皮膚炎 132
経皮感作 181, 182
劇症型溶血性レンサ球菌感染症 ☞ STSS
血管拡張性肉芽腫 217

こ
コクサッキーA16 90
コリン性蕁麻疹 186
紅暈 13, 98
紅斑 13, 17, 95, 113, 156
抗原特異的好塩基球活性化試験 183
抗真菌外用薬 118
抗ヒスタミン薬 147, 183
口腔アレルギー症候群 180, 181
好酸球性毛包炎 226
混合診療 30
混合軟膏 21

さ
サーモンパッチ 209

し
ジアノッティ・クロスティ症候群 82, 253
ジアノッティ・クロスティ病 82
ジェネリック医薬品 22
ジベルバラ色粃糠疹 254
紫外線療法 9
刺激性接触皮膚炎 136
四肢の網状紅斑 88
糸状菌感染症 116
糸状疣贅 106
脂腺母斑 211
脂漏性皮膚炎 159, 254
自家感作性皮膚炎 137

色素線条 200
色素レーザー 11
舌なめ皮膚炎 167
湿潤療法 237
重症型細菌感染症 68
猩紅熱 68
食物アレルギー 179
食物依存性運動誘発アナフィラキシー 180
新生児TSS様発疹症 ☞ NTED
新生児痤瘡 226
新生児・乳児消化管アレルギー 181
新生児ヘルペス 102
蕁麻疹様紅斑 86

す
ステロイド外用 19, 34, 135, 138, 146, 151, 157, 163, 165, 170, 256
スピッツ型母斑 198
スポロトリコーシス 124
スミスリン®ローション 127
ズック靴皮膚炎 167
水痘 95, 249, 253
水痘ウイルス 98
水疱性膿痂疹 58
砂かぶれ様皮膚炎 113, 167

せ
せつ 66
セラミド 140
青色母斑 218
青年性扁平疣贅 109
星芒状血管腫 218
石灰化上皮腫 213
接触蕁麻疹 186
線状皮膚炎 132

た
タクロリムス水和物 23, 145, 146, 148, 149, 153, 222
ダーモスコピー 4, 127
多形紅斑様紅斑 85

多汗症 173
多発性汗腺膿瘍 64
帯状疱疹 98
体部白癬 116, 137, 254
第1世代セフェム系抗菌薬 56
第3世代セフェム系抗菌薬 56
大豆 180
単純黒子 198
単純ヘルペス 101
丹毒 68

ち
チクングニア熱 132
チャドクガ皮膚炎 253
チンダル現象 5
遅延型アレルギー 131
知覚神経C線維 141
中波紫外線療法 11

つ
爪の線条 218

て
手足口病 90, 249
手湿疹 162
手白癬 116
剃毛による皮膚炎 168
適応外の薬剤投与 29
点状集簇性母斑 205
伝染性紅斑 87, 137
伝染性単核球症 85
伝染性軟属腫 110, 250
伝染性膿痂疹 58, 137, 251
癜風 123

と
トキシックショック症候群 ☞ TSS
トコジラミ 133
トビヒ 58
ドーム状隆起 18
糖鎖galactose-α-1,3-galactose
　allergy component 134
頭部白癬 117

特発性蕁麻疹 187
突発性発疹 80

な
南京虫 133
軟属腫ウイルス 110

に
日光曝露 87
乳児寄生菌性紅斑 121

ね
熱傷 236
熱性痙攣 80

の
ノミ 133

は
パッチテスト 137
稗粒腫 217
白癬疹 117
白斑 17
抜毛症 233
抜毛癖 233

ひ
ヒゼンダニ 126
ヒトパルボウイルスB19 ☞ HPV-B19
ヒトヘルペスウイルス6 ☞ HHV6
ヒトヘルペスウイルス7 ☞ HHV7
ピーナッツアレルギー 184
非アレルギー性蕁麻疹 188
皮脂欠乏性湿疹 166
皮膚潰瘍 124
肥満細胞腫 215
表皮嚢腫 213
表皮剥奪毒素 69
表皮母斑 218

ふ
フィラグリン 140, 152
フェノトリン 127, 130
ブドウ球菌性熱傷様皮膚症候群 ☞
　SSSS
浮腫性紅斑 136

風疹 77
風疹様紅斑 86
副耳 217
物理性蕁麻疹 186
糞便・尿の刺激 156

へ
ヘルペス関連多形紅斑 102
ベピオ®ゲル 226, 227, 228
扁平母斑 205
扁平疣贅 106, 250

ほ
ホクロ 198
ボタン雪状の紅斑 74
ポートワイン母斑 209
母斑細胞 198, 202
母斑細胞母斑 198
蜂窩織炎 68

ま
マダニ 132
マラセチア毛包炎 66, 123, 225, 253
巻き爪 240
麻疹 73
慢性活動性EBウイルス感染症 132
慢性肉芽腫性変化 125

み
みずいぼ 110
みずぼうそう ☞ 水痘
ミーシャ型母斑 198
ミルメシア 106

む
虫刺され 95, 131, 252

め
メラノサイト系母斑 197
メラノサイト増殖 203
メラノーマ 200
免疫異常 141

も
モノクローナル抗体 26, 150
毛芽腫 212

毛細血管拡張 13

毛細血管拡張症 218

毛細血管奇形 209

毛母腫 213

毛包炎 66, 253

毛包虫 226

や

薬疹 192

ゆ

疣贅 106, 258

よ

よう 66

予防接種 39

幼児血管腫 207

ら

ライム病 132, 134

ラテックス 167

ラノコナゾール 122

り

リケッチア 134

リラナフタート 118

リンゴ病 87

鱗屑を伴う丘疹 121

る

ルリコナゾール 118, 122

れ

レーザー治療 207

レセプト請求 29

レックリングハウゼン病 205

ろ

ロドデノールと尋常性白斑の関連 223

わ

ワキガ 173

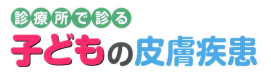

定価(本体7,200円+税)

2015年 7月 5日　第1版
2016年 6月 5日　第1版2刷
2018年12月27日　第1版3刷
2025年 3月14日　第2版

著　者　中村健一

発行者　梅澤俊彦

発行所　日本医事新報社　www.jmedj.co.jp
　　　　〒101-8718 東京都千代田区神田駿河台2-9
　　　　電話(販売)03-3292-1555　(編集)03-3292-1557
　　　　振替口座00100-3-25171

印　刷　日経印刷株式会社

イラスト　吉田ひろ美

© 中村健一　2025　Printed in Japan
ISBN978-4-7849-5193-2 C3047 ¥7200E

本書の複製権・翻訳権・上映権・譲渡権・公衆送信権(送信可能化権を含む)
は(株)日本医事新報社が保有します。

JCOPY〈(社)出版者著作権管理機構 委託出版物〉

本書の無断複写は著作権法上での例外を除き禁じられています。複写される
場合は、そのつど事前に、(社)出版者著作権管理機構(電話 03-5244-5088,
FAX 03-5244-5089, e-mail:info@jcopy.or.jp)の許諾を得てください。

電子版のご利用方法

巻末袋とじに記載された**シリアルナンバー**を下記手順にしたがい登録することで，本書の電子版を利用することができます。

■1 日本医事新報社Webサイトより会員登録（無料）をお願いいたします。

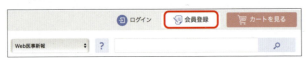

会員登録の手順は弊社Webサイトの
Web医事新報かんたん登録ガイドを
ご覧ください。

https://www.jmedj.co.jp/files/news/20191001_guide.pdf

（既に会員登録をしている方は■2にお進みください）

■2 ログインして「マイページ」に移動してください。

■3 「未登録タイトル（SN登録）」をクリック。

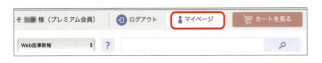

■4 該当する書籍名を検索窓に入力し検索。

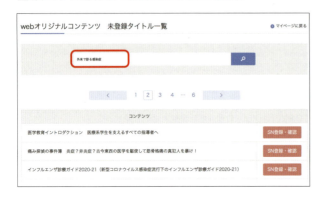

■5 該当書籍名の右横にある「SN登録・確認」ボタンをクリック。

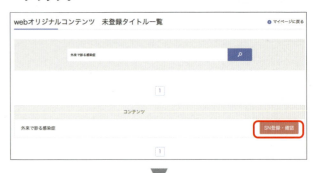

■6 袋とじに記載されたシリアルナンバーを入力の上，送信。

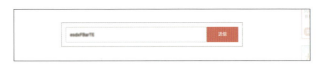

■7 「閉じる」ボタンをクリック。

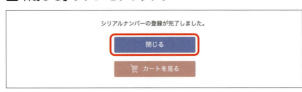

■8 登録作業が完了し，■4の検索画面に戻ります。

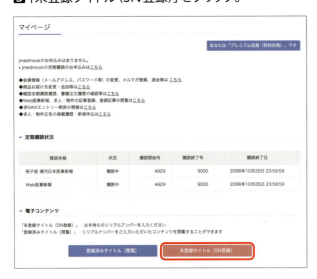

【該当書籍の閲覧画面への遷移方法】
① 上記画面右上の「マイページに戻る」をクリック
　➡■3の画面で「登録済みタイトル（閲覧）」を選択
　➡検索画面で書名検索➡該当書籍右横「閲覧する」
　ボタンをクリック
　または
② 「**書籍連動電子版一覧・検索**」*ページに移動して，
　書名検索で該当書籍を検索➡書影下の
　「電子版を読む」ボタンをクリック
　https://www.jmedj.co.jp/premium/page6606/

＊「電子コンテンツ」Topページの「電子版付きの書籍を購入・利用される方はコチラ」からも遷移できます。